**Erkältung und Grippe heilen
mit der Kraft der Natur**

1. Auflage Oktober 2021

Copyright © 2021 by Bruce Fife
Titel der amerikanischen Originalausgabe:
Knock Out Colds and Flu Naturally
Science-Based, Drug-Free Solutions to Respiratory Infections

Copyright © 2021 für die deutschsprachige Ausgabe bei
Kopp Verlag, Bertha-Benz-Straße 10, D-72108 Rottenburg

Alle Rechte vorbehalten

Übersetzung aus dem Amerikanischen: Linde Wiesner
Lektorat: Kim Blatter
Satz und Layout: Martina Kimmerle
Umschlaggestaltung: Stefanie Huber

ISBN: 978-3-86445-846-0

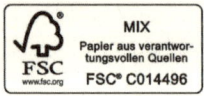

Gerne senden wir Ihnen unser Verlagsverzeichnis
Kopp Verlag
Bertha-Benz-Straße 10
D-72108 Rottenburg
E-Mail: info@kopp-verlag.de
Tel.: (0 74 72) 98 06–10
Fax: (0 74 72) 98 06–11

Unser Buchprogramm finden Sie auch im Internet unter:
www.kopp-verlag.de

Bruce Fife

Erkältung
und Grippe
heilen mit der Kraft der Natur

Wissenschaftlich fundierte
Lösungen für Atemwegsinfektionen
ohne Medikamente

KOPP VERLAG

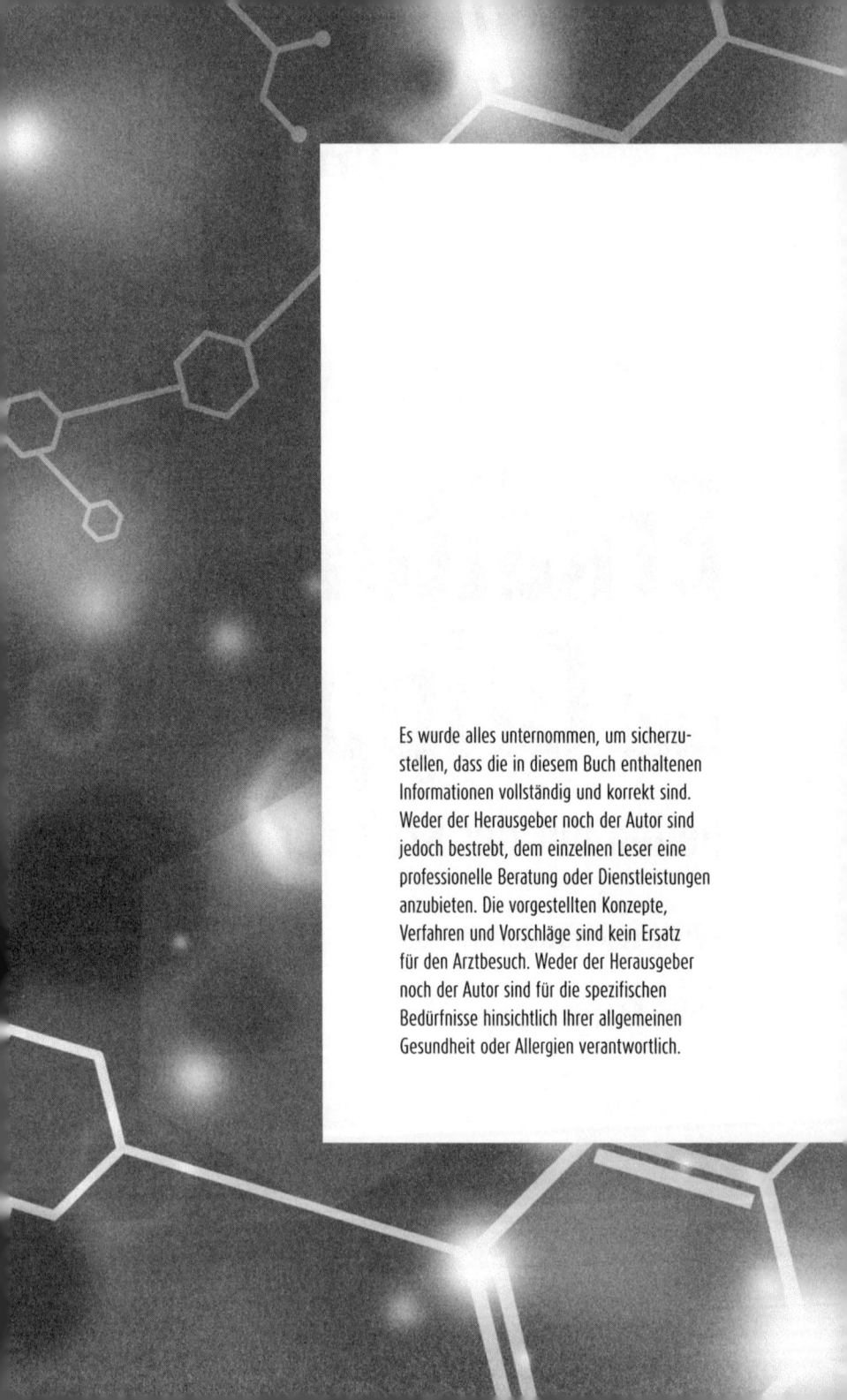

Inhalt

Krankheits-ausbrüche und Pandemien

Ein neuartiges Virus

Der Notrufdisponent hörte den verzweifelten Anrufer sagen: »Probleme beim Atmen ... läuft blau an. Kommen Sie schnell!« Ein Anruf nach dem anderen kam herein. Überraschenderweise hatten alle dieselbe Adresse: 10101 Northeast 120th Street – Life Care Center, ein Pflegeheim in Kirkland, einem Vorort von Seattle im US-Bundesstaat Washington. Innerhalb weniger Wochen wurden zwei Drittel der Bewohner und 47 Mitarbeiter krank. Der Schuldige? Ein gerade erst entdecktes Coronavirus aus China, das sich schnell auf der ganzen Welt verbreitete.

Nachrichten über das neue Virus wurden erstmals am 31. Dezember 2019 veröffentlicht. Damals meldete China eine Häufung von Lungenentzündungen bei Einwohnern der Stadt Wuhan. 7 Tage später bestätigten chinesische Gesundheitsbehörden, dass dieser Ausbruch mit einem »neuartigen« Coronavirus zusammenhing – einem ähnlichen Virus wie jenem, das den SARS-Ausbruch der Jahre 2002 bis 2003 verursacht hatte. Innerhalb eines Monats wurden in mindestens 21 Ländern 9976 Fälle bestätigt, darunter die ersten in Nordamerika und Europa. Aufgrund der Geschwindigkeit, mit der sich das Virus ausbreitete, rechnete man damit, dass es innerhalb weniger Monate weltweit Millionen von Menschen infizieren würde.

Als Ursache der neuen Krankheit mit dem Namen Covid-19 wurde anfangs ein »neuartiges« Coronavirus angegeben. Jedes Virus, das neu ist oder sich sehr von derzeit oder vor Kurzem zirkulierenden humanen Viren unterscheidet, wird als »neuartig« bezeichnet. Solche Viren können, wenn sie Menschen infizieren, eine Pandemie auslösen, weil niemand ihnen bisher ausgesetzt war und eine Immunität gegen sie entwickeln konnte. Da jeder anfällig ist, kann sich ein neues Virus leicht und schnell ausbreiten. Weil die Charakteristika neuer

Viren nicht bekannt sind, weiß man auch nicht, wie virulent sie sind. Es besteht immer die Gefahr, dass sie schwere Krankheiten und viele Todesfälle verursachen können. Aus diesem Grund wird neuen Viren immer mit Vorsicht und Furcht begegnet.

Wie bei den meisten Atemwegserkrankungen sind die Anfälligsten die Älteren, weil sie die geringste Widerstandskraft gegen Infektionskrankheiten haben. Für sie müssen die strengsten Vorsichtsmaßnahmen getroffen werden. Zwar erkranken auch jüngere Menschen, aber sie werden in nahezu allen Fällen wieder gesund. Das größte Risiko tragen ältere und chronisch kranke Personen.

Viele der 120 Bewohner des Life Care Center waren über 80 oder sogar 90 Jahre alt, sie litten an Demenz, Parkinson, Emphysemen oder anderen kräftezehrenden Krankheiten und wohnten dauerhaft in dem Pflegeheim. Andere waren nur zur Rehabilitation nach einem Sturz oder einer Operation dort untergebracht und hofften, bald nach Hause zurückkehren zu können.

Es war völlig normal, dass ein paar Bewohner an Grippe oder einer Lungenentzündung erkrankten, aber diese Infektionswelle schien größer als sonst zu sein. Dann kam die Nachricht, dass das neue Coronavirus aus China in Kirkland zugeschlagen hatte. Der erste bestätigte Fall in den USA war nur wenige Wochen zuvor gemeldet worden, ebenfalls aus dem Bundesstaat Washington.

Am 19. Januar 2020 kam ein 35 Jahre alter Mann, nachdem er 4 Tage lang unter leichtem Husten und mildem Fieber gelitten hatte, in eine Notfallklinik im Snohomish County in Washington. Die Klinik war nur rund 30 Kilometer vom Pflegeheim Life Care Center in Kirkland entfernt. Der Mann war am 15. Januar von einem Familienbesuch im chinesischen Wuhan nach Washington zurückgekommen. Obwohl seine Symptome damals mild waren, ließ er sich ärztlich untersuchen, nachdem er eine Dokumentation der US-amerikanischen Centers for Disease Control and Prevention (CDC) über den Ausbruch des neuartigen Coronavirus in China gesehen hatte.

Bei der medizinischen Untersuchung wurde eine bestehende Hypertriglyceridämie festgestellt, die mit einem erhöhten Risiko für Herzerkrankungen einhergeht; ansonsten war er bei relativ guter Gesundheit. Blutdruck, Herzfrequenz und andere Vitalparameter waren alle normal. Eine Röntgenaufnahme des Brustkorbs zeigte keine Anzeichen für Infektionen, und er hatte keinen Nasenausfluss. Zudem wurde er negativ auf Influenza A und B sowie andere bekannte Coronaviren (SARS und MERS) getestet. Obwohl der Patient berichtete, während seines China-Aufenthalts keinen wissentlichen Kontakt zu kranken Personen gehabt zu haben, wurden Atemwegsproben genommen und zur Analyse an die CDC geschickt. Diese ergaben, dass er Covid-19 hatte.

Der Patient wurde umgehend isoliert, um überwacht zu werden und um die Ausbreitung der Krankheit zu verhindern. Unter der Beobachtung litt er weiter unter Husten und leichtem intermittierendem Fieber, gefolgt von Bauchbeschwerden und Müdigkeit. Er bekam eine unterstützende Therapie, zum Beispiel mit Tylenol (Paracetamol), um die Symptome in den Griff zu bekommen, sowie zusätzlichen Sauerstoff. Seine Krankheitsanzeichen und auch die Behandlung waren von vielen anderen gängigen saisonalen Infekten nicht zu unterscheiden. Nach 8 Tagen im Krankenhaus besserte sich sein gesundheitlicher Zustand, und die Symptome verschwanden. Ein paar Tage später wurde er entlassen.

Der Patient hatte sich wahrscheinlich auf seiner Chinareise angesteckt. Am Tag nach seiner Rückkehr nach Washington nahm er

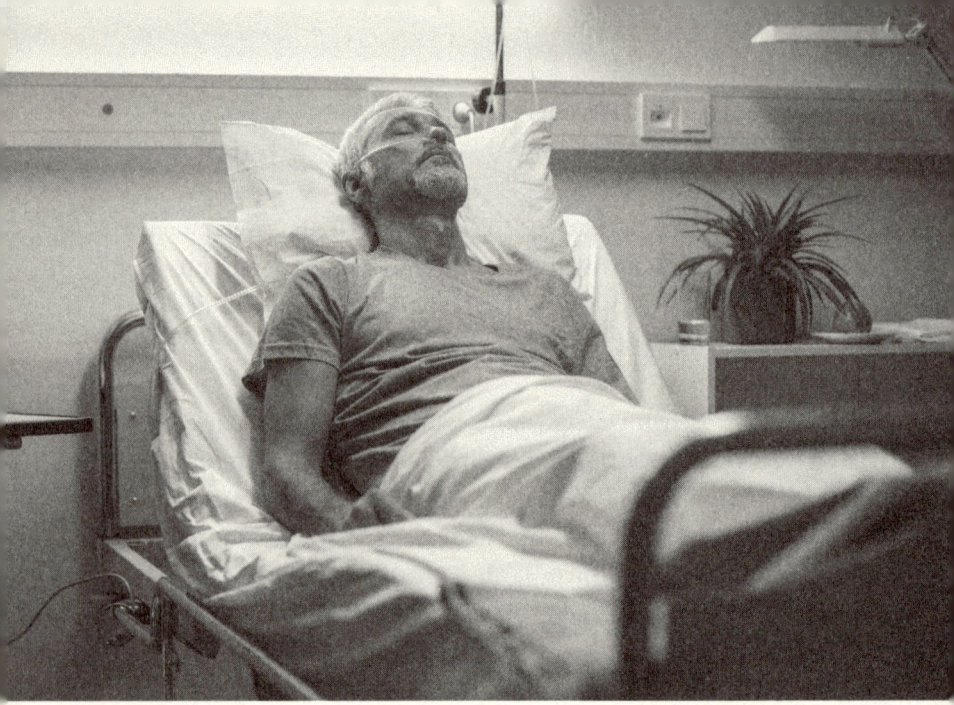

erstmals Symptome wahr, aber erst 4 Tage später suchte er einen Arzt auf. In dieser Zeitspanne könnte er die Infektion an viele Menschen weitergegeben haben.

Es wird angenommen, dass Mitarbeiter, die sich ihrer eigenen Infektion nicht bewusst waren, das Virus ins Life-Care-Pflegeheim brachten. Ältere und generell gesundheitlich angeschlagene Bewohner sind extrem anfällig für Infektionen und insbesondere für neue Viren. Folglich verbreitete sich das Virus in dem Heim rasant. Zunächst war das Personal nicht überrascht, als ein paar Patienten grippeähnliche Symptome zeigten, da sie sich in der Grippesaison befanden und Atemwegserkrankungen zu dieser Zeit des Jahres völlig normal waren. Anfang Februar jedoch wurden die Mitarbeiter besorgt, weil mehr Patienten als gewöhnlich an der »Grippe« erkrankten. Andere Pflegeheime in der Gegend verzeichneten ebenfalls höhere Infektionsraten als sonst. Am 26. Februar starben dann zwei Life-Care-Bewohner, vermutlich an Covid-19. Immer mehr Patienten wurden schwer krank.

Die Einrichtung wurde abgeriegelt. Die Flure waren leer, die Schlafzimmertüren geschlossen. Das Personal trug Atemschutzmasken und Gummihandschuhe, und Mitarbeiter, die sich krank fühlten oder Symptome der Erkrankung zeigten, wurden angewiesen, zu Hause zu bleiben.

Ein Bewohner nach dem anderen wurde krank. Die Erstsymptome waren Fieber, Müdigkeit und trockener Husten. Einige litten auch unter Schmerzen, einer verstopften oder laufenden Nase, Halsweh und Durchfall. Die Symptome waren von anderen Atemwegserkrankungen nicht zu unterscheiden. Laut den CDC erholen sich 95 Prozent der Covid-19-Patienten, die 70 Jahre oder älter sind, von der Krankheit. Bei jenen unter 70 Jahren liegt die Genesungsrate bei 99,5 Prozent. Und Kinder unter 18 Jahren haben eine 99,997-prozentige Genesungsrate. Ein paar werden jedoch schwer krank und bekommen Atemprobleme. Am anfälligsten sind ältere Menschen und solche mit Vorerkrankungen wie Herz-Kreislauf-Krankheiten oder Diabetes, Atemproblemen und Bluthochdruck. Das gilt für alle grippeähnlichen Atemwegsinfektionen.

Warum reagieren Menschen unterschiedlich?

Seit den ersten positiven Tests im Life-Care-Pflegeheim wurden 81 Bewohner positiv auf das Virus getestet; 35 starben. Bei Dutzenden von Mitarbeitern wurde ebenfalls das Coronavirus diagnostiziert, was darauf hindeutet, dass die hektischen Bemühungen, das Gebäude zu desinfizieren, die Bewohner unter Quarantäne zu stellen, das Personal mit Kitteln und Masken zu schützen und Besucher am Betreten des Heims zu hindern, unwirksam waren. Das Virus war in der Luft sowie auf Bettlaken und Arbeitsflächen. Ohne Zweifel kontaminierte es das Essen und das Geschirr der Bewohner. Im Grunde war jeder in diesem Pflegeheim – Bewohner wie Mitarbeiter – dem Virus ausgesetzt.

Trotz der düsteren Warnungen vor der Schwere dieser Infektion gab es mehr Life-Care-Bewohner, die das Virus überlebten, als solche, die daran starben. Obwohl sie älter waren und viele an ernsthaften chronischen Gesundheitsproblemen litten, konnten sie die Krankheit überwinden. Von den 81 Bewohnern, die erkrankten, erholten sich 46. Und 40 Bewohner wurden überhaupt nicht krank. Sie waren genauso alt und anfällig wie die anderen, zeigten aber keinerlei Anzeichen der Erkrankung.

Atemwegsviren wirken sich unterschiedlich auf Menschen aus. Während sich bei manchen gar keine Anzeichen oder Symptome bemerkbar machen, können andere leichte oder mittelschwere Symptome entwickeln, und wieder andere müssen sogar im Krankenhaus behandelt werden. Im Life-Care-Pflegeheim kamen alle Mitarbeiter und Bewohner in Kontakt mit dem Virus, aber die meisten von denen, die positiv getestet wurden, zeigten nur milde Symptome. Sie erholten sich wieder. Ältere Bewohner mit Vorerkrankungen hingegen, von denen viele mehrere Medikamente einnahmen, wurden schwer krank und kamen ins Krankenhaus oder starben sogar. Woher kommen diese Unterschiede? Warum können Menschen, die in Kontakt mit demselben Virus geraten, völlig unterschiedlich darauf reagieren? Was war es, das jene, die nicht ernsthaft beeinträchtigt wurden oder trotz kontinuierlichem Kontakt mit dem Virus nicht erkrankten, geschützt hat? Was hatten sie gemeinsam? Hätten jene, die schwere Verläufe zu verzeichnen hatten, eventuell ebenfalls geschützt werden können? Die Antwort auf diese Frage ist eindeutig »Ja«.

Ungeachtet Ihres Alters und Ihrer gesundheitlichen Vorgeschichte gibt es Dinge, die Sie tun können, um sich vor nahezu allen Atemwegsviren zu schützen, auch vor den neuartigen Viren, die Pandemien auslösen.

Die Rhinovirus – Pandemie

Beim Begriff Pandemie denken wir automatisch an die neue Covid-19-Pandemie oder auch an die Beulenpest, die im 12. Jahrhundert in Europa wütete, oder an die Spanische Grippe von 1918, mit der sich rund 500 Millionen Menschen auf der ganzen Welt ansteckten. Doch die Anzahl der Menschen, die sich bei diesen Pandemien infizierten, ist nichts gegen die Fallzahlen der Rhinovirus-Pandemie. Davon haben Sie noch nie gehört? Es gibt sie aber. Jedes Jahr erkranken mehr als 7 Milliarden Menschen daran, über 90 Prozent der Weltbevölkerung – weit mehr als bei der Covid-19- oder jeder anderen weltweiten Pandemie in der Geschichte. Warum haben wir also noch nie etwas davon gehört?

Im Gegensatz zur Influenza oder zur Beulenpest ist die Rhinovirus-Erkrankung relativ mild und manifestiert sich für gewöhnlich als Halsschmerz, verstopfte Nase und Husten – klassische Symptome der gewöhnlichen Erkältung. Das Rhinovirus ist die gängigste, aber nicht die einzige Ursache einer Erkältung. Erkältungen sind die bei Weitem häufigste Humanerkrankung. Erwachsene leiden zwei- bis dreimal im Jahr an einer Erkältung, Kinder sogar bis zu zehnmal. Sich eine Erkältung einzufangen, wird als unvermeidlicher Aspekt des Lebens akzeptiert. Erkältungen und Grippe haben viele Symptome gemeinsam und sind häufig nicht voneinander zu unterscheiden.

Doch die mit der Grippe einhergehenden Symptome können schwerer sein und zu noch ernsteren Krankheiten, zum Beispiel Lungenentzündung, führen. Erkältungen jedoch sind meist leichtere Unannehmlichkeiten, die ein paar Tage andauern und ohne ärztliche Hilfe von selbst abklingen.

Sie könnten jetzt die Bezeichnung einer gewöhnlichen Erkältung als Pandemie infrage stellen. Schließlich gelten Pandemien im Allgemeinen als schreckliche Erkrankungen, die viele Todesfälle und Behinderungen verursachen. Doch wie definiert man eine Pandemie, und was unterscheidet sie von einer Epidemie oder einem Krankheitsausbruch? Letzterer ist einfach die plötzliche Häufung einer Krankheit an einem bestimmten Ort. Eine Epidemie ist ein größerer Ausbruch, der sich auf eine bestimmte geografische Region beschränkt, die mehr als ein Land betreffen kann. Und eine Pandemie ist eine weltweite Epidemie. »Pandemie« klingt erschreckend, hat aber nichts mit dem Schweregrad einer Erkrankung zu tun. Der Begriff bezieht sich nur auf eine Krankheit, die sich über den ganzen Globus ausbreitet. Eine Pandemie kann schwer oder mild verlaufen. Die gewöhnliche Erkältung passt ganz klar in die Definition einer Pandemie.

Auch die Influenza verursacht jedes Jahr weltweite Pandemien, wobei sich Millionen von Menschen infizieren. Für die allermeisten Patienten ist eine Erkältung oder eine Grippe eine vorübergehende Unpässlichkeit. Ein paar Tage leiden wir unter einer verstopften Nase, Husten, Schlappheit und einem allgemeinen Krankheitsgefühl, dann verschwinden die Symptome wieder. Diese Ereignisse sind derart alltäglich, dass sie uns kaum bewusst sind. Viele Menschen ignorieren die Symptome und machen einfach mit ihren alltäglichen Aktivitäten weiter, ohne jede Einschränkung. In manchen Fällen kann eine mehrtägige Bettruhe erforderlich sein, doch zu über 99,99 Prozent erholen auch diese Menschen sich ohne Medikamente oder ärztliche Intervention.

Es gibt Hunderte von Atemwegsviren, die eine Erkältung oder Grippe auslösen können. Da die Symptome alle ähnlich sind, ist eine Identifikation der verschiedenen Viren allein anhand der Symptome nicht möglich. Deshalb werden sie alle als grippeähnliche Viren oder grippeähnliche Infektionen bezeichnet. Jedes dieser Viren, einschließlich der Erkältungsviren, kann zwar das Immunsystem belasten und zu ernsten Komplikationen oder sogar zum Tod führen, doch kommt dies nur selten vor. In ganz seltenen Fällen taucht ein neuartiges grippeähnliches Virus auf, wie zum Beispiel die Schweinegrippe oder SARS, das eine schwerwiegendere Reaktion hervorrufen und zu einer höheren Todesrate führen kann, aber selbst dann liegt die Überlebensrate der Allgemeinbevölkerung bei über 95 Prozent.

Vor der Grippe kann man sich nicht verstecken

Wir leben in einer Welt, in der es vor potenziell schädlichen Bakterien, Viren, Parasiten und anderen Mikroorganismen nur so wimmelt. Sie sind in der Nahrung, die wir essen, im Wasser, das wir trinken, und in der Luft, die wir einatmen – sie leben sogar in und auf unserem Körper. Sie leben in uns allen.

Vor Atemwegsviren gibt es kein Entkommen. Sie sind überall in unserer Umwelt. Zwar flackern Erkältungen und Grippe vor allem im Winter auf, aber die Viren, die sie verursachen, sind ständig um uns herum. Wir können nicht vor ihnen davonlaufen oder uns vor ihnen verstecken. Viren sind so winzig klein, dass sie jedes Gebäude und jede Atemschutzmaske durchdringen sowie jede Barriere überwinden. Sie schweben in der Luft, gleiten im Wind und haften an

Türklinken, Arbeitsflächen, Computertastaturen, Kleidung und Nahrung. Deshalb können pandemische Viren sich innerhalb weniger Wochen über die ganze Welt ausbreiten.

Während der Spanischen Grippe von 1918 bis 1919 verbreitete sich das Virus schnell bis in alle Ecken der Welt, und das auch ohne Mensch-zu-Mensch-Kontakt. Die Grippe erreichte innerhalb weniger Wochen einsame Pazifikinseln, obwohl diese durch Tausende Meilen offenen Ozeans isoliert waren, und verbreitete sich schneller, als es mit Verkehrsmitteln zu jener Zeit möglich gewesen wäre.[1] Auch während der Covid-19-Pandemie konnte man dies beobachten. Seeleute waren monatelang auf See und entwickelten spontan Covid-19, obwohl sie keinen direkten Kontakt mit infizierten Personen hatten und viel länger als die 2-wöchige Inkubationszeit auf ihrem Schiff waren. Dasselbe gilt für alle saisonalen Viren. Wenn Jahr für Jahr die Grippesaison anrollt, stecken sich Menschen in Nordamerika, Europa und Asien gleichzeitig mit der Grippe an. So war es die gesamte Menschheitsgeschichte hindurch, auch vor der Zeit der Flugreisen, als es Monate dauerte, um mit Segelschiffen die Ozeane zu überqueren. Das weist darauf hin, dass diese Viren immer um uns herum sind und dass sie sich binnen sehr kurzer Zeit global ausbreiten können, ganz ohne die Hilfe menschlicher Träger. Wenn sich jemand auf einer einsamen Insel oder einem Schiff mitten im Pazifik ohne Außenkontakt die Grippe oder sogar ein neuartiges Atemwegsvirus einfangen kann, dann ist jeder überall anfällig, egal, wie gut man sich von anderen abschirmt. Vor Atemwegsviren können Sie sich nicht verstecken. Ist das Virus in der Lage, Sie auf einem Schiff mitten im Ozean zu finden, dann kann es Sie überall finden.

Es ist ein Irrtum zu glauben, dass Sie, wenn Sie eine Krankheit bekommen, mit jemandem Kontakt gehabt haben mussten, der selbst infiziert ist. Das stimmt einfach nicht, wie ich bereits angemerkt habe.

Bedenken Sie: Wenn der Kontakt mit einem Keim alles wäre, was nötig ist, um uns krank zu machen oder zu töten, wären wir alle krank oder tot. Niemand würde überleben. Wir alle haben krank machende Mikroben, die in und auf unserem Körper leben. Wir alle haben in unseren Nasenkanälen und Eingeweiden Streptokokken, Staphylokokken, *E. coli*, Shigella, Rotaviren und andere Bakterien und Viren, die eine Vielzahl von Krankheiten verursachen – von Hals- und Lungenentzündungen bis zur Sepsis. Warum also sind wir nicht alle krank?

Forscher von der University of Wisconsin-Madison führten eine interessante Studie durch. Sie infizierten freiwillige Probanden mit einem Erkältungsvirus und wiesen diese an, gesunde Testpersonen mindestens eine Minute lang auf den Mund zu küssen, als sie am ansteckendsten waren. (Die Instruktion lautete, eine »möglichst natürliche« Kusstechnik anzuwenden.) Die Probanden mit Erkältung küssten sechzehn gesunde Testpersonen. Das Ergebnis war eine einzige Ansteckung.[2] Wenn Atemwegsviren von Mensch zu Mensch übertragen werden, warum wurden dann nicht alle krank? Offensichtlich werden die meisten Atemwegsinfektionen nicht auf diese Weise verbreitet.

Viren können zwar durchaus von Mensch zu Mensch übertragen werden, aber der Kontakt zu einer mit einem Atemwegsvirus infizierten Person ist nicht der ausschlaggebende Faktor dafür, ob jemand krank wird oder nicht. Wir alle sind das ganze Jahr über Erkältungs- und Grippeviren ausgesetzt, aber bestimmte Umstände machen manche Menschen anfälliger für Infektionen oder eben resistenter dagegen. Pflegeheime scheinen ungewöhnlich stark von Atemwegsinfektionen betroffen zu sein.

Hohe Infektionsraten in Pflegeheimen sind nicht nur auf Pandemien beschränkt, sondern kommen jedes Jahr in der Erkältungs- und Grippesaison (Herbst und Winter) vor. Normalerweise hören wir nichts darüber, weil das ein ganz normaler Teil vom Kommen und Gehen saisonaler Krankheiten auf der ganzen Welt ist. Am härtesten trifft es in der Regel Langzeitpflegeeinrichtungen, und diese tragen den Großteil zu den Todesfallstatistiken bei, die dazu genutzt werden, jeden so zu verängstigen, dass er sich seine jährliche Grippeimpfung verabreichen lässt. Schätzungen der CDC zufolge kam es in den USA beispielsweise während der Grippesaison von 2017/2018 zu 61 000 Todesfällen aufgrund von Grippe und Lungenentzündung, was die Opferzahl in dieser Saison »insofern atypisch macht, da sie für alle Altersgruppen schwerwiegend war«. Von den influenzabedingten Klinikaufenthalten entfielen 67 Prozent auf Senioren im Pflegeheimalter, die auch 83 Prozent (50 630) aller Todesfälle ausmachten.[3]

Saisonale Atemwegsinfektionen sind für ältere Menschen, deren Gesundheit bereits durch chronische Erkrankungen geschwächt oder deren Immunsystem beeinträchtigt ist, am tödlichsten. Auch die Einnahme mehrerer Medikamente kann das Immunsystem schwächen. Als das neuartige Coronavirus also im Jahr 2020 Krankenhäuser und Pflegeheime traf, waren die Folgen alarmierend. Die Anzahl der Menschen in Pflegeheimen macht weniger als 1 Prozent der US-Bevölkerung aus, doch stellten sie erschütternde 43,4 Prozent aller Covid-19-Todesfälle.[4] Die meisten Atemwegsinfektionen wirken sich auf Kinder und junge Erwachsene nur milde aus. Und unabhängig vom Alter sind die saisonalen Atemwegsinfektionen beim überwiegenden Teil der Bevölkerung ohne schwere Vorerkrankungen von begrenzter Dauer und heilen von selbst. Ein Vorteil einer Infektion ist, dass sie bei den meisten Menschen zur langfristigen Immunität gegenüber dem Virus führt. Dies ist die Grundlage für die Entwicklung von Impfstoffen. Kommt eine Person in Kontakt mit bestimmten Viren, produziert der Körper Antikörper, die ihn künftig immun gegen diese Viren machen. Wenn wir keine Immunität entwickeln könnten, wären Impfstoffe nutzlos.

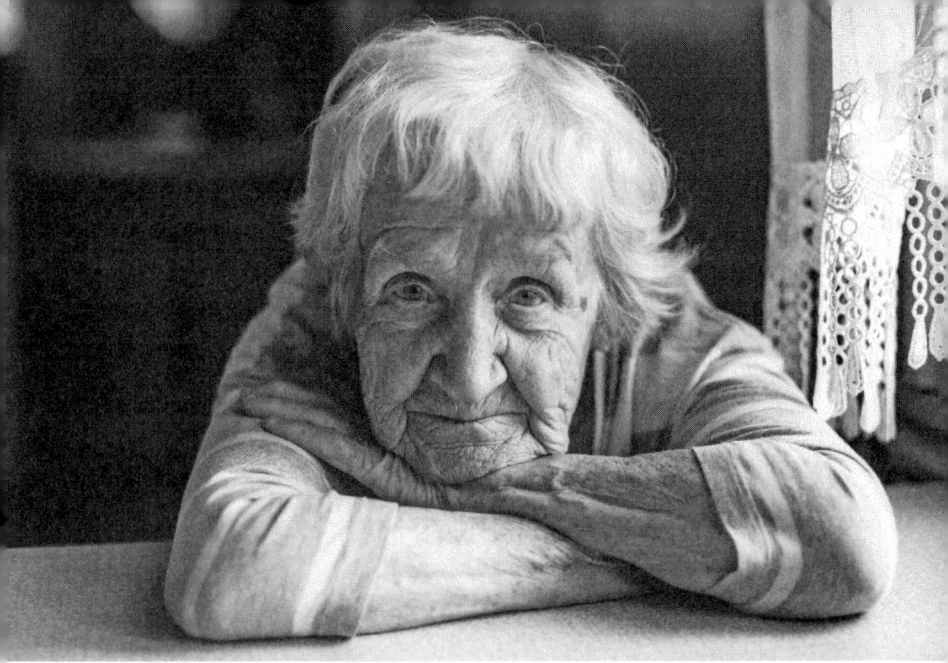

Saisonale Atemwegsinfektionen sind für ältere Menschen am gefährlichsten

Unser Körper ist darauf konditioniert, Infektionen abzuwehren. Dies tun wir die ganze Zeit, selbst wenn wir uns dessen nicht bewusst sind. Es ist ein permanenter Kampf gegen die Mikroben, mit denen wir uns die Umwelt teilen. Ob es nun ein Coronavirus, ein Rhinovirus oder Influenza A oder B ist – Viren sind ständig um uns herum. Nirgendwo sind wir völlig frei von ihnen. Atemschutzmasken bewahren Sie nicht vor der Exposition, auch nicht das Einschränken sozialer Kontakte. Wir sind immer potenziell schädlichen Viren und Bakterien ausgesetzt. Wie anfällig Sie für Infektionen sind, hängt von Ihrer Gesundheit und der Fähigkeit Ihres Immunsystems ab, Sie zu schützen. Dieses Buch wird Ihnen erklären, wie Sie Ihr Immunsystem stärken, damit es jedwedes Atemwegsvirus bekämpfen kann – ohne Medikamente oder Impfstoffe.

Manchmal sind Impfungen nicht zu vermeiden, da viele Regierungen und Lokalbehörden sie verpflichtend vorschreiben, wenn man reisen, einen Job bekommen oder die Schule besuchen will. Für all diejenigen, die sich vor den möglichen Nebenwirkungen einer Impfung fürchten: In diesem Buch erfahren Sie, wie Sie sich an die Vorschriften der Gesundheitsbehörden halten und sich dennoch vor unerwünschten Impfreaktionen schützen können.

Die Informationen in diesem Buch zeigen Ihnen, wie Sie Atemwegsinfektionen – ob durch neue pandemische Viren oder durch gewöhnliche Erkältungsviren ausgelöst – verhindern. Und falls Sie oder Ihre Angehörigen erkranken, erfahren Sie hier, wie Sie die Schwere der Symptome lindern, die Dauer der Infektion verkürzen und ernsthafte Komplikationen vermeiden können.

Die Informationen, die Sie hier erhalten, basieren auf gesicherten wissenschaftlichen Daten, die in Medizin- und Ernährungsstudien veröffentlicht wurden, sowie auf Daten der CDC, der Weltgesundheitsorganisation (WHO) und anderer Gesundheitseinrichtungen. Diese Nachweise stellen sicher, dass die Informationen aus zuverlässigen Quellen stammen, zudem haben Sie so die Möglichkeit, weitere Informationen einzuholen, wenn Sie das möchten.

Sie sind nicht machtlos

Sind Sie vorbereitet, wenn wieder – wie jedes Jahr – die Erkältungs- und Grippewelle anrückt? Sind Sie bereit, wenn die nächste Pandemie ausbricht (was früher oder später der Fall sein wird)?

Ein Großteil der Angst und der Verzweiflung, die Menschen während eines Krankheitsausbruchs verspüren, entstammt der Vorstellung, dass man nichts tun kann, um ihn aufzuhalten. Man gibt uns das Gefühl, machtlos zu sein. Die Medien und Gesundheitsbehörden sagen uns immer wieder, dass Medikamente und Impfstoffe die einzige Lösung seien. Wird der Krankheitsausbruch von einem neuartigen Virus verursacht, werden wir aufgefordert, soziale Kontakte einzuschränken und abzuwarten, bis neue antivirale Medikamente und Impfstoffe entwickelt sind. Diese würden uns schützen, so wird behauptet.

Arzneien werden Sie nicht schützen. Herumzusitzen, Kontakte mit anderen Menschen zu vermeiden und auf die Entwicklung neuer Medikamente und Impfstoffe zu warten, wird sie ebenso wenig schützen. Aber Sie sind dennoch nicht machtlos. Es stehen Ihnen schon jetzt einfache, preiswerte und risikofreie Methoden zur Verfügung, die wirken und Sie weit besser vor Infektionen schützen als jedes Medikament und jeder Impfstoff. Sie müssen sich nicht hilflos fühlen. Nehmen Sie es selbst in die Hand, sich und Ihre Angehörigen vor den meisten viralen Atemwegserkrankungen zu schützen. Dieses Buch wird dabei Ihr Leitfaden sein.

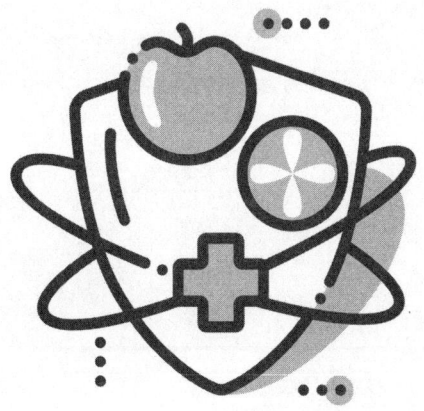

Beschwörungs- formeln und duftendes Harz

Mittel gegen Erkältung und Grippe

Erkältungen und Grippe haben die Menschheit schon immer geplagt, und in die Suche nach einem Heilmittel wurde viel investiert. Im Laufe der Zeit entwickelten Ärzte, Chemiker, Alchemisten und Schamanen vielerlei Arzneien, Zaubertränke, Salben, Elixiere und Verfahren, um diese Atemwegsinfektionen zu behandeln, jedoch mit wenig Erfolg und zuweilen sogar mit desaströsen Ergebnissen.

Frühere Generationen machten keinen Unterschied zwischen Erkältung und Grippe; die Symptome waren derart ähnlich, dass man sie für Manifestationen derselben Krankheit hielt. Erst in moderner Zeit, nach Entdeckung der unterschiedlichen Viren, wurden sie als abgegrenzte Erkrankungen identifiziert.

Die Behandlung von Erkältung und Grippe entsprach den allgemein anerkannten medizinischen Theorien und spirituellen Glaubenssätzen der jeweiligen Zeit. Wir wissen nicht genau, wie Krankheiten in prähistorischen Zeiten behandelt wurden, weil es keine schriftlichen Berichte gibt. Doch aufgrund von Studien mit heutigen primitiven Gesellschaften, die nach wie vor die Praktiken und Traditionen ihrer Vorfahren pflegen, kann man Rückschlüsse ziehen. Unsere primitiven Ahnen glaubten, dass Krankheit eine Strafe der Götter für Fehlverhalten oder Tabubrüche war. Die Medizinmänner oder Schamanen unter ihnen nutzten Magie, Aberglauben und Anrufungen der Götter, um die Kranken zu behandeln. Der *Papyrus Ebers,* ein medizinisches Dokument aus dem alten Ägypten, das um 1550 v. Chr. entstanden ist, riet Erkältungspatienten, eine Beschwörungsformel zu rezitieren, »in Verbindung mit der Verabreichung von Milch von einer [Frau, Anm. d. Verlags], die einen Knaben geboren hat, zusammen mit duftendem Harz (Pflanzenharz)«.

Schon in frühesten Zeiten erkannten die Menschen, dass bestimmte Pflanzen bei der Behandlung von Krankheiten hilfreich waren. Die Kräuterkunde bildete die Grundlage des frühen Heilwesens, neben einer Reihe von Mineralien (zum Beispiel Salz, Schwefel, Blei und Quecksilber) und tierischen Produkten. Diese Heilmittel wurden oft mit der Anwendung von Amuletten und Beschwörungsformeln und sogar mit chirurgischen Eingriffen kombiniert.

Im Laufe der Zeit, als die antiken Philosophen und Mediziner zunehmend Vernunft und Wissen einsetzten, um die Rätsel des menschlichen Körpers zu lösen, entstand eine Vielzahl von Theorien, die erklären, wie der Körper funktioniert, warum Krankheiten auftreten und wie man die Gesundheit wiederherstellen kann.

Die Theorien des griechischen Arztes Hippokrates (460–370 v. Chr.) und des römischen Arztes Galen (129–circa 210 n. Chr.) beeinflussten die medizinischen Überzeugungen und Behandlungen bis weit ins 19. Jahrhundert hinein. Galen wird die Entwicklung der Viersäftelehre zugeschrieben, der zufolge der Körper aus vier Säften besteht: Blut, Schleim, gelbe Galle und schwarze Galle. Das Verhältnis dieser Flüssigkeiten im Körper beeinflusste demnach die Gesundheit eines Menschen und die Art von Krankheit, an der er litt. Krankheit trat dann auf, wenn die Säfte aus dem Gleichgewicht gerieten. Zu viel Schleim etwa führte zu verstopften Nasennebenhöhlen und einer laufenden Nase.

In einem gesunden Körper befanden sich die Säfte in ständiger Bewegung; wurden sie langsamer, konnte Krankheit die Folge sein. Ein medizinischer Text erklärt es so:

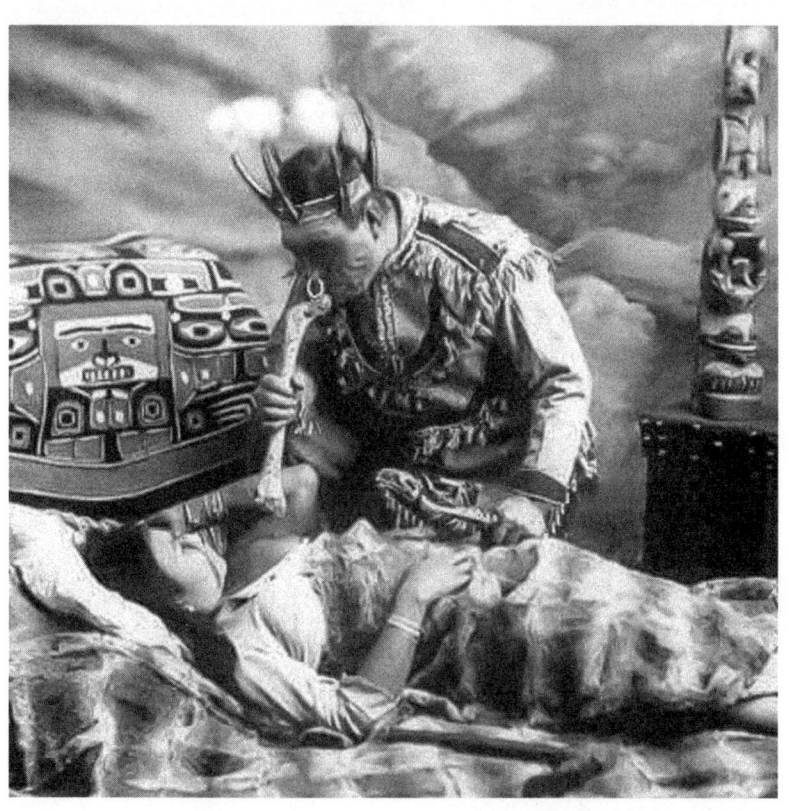

Die Schamanen primitiver Gesellschaften behandelten Kranke
mit Zaubertränken, Amuletten und Beschwörungsformeln

Wenn das Blut des Menschen in seinen Adern nicht munter und
rasch ist, sondern daliegt, als ob es schliefe, und wenn auch die
Säfte in ihm nicht rasch, sondern nur träg fließen, bemerkt dies
natürlich die Seele und erschüttert durch das Niesen den ganzen
Körper und lässt das Blut und die Säfte des Menschen wieder
aufwachen und in ihre richtige Verfassung zurückkehren. Würde
nämlich das Wasser nicht durch Stürme und Überschwemmungen
in Bewegung gehalten werden, würde es faulig werden; und so
würde auch der Mensch innerlich verfaulen, wenn er nicht niesen
würde oder seine Nase nicht durch Schnäuzen reinigen würde.[5]

Mittels Aderlass wurde überschüssiges oder verdicktes Blut entfernt und das Verhältnis der Körpersäfte zueinander ausgeglichen. Er wurde zur Standardbehandlung bei den meisten Krankheiten, von Erkältungen bis hin zu Pocken. Dazu wurde mit einer Lanzette oder einem geschliffenen Stück Holz eine Vene aufgeschnitten, und das Blut ließ man in ein Gefäß fließen. Wenn man Glück hatte, übernahmen Blutegel diese Aufgabe. Bis ins 19. Jahrhundert wurde der Aderlass in der gesamten bekannten Welt praktiziert.

Hippokrates beobachtete, dass Erkältungen mit den Jahreszeiten zusammenhingen und am häufigsten im Winter auftraten – daher stammte die Idee, dass Erkältungen von kalten Temperaturen hervorgerufen wurden. Pflanzliche Produkte wie zum Beispiel Senfpulver wurden eingenommen und inhaliert, um Niesen hervorzurufen, damit der Schleim aus den Nasennebenhöhlen entfernt werden konnte. Mit Honig vermischte Radieschen und Zwiebelsaft wurden verordnet, um Halsschmerzen zu lindern, Husten zu erleichtern und Schleim abzusondern. Bei trockenem Husten wurde der Verzehr von Muskatnuss, Bananen oder Amber – einer übel riechenden, wachsartigen Substanz, die im Verdauungstrakt von Pottwalen produziert und ins Meer abgesondert wird – empfohlen. Auch mit harntreibenden und abführenden Arzneimitteln wurden Gifte aus dem Körper geleitet.

Im Mittelalter glaubte man, Atemwegserkrankungen würden durch das Einatmen von »bösen Dämpfen« verursacht. Jemand, der krank war, konnte die Krankheit auf andere übertragen. Der syrische Arzt Quṣṭā ibn Lūqā (820–912) beschrieb, wie das vor sich ging: »Ansteckung ist ein Funke, der von einem kranken Körper zu einem gesunden überspringt, wobei die gleiche Krankheit entsteht, die im kranken Körper war.«[6]

Husten, Niesen und eine laufende Nase, die mit einer Erkältung einhergehen, wurden, so glaubte man, von einer Ansammlung kalter, feuchter Substanzen (Schleim) im Gehirn verursacht, die sich in Gift verwandelt haben und entfernt werden müssen. Dies konnte durch Abführmittel oder chirurgische Eingriffe erreicht werden.

Mit Operationen wurden im Mittelalter eine ganze Reihe von Krankheiten behandelt. Unter anderem wurde mit einem Brenneisen (Kauter) oder ätzenden Chemikalien Gewebe zerstört. Die antike und mittelalterliche Heilkunst nutzte diese radikale Methode, um Wunden, Hämorrhoiden, Abszesse oder Wucherungen auszubrennen, aber auch als Schmerztherapie. Ein syrischer medizinischer Text aus dem 13. Jahrhundert erklärt, wie eine Erkältung mit einem glühend heißen Kauter behandelt wurde, wenn harntreibende und abführende Mittel keine Linderung brachten:

Die Methode ist wie folgt: Die Haare auf dem Kopf werden gründlich abrasiert, und der Patient setzt sich mit gekreuzten Beinen, die Hände auf den Oberschenkeln, vor den Chirurgen. Dann legt der Chirurg seine Handfläche auf die Nase des Patienten, wobei die Finger vor dessen Augen liegen. Er findet die Stelle dort, wo sein verlängerter Mittelfinger auf dem Kopf des Patienten endet, und nimmt seine Hand weg. Danach erhitzt er den olivenförmigen Kauter, bis er glüht, kauterisiert die besagte Stelle und dreht den Kauter, bis der Schädel(knochen) zu sehen ist. Sind die Schmerzen stark, kauterisiert er ein zweites Mal, bis die Knochenhaut (Periost) zu sehen ist, sodass sie dünner wird und sich die Poren öffnen, damit das Material leicht hinausgelangen kann. Dann taucht er einen Wattebauschstreifen in Wasser, in dem Salz aufgelöst wurde, und legt ihn für drei Tage auf die Wunde, wobei er ihn zweimal täglich wechselt. Dann bedeckt er die Wunde mit einem in Fett getränkten Wattebauschstreifen, bis der Schorf verschwunden ist. Schließlich behandelt er die Wunde mit Salben, die dabei helfen, Narben zu verhindern.[7]

Du lieber Himmel! Welch drastische Methode für eine einfache Erkältung! Bis der Schorf abgefallen ist, wäre die Erkältung von alleine verschwunden. Dies ist ein klassisches Beispiel dafür, dass manche Heilmittel viel schlimmer als die Krankheit selbst sind.

Ärzte benutzten eine ganze Reihe von Verfahren zur Behandlung von Erkältungen, vermutlich, weil die meisten nicht wirkten. Bei einer weiteren Methode wurden menschliche und tierische Abfallprodukte verwendet, die bei vielerlei Krankheiten für hilfreich erachtet wurden. Gegen Erkältung wurden Kot und Urin von Menschen und Tieren äußerlich angewandt. Bei Halsschmerzen wurden mit Honigwasser vermischte gemahlene Storchenexkremente geschluckt, und bei verstopfter Nase wurde die Mischung als feiner Nebel inhaliert.

Als Mittel gegen Husten empfahl man den eigenen Harn. »Sofort nach dem Aufwachen Urin ausscheiden, etwas vom Mittelstrahl in die Handfläche nehmen und tief in die Nase inhalieren. Dies mehrere Tage lang wiederholen. Es macht den Kopf frei«, heißt es in einem medizinischen Text.

Man glaubte auch, dass Erkältungen durch das Einatmen von »giftigen Verunreinigungen in der Luft«, dem sogenannten *miasma malignum*, in die Lunge verursacht würden. »Die Krankheit kann demnach vermieden werden, wenn man kontinuierlich ausspuckt. Ansonsten mischen sich die schädlichen Substanzen nach dem Einatmen im Mund mit Speichel und werden geschluckt, und von dort gelangen sie durch den Magen und den Darm in die ›Milchgefäße‹ (Lymphgefäße) und von dort ins Blut. Speichelanregende Mittel wie Myrrhe, Gummiharz, Wiesenknopf oder auch Tabakrauch im Mund sollen das Ausspucken unterstützen. Haben die Miasmen bereits den Magen erreicht, wird ein mildes Brechmittel verabreicht.«[8]

Die Säftelehre hielt sich bis in die Renaissance, das Augenmerk lag aber vor allem auf einem Saft: dem Blut. Krankheiten, auch Erkältungen, begannen demnach im Blut und manifestierten sich dann an einer Stelle wie etwa den Nasennebenhöhlen oder dem Hals oder betrafen den gesamten Körper. Erkältungen waren nicht mehr nur eine Ansammlung von Schleim im Gehirn, sondern ein Produkt von warmem, dickem und langsam fließendem Blut. Der Aderlass, so glaubte man, entfernte schlechtes Blut aus dem Körper.

Aderlass, Darmreinigung und Erbrechen waren gängige Methoden, um schlechtes Blut und Gifte aus dem Körper auszuscheiden, von denen man glaubte, dass sie Krankheiten verursachen. Solche Verfahren waren häufig ebenso schädlich wie die Krankheit selbst, und im Fall einer Erkältung konnten sie dazu führen, dass der Patient sich noch schlechter fühlte. In der Folge konnte eine kleine Erkältung tödlich enden, so erging es auch dem ersten Präsidenten der Vereinigten Staaten, George Washington.

Am 13. Dezember 1799 wachte Washington mit Halsschmerzen auf, einem Anzeichen einer Erkältung. Er war 67 Jahre alt und ansonsten stark und gesund. Obwohl er sich ein wenig unwohl fühlte, erledigte er seine alltäglichen Aufgaben und arbeitete den ganzen Tag auf seiner Farm. Im Laufe des Tages wurde er heiser. In der Nacht ging es ihm immer schlechter, und er rief nach einem Arzt. Als dieser kam, ließ er als Erstes einen halben Liter Blut von seinem Patienten ab. Aderlass war damals nach wie vor das Mittel der Wahl bei nahezu jeder Krankheit. Washington bekam eine Mischung aus Melasse, Butter und Essig, um die Halsschmerzen zu lindern. Es fiel ihm schwer, das Tonikum hinunterzuschlucken. Es ließ ihn würgen und raubte ihm fast die Luft.

Als Washington am Morgen keinerlei Verbesserung spürte, ließ seine Frau einen zweiten Arzt kommen. Dieser legte an Washingtons Hals ein Zugpflaster an, um schlechte Flüssigkeiten abzuleiten und die Körpersäfte auszugleichen. Danach ließ er den Patienten mit einer Mischung aus Essig und Salbeitee gurgeln. Ein paar Stunden später ging es Washington immer noch nicht besser, und es wurde ein dritter Arzt gerufen. Dieser setzte ein Klistier, es kam jedoch zu keiner Besserung. Ein zweiter und ein dritter Aderlass folgten. Im Verlauf von 2 Tagen wurde Washington mindestens ein Liter Blut abgenommen, aber noch immer gab es keinerlei Anzeichen für eine Besserung. Er bekam ein Brechmittel, damit er sich übergeben konnte, aber auch das hatte keine positiven Folgen. Zu dieser Zeit fühlte sich Washington so miserabel, dass er glaubte, sterben zu müssen (wie wohl jeder in seiner Lage). Er bestand darauf, dass unverzüglich sein Testament gebracht wurde, sodass er es überarbeiten konnte, ehe es zu spät wäre. Die Ärzte waren ratlos, weil ihre Mittel nicht halfen. Trotz der Anstrengungen von drei Ärzten starb Washington in der folgenden Nacht, nicht an der Erkältung, sondern an der ärztlichen Behandlung.

In der ersten Hälfte des 19. Jahrhunderts dominierten nach wie vor die allgemeinen Konzepte der Humoralpathologie die Ansichten über die Entstehung von Erkältungen. Doch der Hauptangriffspunkt der Krankheit verlagerte sich auf die Haut. Man glaubte, Erkältungen

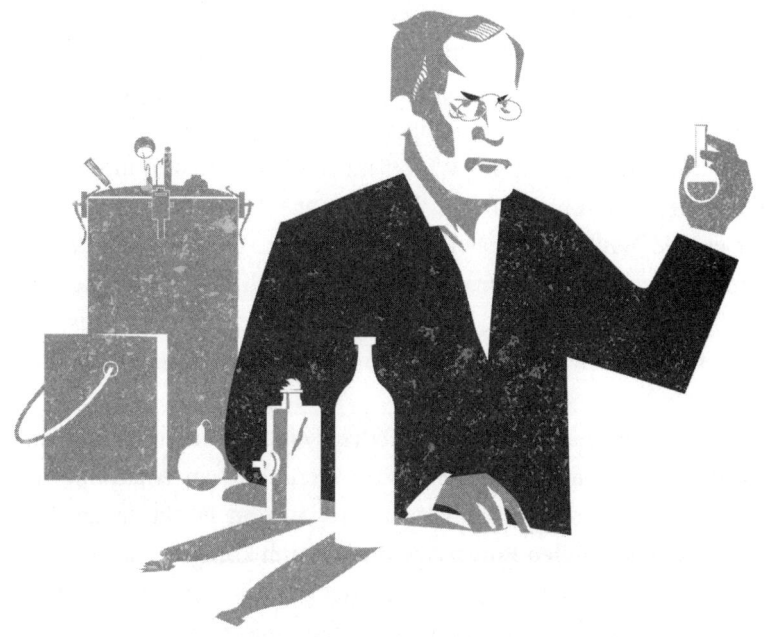

In den 1860er-Jahren brachte Louis Pasteur
die medizinischen Wissenschaften noch einen Schritt weiter

seien das Resultat schlechter Hautfunktionen aufgrund von zu viel Kälte oder zu schnellen Temperaturwechseln.

Wenn die Haut über längere Zeit niedrigen Temperaturen oder Zugluft ausgesetzt ist, würde ein Mensch demnach auskühlen und eine Erkältung bekommen. Dem damaligen Glauben nach bestand die Funktion der Haut darin, »kontinuierlich und unmerklich Flüssigkeit verdunsten zu lassen; wird die erforderliche Hautwärme zu schnell durch Kälte ersetzt, schließen sich die Poren der Haut, und die Schweißbildung wird unterbrochen. Die Folgen: Entzündungen, Rheumatismus, Katarrh.« Warme Kleidung schützte vor Krankheit.

Doch »das beste Mittel, um diesen großen Feind der Gesundheit in Schach zu halten, ist Abhärtung, denn abgehärtete Haut hört nicht auf zu funktionieren, wenn ein wenig Luft in ihre Richtung weht«. Die »Abhärtung« bestand hauptsächlich darin, bei jedem Wetter nach draußen zu gehen, im Winter nur mäßig zu heizen und sich zu allen Jahreszeiten mit kaltem Wasser zu waschen.[9] Ziel der Therapie war es, die Hautfunktion wiederherzustellen. Dies wurde zum Teil durch Ruhe in einem warmen Bett und durch die Einnahme einer Brechweinstein-Mischung oder des »dänischen Elixiers« (aus Süßholzsaft, Fenchelwasser, flüssigem Ammoniak und Anisöl) erreicht.

Im 19. Jahrhundert machte die Medizin einen großen Sprung nach vorn, vor allem auf dem Gebiet der menschlichen Anatomie und Physiologie – also im Hinblick auf Aufbau und Funktion des Körpers. In einigen Teilen Europas wurden durch königlichen Erlass automatisch Autopsien ausgeführt. Zwischen 1830 und 1880 nahmen Ärzte Zehntausende von Autopsien vor. In dieser Zeit identifizierten und benannten Ärzte den Großteil der heute bekannten Krankheiten. Mit dem besseren Verständnis des menschlichen Körpers und seiner Funktionsweise wurden Erkältung und Grippe als zwei unterschiedliche Krankheiten erkannt. In den 1860er-Jahren brachte Louis Pasteur die medizinischen Wissenschaften noch einen Schritt weiter, indem er demonstrierte, dass winzig kleine Organismen (Keime) die Verursacher von infektiösen Erkrankungen sind. Er entwickelte die Keimtheorie von Krankheiten. Die Vorstellung, dass Atemwegserkrankungen die Folge von unausgewogenen Körpersäften, einem Überschuss an Schleim, schlechtem Blut, verdorbener Luft oder Kälte seien, machte einem neuen Verständnis vom Ursprung von Krankheiten Platz. Weil sie nun die wahre Ursache infektiöser Erkrankungen kannten, konnten Ärzte schließlich wirkungsvollere Heilmittel entwickeln. Im Laufe der folgenden Jahrzehnte wurden die Ursachen der meisten Infektionskrankheiten bestimmt; viele Mikroorganismen wurden identifiziert: einzellige Parasiten, Pilze, Bakterien und schließlich die kleinsten von ihnen, die Viren. Obwohl man wusste, dass sie existierten, wurden sie erst mit der Erfindung des Elektronenmikroskops im Jahr 1931 tatsächlich gesichtet. Die Entdeckung des Influenza-A-Virus 1933 führte zum ersten Grippeimpfstoff, der 1938 auf den Markt kam. Die Entwicklung eines Impfstoffes gegen Erkältung war indes nicht so einfach.

1946 wurde ein ehemaliges Militärkrankenhaus bei Salisbury in England zu einer Forschungseinrichtung umgebaut, die sich ausschließlich der Suche nach einem Heilmittel gegen Erkältungen widmete. Diese Common Cold Unit (CCU) war für die nächsten 4 Jahrzehnte das Epizentrum der weltweiten Erkältungsforschung. In dieser Zeit schritten rund 20 000 Probanden durch ihre Türen, bereit, sich im Namen der Forschung freiwillig mit dem Virus anstecken zu lassen.

In der Geschichte weitverbreitet war die Annahme, Erkältungen würden irgendwie durch Kälteeinwirkung oder Auskühlung verursacht. Fast jede europäische Sprache hat einen Begriff für Erkältungen, der mit Kälte zu tun hat. Forscher der CCU beschlossen zu untersuchen, ob und welche Rolle die Temperatur spielt. Freiwillige Probanden wurden angewiesen, ein Bad zu nehmen und sich dann für 30 Minuten tropfend nass und zitternd in einen Flur zu stellen. Dann durften sie sich anziehen, mussten aber noch mehrere Stunden lang nasse Socken tragen. Obwohl die Körpertemperatur sank, bekamen die Probanden nicht mehr Erkältungen als eine Kontrollgruppe aus Freiwilligen, die es die ganze Zeit warm und behaglich hatten. Diese und ähnliche Studien legten die Vorstellung, dass Kälte Erkältungen verursachen würde, ad acta.

Die Existenz eines Erregers, der Erkältungen verursacht, war lange Zeit schwer zu fassen, doch 1956 entdeckte man das erste Rhinovirus.

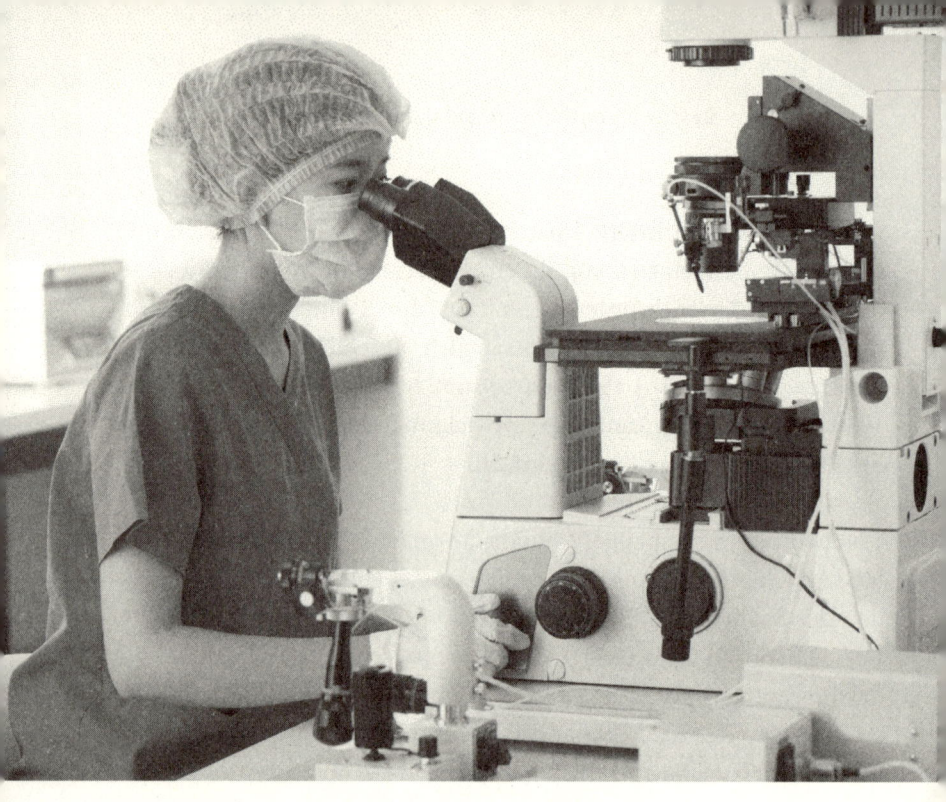

Viren konnten erst mit der Erfindung des Elektronenmikroskops
im Jahr 1931 tatsächlich gesichtet werden

Sofort machten sich Wissenschaftler daran, einen Impfstoff zu entwickeln. Zuvor waren sie mit Grippe- und anderen Viren erfolgreich
gewesen, aber Probanden, denen das neue Rhinovirus-Vakzin verabreicht wurde, bekamen danach genauso leicht Erkältungen wie
Menschen, die nicht geimpft worden waren. Es war offensichtlich,
dass es mehr als ein Erkältungsvirus gab.

Ende der 1960er-Jahre stand fest, dass es viele Viren gab, die Erkältungen verursachen konnten, darunter Dutzende von Rhinoviren,
die allesamt in der menschlichen Bevölkerung zirkulierten. Im Gegensatz dazu waren immer nur eine Handvoll Grippeviren im Um-
lauf. Unter dem Elektronenmikroskop sehen alle Rhinoviren sehr

ähnlich aus – eine Kugel mit ausgefranster Oberfläche, fast wie der Bommel auf einer Strickmütze. Eine leichte Abweichung im Muster der Proteine auf ihrer äußeren Hülle lässt sie alle für das Immunsystem anders aussehen. Antikörper, die gegen ein bestimmtes Rhinovirus produziert werden, spüren die anderen nicht auf. Wissenschaftler erkannten, dass es nicht möglich ist, einen Impfstoff auf herkömmliche Weise herzustellen, der auf einen einzelnen Stamm abzielt. Sie versuchten es mit einer anderen Taktik. Statt Patienten mit einem einzelnen Stamm von Rhinoviren zu impfen, kombinierten sie zehn unterschiedliche Stämme in einer Injektion. Doch auch dies schützte die Probanden nicht vor einer Ansteckung. Es wurde klar, dass es unmöglich sein würde, einen Multi-Stamm-Impfstoff herzustellen, der gegen alle 160 bekannten Rhinoviren sowie gegen weitere circa 40 Viren, die Erkältungen verursachen können, wirksam ist. Und selbst wenn es möglich wäre – aufgrund der genetischen Mutationen, die bei Viren im Laufe der Zeit entstehen, müssten kontinuierlich neue Impfstoffe entwickelt werden. Die Aufgabe galt als unmöglich. Der letzte klinische Humanversuch fand 1975 statt. Auch heute gibt es noch kein Vakzin gegen Erkältungen.

Da die Hoffnung auf einen Impfstoff schwand, erforschten Wissenschaftler andere Methoden, um Erkältungen zu bekämpfen. In den 1960er- und 1970er-Jahren wuchs das Interesse an einer neu identifizierten, vom Körper produzierten Substanz namens Interferon. Interferon gehört zu einer Klasse von Proteinen, die als Zytokine bekannt sind – Moleküle, die der Kommunikation zwischen den Zellen dienen und Abwehrmechanismen des Immunsystems auslösen. Wenn Zellen von einem Virus angegriffen werden, setzen sie Interferon frei, das Zellen in der Nähe vor dem Eindringling warnt. Diese Zellen produzieren wiederum antivirale Proteine, die die Fähigkeit des Virus, sich auszubreiten, hemmen oder beeinträchtigen. Die Bezeichnung »Interferone« (von lateinisch *interferre* = eingreifen, sich einmischen,

Anm. d. Verlags) bezieht sich auf die Wirkung dieser Moleküle, die Vermehrung der eindringenden Mikrobe zu hemmen.

1972 untersuchten CCU-Forscher die Anwendung von Interferon bei der Behandlung von Erkältungen. Sie infizierten 32 freiwillige Probanden mit Rhinoviren und sprühten dann entweder Interferon oder ein Placebo in ihre Nasengänge. Von den 16 Probanden, die ein Placebo erhielten, bekamen 13 eine Erkältung. Aber von den 16, denen Interferon verabreicht wurde, wurden nur drei krank. Die Möglichkeit, dass das lang ersehnte Heilmittel für Erkältungen endlich gefunden wurde, schaffte es überall auf die Titelseiten der Zeitungen. Ein wahrer Ansturm auf die Interferon-Forschung setzte ein. Doch erneut war die Aufregung von kurzer Dauer. In den 1980er-Jahren deckte ein Bericht der CCU einen fatalen Makel auf: Interferon wirkte nur dann, wenn es dem Patienten zur gleichen Zeit verabreicht wurde, in der er sich mit dem Virus ansteckte. Im echten Leben, außerhalb der Labore, gelangt das Rhinovirus jedoch 8 bis 48 Stunden vor dem Einsetzen von Erkältungssymptomen in die Nase. Wenn Symptome zu spüren sind, ist es schon zu spät.

Die Forschung ging weiter, aber alle Versuche, ein Heilmittel zu finden, erwiesen sich als vergeblich. In den 1980er-Jahren galt die Aufmerksamkeit der Virologen schwerwiegenderen Bedrohungen wie HIV. Nach über 40 Jahren Forschungsarbeit schloss die CCU 1990 ihre Pforten.

Selbst wenn ein Erkältungsvakzin entwickelt werden könnte, würde es Erkältungen ebenso wenig ausmerzen, wie die Grippeimpfung die Influenza ausrotten konnte. Diese Atemwegserkrankungen werden uns wohl immer begleiten. Dafür sorgen genetische Mutationen. Impfstoffe bergen wie alle Medikamente Risiken. Obwohl uns gesagt wird, dass Komplikationen nach Grippeimpfungen selten seien, können sie doch schwerwiegend sein. Sie müssen sich also fragen: Lohnt es sich, geimpft zu werden und mögliche schwere Nebenwirkungen zu riskieren, um einer Krankheit vorzubeugen, die relativ mild und selbstlimitierend ist?

Moderne Behandlung

Trotz jahrtausendelanger Forschung und Experimente bleibt uns ein Heilmittel für Erkältungen nach wie vor versagt. Zwar füllen Erkältungs- und Grippemedikamente die Drogerieregale, aber keines davon kann Erkältung oder Grippe heilen oder auch nur die Krankheitsdauer verkürzen. Das Einzige, was diese Medikamente möglicherweise bewerkstelligen, ist, die Schwere der Symptome etwas zu lindern, und selbst dann können sie keine merkliche Besserung herbeiführen.

Heute sieht die Behandlung von Erkältung und Grippe nicht viel anders aus als in prähistorischer Zeit. Ärzte verwenden nach wie vor Amulette, Beschwörungsformeln und Zaubertränke, um ihre Patienten zu behandeln. Die Bezeichnungen dafür haben sich geändert, aber die Verfahren sind größtenteils dieselben. Anstelle von Kristall- oder Steinamuletten setzen heutige Ärzte deren moderne Äquivalente ein: Stethoskope und Thermometer. Mithilfe dieser Amulette spricht der Arzt eine Beschwörungsformel, auch als Diagnose bekannt. Solche Zaubersprüche sind für die meisten Menschen unverständliches Kauderwelsch, aber schon das Aussprechen des Begriffs »Streptokokken-Pharyngitis« (also Rachenentzündung) verschafft dem Patienten sofortige Erleichterung. Reicht das Aussprechen der ersten Beschwörung (Diagnose) nicht aus, um den gewünschten Effekt zu erzielen, können weitere Zaubersprüche in Form der »Arztsprache« – einer verwirrenden medizinischen Terminologie, die wie ein Durcheinander nicht zu unterscheidender Wörter klingt – die Ängste des Patienten weiter besänftigen. Welche Magie solche medizinischen Begriffe haben!

Wird weitere medizinische Behandlung für nötig erachtet, kann der Arzt eine beliebige Anzahl geheimnisvoller und magischer Elixiere anbieten (Pillen, Sirupe, Inhalatoren etc.). Die Blutreinigung ist nach wie vor eine beliebte Methode, aber statt des Aderlasses zur Ausscheidung von Flüssigkeiten wird eine lange Nadel durch die Haut gestochen und eine verwunschene Zauberflüssigkeit namens Impfstoff in den Blutstrom injiziert, um die Reinigung zu bewerkstelligen.

Wie in antiker Zeit werden die Patienten dann nach Hause geschickt, damit die Natur die tatsächliche Heilung vollzieht. Und wie vom Arzt vorhergesagt, wird die Gesundheit innerhalb weniger Wochen wie von Zauberhand wiederhergestellt. Wir stehen ehrfürchtig vor dem Geheimnis und der Wirkungsweise der medizinischen Wissenschaft und haben großes Vertrauen in unsere Heiler – genauso wie die Patienten im Laufe der gesamten Menschheitsgeschichte.

Häufig spielen in der modernen Medizin Diagnosen, Untersuchungsgeräte und Medikamente symbolische Rollen, ebenso wie Talismane und Beschwörungsformeln in der Zeit unserer Vorfahren. Sie tragen dazu bei, dass der Patient das Gefühl der Sicherheit, des Wohlbefindens und des Vertrauens in den Arzt empfindet, während sie selbst nicht viel bewirken. Letztlich ist es bei den meisten grippalen Infekten unser eigener Körper, der die Heilung vornimmt – oftmals trotz der medizinischen Behandlung.

Wenn wir uns eine Erkältung oder eine Grippe einfangen, ist unser eigenes Immunsystem die beste Verteidigung. Es stellt eine Abwehrtruppe zusammen und produziert Antikörper sowie Interferon zur

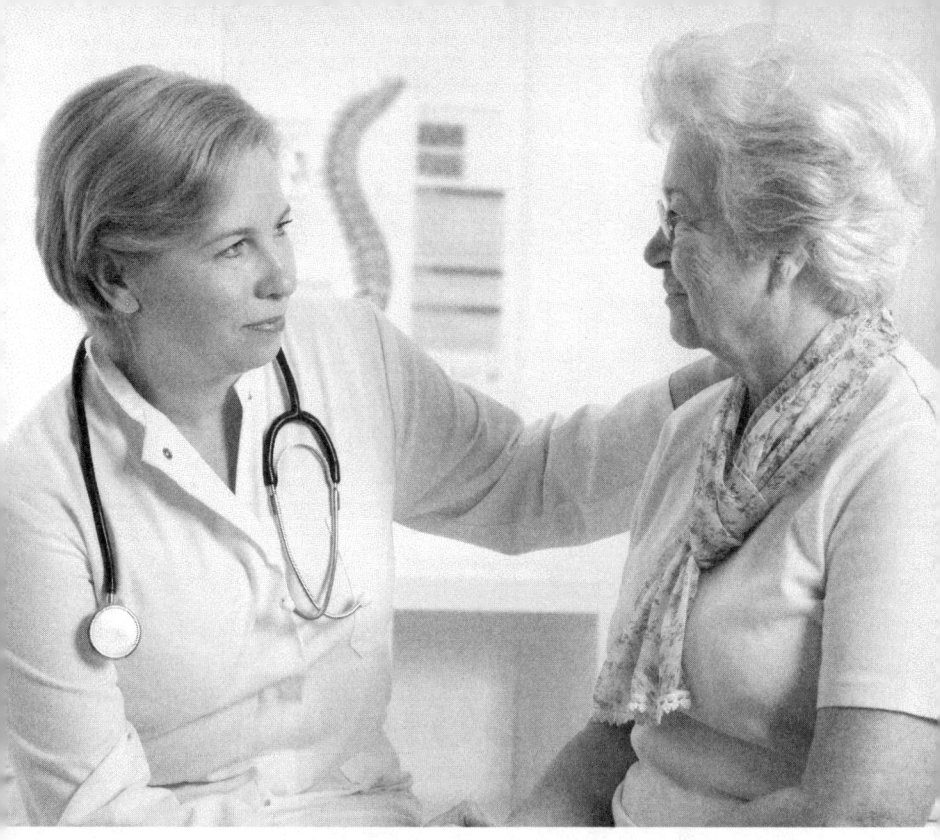

Heute setzen Ärzte bei der Behandlung von Erkältung
und Grippe moderne Versionen von Zaubertränken, Amuletten
und Beschwörungsformeln ein – mit demselben Erfolg
wie die Schamanen von einst

Bekämpfung des Virus. Wie unser Körper mit der Infektion fertig wird, hängt von der individuellen Gesundheit und der Effektivität des Immunsystems ab. Zwar gibt es keine schnelle Lösung, kein Medikament und keinen Impfstoff, der völlig sicher und wirksam wäre. Aber Erkältung, Grippe und sogar Infektionen mit neuartigen Viren können mit der richtigen Ernährung und ohne das Risiko schädlicher Nebenwirkungen verhindert werden, und bei bereits Erkrankten können damit die Symptome erheblich gelindert und die Krankheitsdauer verkürzt werden. Wie das geht, erfahren Sie in den folgenden Kapiteln.

Saisonale Infektionen

Saisonale Atemwegsinfekte

Jahr für Jahr stecken sich Tausende von Menschen mit saisonalen Atemwegserkrankungen an. Wir bezeichnen sie generell als Erkältungen und Grippe, aber sie können von einer ganzen Reihe unterschiedlicher Mikroorganismen verursacht werden, unter anderem von Bakterien. Sie gelten als saisonale Krankheiten, weil die Infektionsraten in den Wintermonaten am höchsten sind.

Obwohl die genaue Anzahl von Ort zu Ort und von Jahr zu Jahr variieren kann, haben Studien gezeigt, dass Rhinoviren für durchschnittlich 53 Prozent aller saisonalen Atemwegsinfektionen verantwortlich sind – humane Coronaviren (HCoV) für 15 bis 30 Prozent, das Metapneumovirus für bis zu 10 Prozent und das Influenza-A- oder Influenza-B-Virus für 6 Prozent. Bakterielle Infektionen machen 3,5 Prozent aus. Andere Viren, insbesondere das Parainfluenzavirus, das Respiratorische Synzytial-Virus, Adenoviren und Enteroviren verursachen zusammen 7 Prozent der Atemwegserkrankungen.[10, 11, 12]

Saisonale Atemwegsinfekte werden fast ausschließlich von viralen Infektionen verursacht. Rhinoviren sind die bei Weitem häufigsten Erreger von akuten Infektionen der oberen Atemwege beim Menschen. Im Allgemeinen verursachen sie nur leichte bis mäßige Symptome ohne langfristige Folgen. Weit weniger häufige Ursachen für akute Atemwegserkrankungen sind Corona- und Influenzaviren, die je nach Gesundheitszustand und Alter des Betroffenen leichte bis schwere Symptome, darunter auch Lungenentzündung, verursachen können.

All diese Viren neigen zu saisonalem Auftreten, das heißt, sie tauchen im Winter auf und verschwinden im Sommer. Das ist auf mehr Sonnenschein, höhere Temperaturen und die Tatsache zurückzuführen, dass bei gutem Wetter die Menschen mehr nach draußen gehen, aktiver sind und mehr frisches Obst und Gemüse essen – all das trägt zu besserer Gesundheit bei und stärkt die Immunfunktion. Im Winter sind die Menschen generell weniger aktiv und halten sich zumeist in Innenräumen auf, wo sich Infektionen leicht verbreiten können. Deshalb hat die Grippe in den Wintermonaten Saison und lässt nach, wenn der Sommer naht. Von Mensch zu Mensch können Atemwegsviren durch beim Husten oder Niesen produzierte Tröpfchen übertragen werden, wenn in der Nähe stehende Personen diese einatmen. Eine andere Art der Übertragung kann durch die Berührung von Oberflächen oder Objekten wie Tischplatten, Einkaufswagen, Fitnessgeräten usw. stattfinden. Auf porösen Oberflächen wie Karton können Viren bis zu 24 Stunden überleben und auf harten Oberflächen wie Kunststoff oder Edelstahl sogar 2 bis 3 Tage. Eine Ansteckung kann auch ohne Kontakt mit einer infizierten Person oder kontaminierten Objekten passieren. Bei diesen Infektionen schlummert das Virus im oder am Körper der Person und wird aktiviert, wenn das Immunsystem überlastet oder sonst wie beeinträchtigt ist.

Die Inkubationszeit – die Zeitspanne zwischen dem Erwerb oder der Aktivierung des Virus und der Entwicklung von Symptomen – kann zwischen 2 und 14 Tagen liegen. Im Schnitt beträgt sie etwa 5 Tage.

Zu den milden Symptomen gehören Husten, Halsschmerzen, leichtes Fieber, Nasenausfluss, Energiemangel und Gliederschmerzen. Sie halten etwa 1 Woche lang an. Wenn sich diese Symptome verschlimmern oder man kurzatmig wird, ist das ein Anzeichen dafür, dass man eine ernstere Infektion der unteren Atemwege entwickelt.

Wie krank eine Person wird, hängt von den Charakteristika des Virus sowie vom Gesundheitszustand und Alter des Betroffenen ab.

Bei saisonalen Infekten können bestimmte chronische Vorerkrankungen eine Person nachweislich anfälliger für schwerwiegende Komplikationen machen.

Im Folgenden finden Sie eine Liste mit Gesundheits- und Altersfaktoren, die bei Grippe und anderen Atemwegserkrankungen erwiesenermaßen das Risiko schwerwiegender Komplikationen erhöhen:

→ Asthma

→ Neuroentwicklungs- und neurologische Störungen

→ Blutkrankheiten (wie Sichelzellenanämie)

→ chronische Lungenerkrankungen wie COPD (chronisch obstruktive Lungenerkrankung) und Mukoviszidose

→ hormonelle Störungen (zum Beispiel Diabetes mellitus)

→ Herzerkrankungen (wie angeborene Herzfehler, Herzinsuffizienz und koronare Arterienkrankheit)

→ Nierenkrankheiten

→ Leberkrankheiten

→ Stoffwechselkrankheiten (zum Beispiel angeborene Stoffwechselstörungen und mitochondriale Störungen)

→ Adipositas mit einem BMI (Body Mass Index) von 40 oder höher

→ langfristige Einnahme von aspirin- oder salicylathaltigen Medikamenten bei Personen unter 19 Jahren

→ beeinträchtigte Immunfunktion aufgrund von Krankheiten (wie HIV oder bestimmten Krebsarten, zum Beispiel Leukämie) oder Medikamenten (zum Beispiel Chemotherapie oder Bestrahlung bei Krebs)

→ eine Organtransplantation in der Vorgeschichte oder jede chronische Erkrankung, die mit Corticosteroiden oder anderen Immunsuppressiva behandelt werden muss

Ein höheres Risiko tragen zudem folgende Personengruppen:

→   Erwachsene ab 65 Jahren
→   Kinder unter 2 Jahren*
→   Schwangere und junge Mütter bis 2 Wochen
     nach der Entbindung
→   Bewohner von Pflegeheimen und anderen
     Langzeitpflegeeinrichtungen

*Obwohl alle Kinder unter 5 Jahren ein höheres Risiko für schwerwiegende Grippekomplikationen haben, ist das Risiko bei Kindern unter 2 Jahren am höchsten. Die höchste Rate an Krankenhauseinweisungen und Sterbefällen verzeichnen Kinder unter 6 Monaten.

Bei den allermeisten Patienten sind grippeähnliche Infektionen relativ mild verlaufende, vorübergehende Unannehmlichkeiten, die 1 oder 2 Wochen andauern. In manchen Fällen können sie zu ernsteren Erkrankungen wie einer Lungenentzündung oder, weniger häufig, zu akutem Lungenversagen (Acute Respiratory Distress Syndrome, ARDS) und einer Sepsis führen. Virale Atemwegsinfekte sind selten die Todesursache; es sind vielmehr die Sekundärinfektionen durch opportunistische Organismen, meist Bakterien, die zu Lungenentzündung und anderen schwerwiegenden Komplikationen führen.[13]

Eine Lungenentzündung ist eine Infektion des unteren Atemtrakts, die von einer ganzen Reihe unterschiedlicher Bakterien und Viren verursacht werden kann. Bei Weitem am häufigsten sind es Pneumokokken und Haemophilus-influenzae-Bakterien, die normalerweise in den oberen Atemwegen gesunder Menschen vorkommen. Ist das Immunsystem durch chronische oder akute Krankheiten, fortgeschrittenes Alter, Drogen- und Tabakkonsum, Mangelernährung oder andere Umstände beeinträchtigt, können diese normalerweise harmlosen Bakterien in den unteren Atemtrakt wandern, wo sie eine Lungenentzündung hervorrufen. Die Lungenflügel bestehen aus Millionen winzig kleiner elastischer Luftbläschen, Alveolen genannt. In den Alveolen tauscht das Blut Kohlendioxid, ein Abfallprodukt, gegen Sauerstoff aus. Bei einer Person mit Lungenentzündung füllen sich die Alveolen mit Eiter und Flüssigkeit, was das Atmen schmerzhaft macht und die Sauerstoffaufnahme und Kohlendioxidausscheidung reduziert. Dadurch wird den Organen Sauerstoff entzogen, den sie für die richtige Funktion brauchen. Schwere Infektionen des oberen Atemtrakts, insbesondere in Kombination mit anderen Faktoren, können für das Immunsystem großen Stress bedeuten und zu Lungenentzündung führen.

ARDS ist eine ähnliche Erkrankung, die durch Verletzungen (zum Beispiel durch die Inhalation von Rauch) oder Infektionen (zum Beispiel Lungenentzündung) verursacht wird und zu einer erhöhten Durchlässigkeit des Lungengewebes führt. Flüssigkeiten gelangen von den Kapillaren in die Lunge und sammeln sich in den Alveolen an, wodurch das Atmen erschwert wird. Die Infektion breitet sich von der Lunge in den Blutkreislauf aus, wodurch sich eine Sepsis entwickelt. Beim Versuch des Körpers, die Infektion zu bekämpfen, wird eine Kettenreaktion ausgelöst, die zu einer systemischen Entzündung, zu Blutgerinnseln und multiplem Organversagen führt. ARDS ist viel gefährlicher als eine Lungenentzündung, aber auch weit seltener. So gut wie alle ARDS-Patienten müssen künstlich beatmet werden.

Glücklicherweise sind Komplikationen wie diese selten. Am anfälligsten sind Personen mit Vorerkrankungen, die ihre Widerstandskraft gegen Infektionen beeinträchtigen. Obwohl jeder mit einem eingeschränkten Immunsystem, unabhängig vom Alter, betroffen sein kann, ist das Alter doch ein wichtiger Faktor. Denn mit fortschreitendem Alter schwindet die Widerstandskraft, und chronische

Erkrankungen werden häufiger. Jede chronische Krankheit beeinflusst das Immunsystem und macht die Person anfälliger für Infektionen. Dies ist der Grund, warum die meisten Menschen mit schwerwiegenden Komplikationen über 75 Jahre alt sind.

Erkältungen

Ein Kratzen im Hals, ein Kitzeln in der Nase, Husten und Niesen, eine laufende Nase, gefolgt von Schlappheit, leichten Kopfschmerzen und verstopften Nasennebenhöhlen mit reichlich zähflüssigem Schleim – wer kennt diese Erkältungssymptome nicht? Jeder hat schon Erkältungen gehabt, nicht nur ein- oder zweimal im Leben, sondern viele Male. Sie scheinen einfach fest zur menschlichen Existenz zu gehören. Erkältungen sind, im Gegensatz zur Grippe, im Allgemeinen mild verlaufende Krankheiten. Wer sich eine Erkältung einfängt, geht normalerweise weiterhin zur Arbeit oder zur Schule, bekommt man jedoch eine Grippe, meldet man sich häufig krank und bleibt zu Hause.

Erkältungen haben den Menschen seit jeher geplagt. Antike griechische, ägyptische und römische medizinische Texte, die Tausende von Jahren zurückreichen, beschreiben die Symptome in unmissverständlichen Details. Alte Überzeugungen sind schwer auszumerzen, und die Vorstellung, dass Erkältungen von kaltem Wetter oder Auskühlung hervorgerufen werden, hält sich seit Jahrhunderten. Noch heute wiederholen viele Menschen den Ratschlag, den Mütter ihren Kindern über Generationen mit auf den Weg gaben: »Geh nicht ohne Mantel raus, sonst holst du dir in der Kälte den Tod.« Inzwischen wissen wir, dass Erkältungen nicht von Kälte verursacht werden, sondern von Viren, aber viele Menschen sprechen davon, sich erkältet zu haben, weil sie in Zugluft gesessen haben oder bei Kälte draußen waren.

Erkältungen sind die häufigsten Infektionskrankheiten beim Menschen. Für gewöhnlich hat man in der Kindheit mehrere Infektionen im Jahr, und auch später bekommt man immer wieder neue Infektionen. Die meisten Kinder durchlaufen in den ersten 2 Lebensjahren acht bis zehn Erkältungen im Jahr. Wenn sie älter werden und Immunität gegen vorangegangene Erreger erlangt haben, sinkt die Anzahl der Erkältungen. Erwachsene haben im Durchschnitt zwei- bis viermal im Jahr eine Erkältung, und Senioren über 60 Jahren haben weniger als eine im Jahr. Ein Mensch, der 85 Jahre alt wird, durchläuft in seinem Leben rund 200 Erkältungen. Frauen, insbesondere Frauen zwischen 20 und 30 Jahren, haben häufiger Erkältungen als Männer – vermutlich aufgrund des engeren Kontakts mit Kindern, die ja häufig krank sind.

Es gibt mindestens 200 Viren, die Erkältungen verursachen können. Die humanen Rhinoviren (HRV) sind davon die gängigsten und für über die Hälfte aller Erkältungskrankheiten, die jedes Jahr in Erscheinung treten, verantwortlich. Die Bezeichnung »Rhinovirus« klingt vielleicht so, als hätte es etwas mit dem Rhinozeros zu tun, hat es aber nicht. Der Name kommt vielmehr von *rhís,* dem griechischen Wort für Nase.

Zwar wurde schon lange angenommen, dass ein Virus Erkältungen verursacht, doch das humane Rhinovirus wurde erst 1956 identifiziert. Seither entdeckte man beim Menschen mehr als 160 unterschiedliche Rhinoviren.

Genetisch unterscheidet man drei HRV-Gruppen, die mit A, B und C gekennzeichnet werden. Die Rhinoviren A und B führen zu relativ milden Symptomen und werden mit Infekten der oberen Atemwege, Ohreninfektionen und Sinusitis assoziiert. Das Rhinovirus C ist deshalb ein ungewöhnliches Rhinovirus, weil es schwerere Krankheiten mit grippeähnlichen Symptomen verursachen kann. Rhinovirus C wird mit der Verschlimmerung chronischer Lungenerkrankungen, der Entwicklung von Asthma und schwerer Bronchiolitis bei Säuglingen und Kindern sowie mit tödlicher Lungenentzündung bei älteren und immungeschwächten Erwachsenen in Verbindung gebracht.[14]

Die meisten Menschen bekommen im Winter und im Frühjahr Erkältungen, aber es ist das ganze Jahr über möglich, sich eine Erkältungskrankheit einzufangen. In den meisten Fällen sind Halsweh und eine laufende Nase die ersten Anzeichen einer Infektion, gefolgt von Husten oder Niesen. Infizieren Erkältungsviren zuerst die Nasennebenhöhlen, produziert die Nase klaren Schleim. Dieser hilft, das Virus aus Nase und Nebenhöhlen zu spülen. Nach 2 oder 3 Tagen kann der Schleim weiß, gelb und dann grün werden. Das ist normal und bedeutet nicht, dass Sie Antibiotika brauchen. Die Farbe geht auf ein Pigment zurück, das in abgestorbenen weißen Blutkörperchen enthalten ist, die sich im Schleim ansammeln. Werden mehr weiße Blutkörperchen rekrutiert, um die Infektion zu bekämpfen, wird der Schleim dunkler. Die meisten Menschen erholen sich innerhalb von 7 bis 10 Tagen. Menschen mit geschwächtem Immunsystem, Asthma oder Atemwegserkrankungen können jedoch schwerere Erkrankungen wie Bronchitis oder Lungenentzündung bekommen.

Symptome einer Erkältung können folgende sein:

→ Halsschmerzen
→ verstopfte Nase
→ laufende Nase
→ Husten

→ Niesen
→ Kopfschmerzen
→ Gliederschmerzen

Wenn Sie eine Erkältung haben, sollten Sie folgende Ratschläge beherzigen, damit Sie nicht andere damit anstecken:

→ Bleiben Sie zu Hause, wenn Sie krank sind, und lassen Sie auch Ihre Kinder nicht in die Schule beziehungsweise Kindertagesstätte gehen, solange sie krank sind.

→ Vermeiden Sie engen Kontakt mit anderen, zum Beispiel Umarmen, Küssen oder Händeschütteln.

→ Halten Sie Abstand von anderen, wenn Sie husten oder niesen müssen.

→ Husten und niesen Sie in ein Taschentuch, das Sie dann wegwerfen. Oder husten und niesen Sie in Ihre Armbeuge, wobei Mund und Nase vollständig bedeckt sein müssen.

→ Waschen Sie sich nach jedem Husten, Niesen oder Naseputzen die Hände.

→ Desinfizieren Sie regelmäßig berührte Oberflächen und Gegenstände wie Spielzeug und Türklinken.

Trotz der Wunder der modernen Medizin gibt es nach wie vor kein Heilmittel gegen Erkältungen, keinen Impfstoff, der davor schützt, und kein Medikament, das die Krankheitsdauer effektiv verkürzen könnte. Zwar sind zahlreiche Mittel erhältlich, die die Schwere der Symptome lindern können, die Genesung jedoch geschieht von allein. Glücklicherweise sind Erkältungen für die meisten Menschen im Allgemeinen nur leichte Erkrankungen und führen nicht zu längerfristigen Schäden.

Antibiotika helfen nicht, um eine Erkältung zu überwinden. Erkältungen werden von Viren verursacht, und gegen sie wirken diese Medikamente nicht. Die Einnahme von Antibiotika, wenn sie nicht erforderlich sind, erschwert es Ihrem Körper, künftige bakterielle Infektionen zu bekämpfen. Antibiotika können außerdem die normalen mikrobiellen Populationen im Verdauungstrakt beeinträchtigen und nützliche Bakterien abtöten. Diese Bakterien haben wichtige Funktionen, zum Beispiel tragen sie zur Verdauung von Speisen bei, produzieren wichtige Vitamine und andere Nährstoffe, die für eine gute Gesundheit erforderlich sind, regulieren die Immunfunktion und verhindern das Wuchern potenziell schädlicher Mikroorganismen wie *Candida albicans*, der Ursache von Hefepilzinfektionen.

Normalerweise muss man mit einer Erkältung nicht zum Arzt. Wenn Sie jedoch eines der folgenden Symptome haben, sollten Sie einen Arzt aufsuchen:

→ Atemnot oder Kurzatmigkeit
→ Dehydrierung
→ länger als 4 Tage anhaltendes Fieber
→ Symptome, die länger als 10 Tage ohne Linderung anhalten
→ Symptome wie Fieber oder Husten, die zunächst besser werden, dann aber wiederkehren oder sich verschlimmern
→ Verschlimmerung chronischer Vorerkrankungen

Erkältungs- und Grippeviren grassieren und verursachen Krankheiten um die gleiche Zeit des Jahres. Da die beiden Krankheiten ähnliche Symptome aufweisen, kann es schwierig (oder sogar unmöglich) sein, sie anhand der Symptome zu unterscheiden. Im Allgemeinen sind die Symptome einer Grippe schlimmer als die einer Erkältung. Menschen mit einer Erkältung haben eher Halsschmerzen und eine laufende oder verstopfte Nase. Bei Influenza hat man zwar vielleicht auch Halsweh und eine laufende Nase, es ist aber auch wahrscheinlicher, dass man unter Fieber oder Schüttelfrost, Husten, Muskel- und Gliederschmerzen, Kopfweh und Schlappheit leidet.

Coronaviren

Coronaviren sind eine Familie von RNA-Viren (RNA = ribonucleic acid, Ribonukleinsäure). Sie werden Coronaviren genannt, weil sie unter dem Mikroskop betrachtet das Aussehen eines Heiligenscheins oder einer Krone (corona) aus aufgespießten Proteinen rund um ihre Lipidhülle haben. Einige Stämme des Coronavirus können zwischen Tieren und Menschen übertragen werden, andere jedoch auch nicht.

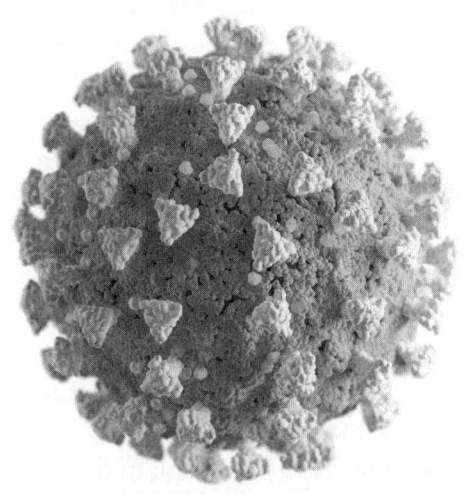

Coronavirus

Bei Menschen verursachen sie Atemwegserkrankungen mit Symptomen, die von denen einer leichten Erkältung bis hin zu lebensbedrohlichen reichen. Bei Tieren gehen sie mit Atemwegs-, Magen-Darm-, Leber- und neurologischen Erkrankungen einher. Manche Tiere zeigen keinerlei Symptome, fungieren aber als Träger und können die Infektion auf andere Tiere oder auf Menschen übertragen.

Es gibt vier humane Coronaviren (HCoV), die schon lange bekannt sind: HCoV-NL63, HCoV-229E, HCoV-OC43 und HCoV-HKU1. Diese Viren verursachen leichte Infektionen der oberen Atemwege und galten einst schlicht als Erkältungsviren. Sie sind für 15 bis 30 Prozent aller Erkältungsfälle verantwortlich. Wie Rhino- oder Influenzaviren tauchen sie alljährlich saisonal auf der ganzen Erde auf.

Seit 2002 sind drei neuartige Coronaviren (CoV) erschienen – SARS-CoV, SARS-CoV-2 und MERS-CoV –, die sich als weitaus belastender erwiesen. Bei ihrem ersten Auftreten führten diese drei jeweils zu weitverbreiteten Epidemien. Sie grassierten schnell in zahlreichen Ländern und verursachten viele Todesfälle. Aber nur die letzte davon, die SARS-CoV-2-Epidemie, erklärte die Weltgesundheitsorganisation (WHO) offiziell zur Pandemie. SARS – ein Akronym für »Schweres Akutes Respiratorisches Syndrom« – ist eine potenziell tödliche Infektion, die mit Husten, erschwerter Atmung und in schweren Fällen mit Lungenentzündung einhergeht, auf die ein Multiorganversagen folgen kann, das zum Tod führt.

SARS-CoV-2 ist die Ursache von Covid-19, kurz für »Coronavirus Disease 2019«: »Co« steht für Corona, »vi« für Virus, »d« für *disease* (Krankheit) und »19« für 2019 – das Jahr, in dem das Virus identifiziert wurde. Diese Bezeichnungen wurden von der WHO und dem International Commitee on Taxonomy of Viruses (Internationales Komitee für die Taxonomie von Viren) vergeben. Die WHO bezeichnet das Virus in der Kommunikation mit der Öffentlichkeit auch als »das für Covid-19 verantwortliche Virus« oder »Covid-19-Virus«.

Das erste von den dreien, SARS-CoV, meist einfach SARS genannt, tauchte 2002 im chinesischen Guangdong auf. Die Epidemie breitete sich schnell in mindestens zwei Dutzend Ländern aus und dauerte 8 Monate an. Es gab schätzungsweise 8098 bestätigte Fälle und 774 Tote (eine Sterblichkeitsrate von 9,5 Prozent). MERS-CoV, kurz MERS *(Middle East Respiratory Syndrome)*, trat 2012 in Saudi-Arabien in Erscheinung und verbreitete sich über 27 Länder. 2260 Menschen steckten sich an, 803 starben (eine Sterblichkeitsrate von 35,5 Prozent).[15] Die Ausbrüche waren hauptsächlich auf Krankenhäuser beschränkt, wo vor allem immungeschwächte Patienten angesteckt wurden. Nach 2012 kam es noch zu kleineren Ausbrüchen im Nahen Osten und in Asien. Obwohl MERS nach wie vor eine kleinere Gefahr für die öffentliche Gesundheit darstellt, befürchtet man, dass das Virus mutieren und stärker von Mensch zu Mensch übertragen werden könnte, mit dem Potenzial, sich zu einer Pandemie zu entwickeln.

Obwohl das dritte Coronavirus, SARS-CoV-2, sich in nahezu allen Ländern der Welt ausbreitete, mehr als 1 Million Menschen infizierte und Tausende tötete, lag die Sterblichkeitsrate unter den Infizierten schätzungsweise zwischen 0,05 und 0,1 Prozent (Stand vom 17. September 2021: Die Zahl der weltweit bestätigten Infektionen liegt derzeit bei 226 Millionen, die der Todesfälle bei 5,5 Millionen, Anm. d. Verlags). Während Covid-19 nicht annähernd so tödlich war wie SARS oder MERS, war die Krankheit doch weitaus ansteckender und somit in der Lage, viel mehr Menschen zu infizieren und dadurch zu gefährden.

Vor 2002 ging man davon aus, dass Coronaviren nur bei Nutztieren Krankheiten hervorrufen und bei Menschen allenfalls leichte Erkältungen verursachen. Doch als SARS 2002 in China in Erscheinung trat, wurde klar, dass diese Viren das Potenzial besitzen, schwerwiegende weitverbreitete Epidemien auszulösen.

Es wird angenommen, dass Coronaviren ihren Ursprung in Hufeisennasen, einer Fledermausfamilie, haben, bei denen über 200 Arten von Coronaviren identifiziert wurden. Viren, die in einer Tierspezies gefunden werden, befallen für gewöhnlich keine anderen Spezies oder Menschen – solange sie keine genetische Veränderung durchlaufen haben, was gelegentlich vorkommt. Der Mechanismus der Virenübertragung von infizierten Fledermäusen auf Nutztiere und Menschen ist noch immer unbekannt. Hinweise deuten darauf hin, dass die Virusreplikation saisonalen Schwankungen unterliegt, mit einem Aktivitätshöhepunkt im Frühjahr, wenn die Infektionsgefahr am größten ist.[16] Die Coronaviren in Fledermäusen können nicht direkt auf den Menschen übertragen werden; es ist ein Zwischenwirt erforderlich, ehe sie auf uns übergehen können. Man glaubt, dass SARS durch Kontakt mit infizierten Larvenrollern – das sind dem Waschbär ähnliche Tiere, die in Südostasien heimisch sind – auf den Menschen übertragen wurde. SARS-Viren wurden in Larvenrollern gefunden, die auf Lebendtiermärkten im chinesischen Guangdong verkauft wurden. Ein weiterer möglicher Träger ist der Marderhund, ein kleines fuchsähnliches Tier, das ebenfalls auf diesen Märkten gehandelt wurde. Da das Virus durch Kochen abgetötet wird, nimmt man an, dass Menschen nach dem Verzehr oder der Zubereitung von rohem oder nicht ausreichend gegartem Fleisch dieser Tiere oder aber durch Kontakt mit deren Speichel, Schleim, Urin oder Kot infiziert wurden.

Von MERS, zuweilen auch Kamelgrippe genannt, nimmt man an, dass es im Nahen Osten durch infizierte Kamele von Fledermäusen auf den Menschen übertragen wurde. Im Nahen Osten haben Menschen häufig engen Kontakt mit ihren Kamelen und verzehren auch deren Fleisch und Milch.[17] Als Forscher den Ursprung von MERS untersuchten, waren sie überrascht zu sehen, dass viele Kamele Viren trugen, die mit HCoV-229E – einem der Coronaviren, die Erkältungen verursachen – verwandt waren. Dies wies darauf hin, dass auch dieses Virus durch Kontakt mit Kamelen auf Menschen übertragen wurde.[18] HCoV-229E hat sich über die ganze Welt verbreitet und gehört zu den saisonalen Erkältungsviren, die Jahr für Jahr wieder auftauchen. Da dieses Virus durch Kamele übertragen wurde, wird angenommen, dass dies bei MERS mit leichten genetischen Modifizierungen ebenfalls der Fall war.

Die ersten Covid-19-Patienten in Wuhan standen alle irgendwie in Kontakt mit dem Huanan Seafood Wholesale Market – einem Frisch- oder »Nassmarkt« der Stadt. Nassmärkte bestehen aus unzähligen kleinen, dicht beieinander stehenden Ständen, an denen lebende Fische und Hühner, rotes Fleisch und Wildtiere angeboten werden. Die Bedeutung des Begriffs »Nassmarkt« wird deutlich, wenn Sie einen besuchen. Lebende Fische und Krustentiere in offenen Bottichen spritzen Wasser auf den Boden. Die Theken der Stände sind rot vom Blut der Fische, die hier direkt vor dem Kunden ausgenommen und filetiert werden. Die Tische werden inmitten der Kunden mit Wasser abgespült. Lebendige Schildkröten, Hummer und Hühner klettern in Tanks und Käfigen übereinander. Eine Menge Wasser, schmelzendes Eis und Tiergedärme sowie -abfälle bedecken den Boden. Einfach alles ist nass.

In China gelten exotische Tiere, von denen einige noch nicht einmal in diesem Teil Asiens heimisch sind – wie etwa Kamele und Pfauen – als Delikatessen, zudem werden ihnen häufig bestimmte gesunde Eigenschaften zugeschrieben. Viele dieser Tiere werden lebend verkauft und auf dem Markt geschlachtet. In einer solchen Umgebung werden heimische und exotische Tiere in engem Kontakt miteinander gehalten, und viele übertragen Viren von einer Spezies auf die andere.

Obendrein tauschen Viren häufig die DNA aus, was zur Entwicklung neuer Stämme führt. Man glaubt, dass Covid-19 von Tieren, die auf diesen Märkten verkauft werden, auf den Menschen übertragen wurde. Es gibt allerdings auch die Theorie, dass SARS-CoV-2 aufgrund unsicherer Verfahrensweisen versehentlich aus einem Labor in Wuhan freigesetzt worden sein könnte.

Covid-19 hat ähnliche genetische Eigenschaften wie die anderen Coronaviren, darunter auch die humanen Coronaviren, die bekanntlich Erkältungen verursachen. Hatte eine Person zuvor mit einem dieser Viren Kontakt, entwickelt der Körper Gedächtnis-T-Zellen, die ein Abwehrsystem bilden, wenn ähnliche Viren den Körper angreifen. Dadurch entsteht eine Immunität gegen das Virus.

T-Zellen, eine Art von weißen Blutkörperchen, sind ein wichtiger Teil des Immunsystems, die den Körper darauf vorbereiten, schnell auf bestimmte Mikroorganismen zu reagieren. Weil sie in der Lage sind, eine andauernde Abwehr gegen Viren zu schaffen, werden sie »Gedächtniszellen« genannt.

Auf dem Höhepunkt der Covid-19-Pandemie des Jahres 2020 versuchten medizinische Forscher in aller Welt krampfhaft, Virenhemmer und Impfstoffe zu entwickeln, um sie zu bekämpfen. Eine Reihe von Studien fand heraus, dass Menschen, die anderen Coronaviren – zum Beispiel SARS und humanen Coronaviren, insbesondere HCoV-OC43 und HCoV-HKU1 – ausgesetzt waren, Antikörper entwickeln, die vor Covid-19 schützen.[19] Einem Team von Wissenschaftlern der Duke University in North Carolina und der National University of Singapore zufolge kann der durch eine vorangegangene Coronavirus-Infektion bewirkte immunologische Schutz vor Covid-19 mindestens 17 Jahre lang, vielleicht sogar das ganze Leben lang andauern.[20]

Zu Beginn der Covid-19-Pandemie wurde vorhergesagt, dass mehrere 10 Millionen Menschen infiziert werden würden. Doch die tatsächliche Anzahl war anfangs weit niedriger. Da humane Coronaviren zu den saisonalen Infektionen gehören, die alljährlich kommen und gehen, waren bereits viele Menschen infiziert und hatten eine Immunität entwickelt. Dies könnte der Grund dafür sein, dass die Anzahl der Menschen, die sich mit Covid-19 ansteckten, zunächst viel niedriger war als erwartet.[21]

Influenza

Die Influenza ist eine der Hauptursachen für Krankheit und Tod auf der ganzen Welt. In Kombination mit Lungenentzündung ist die Influenza eine der zehn führenden Todesursachen. Die meisten Opfer sind zwar ältere Menschen, aber Influenza und Lungenentzündung können in allen Altersstufen auftreten.

Viren, die identisch oder eng verwandt mit den humanen Formen von Influenza sind, können in vielen warmblütigen Tierarten gefunden werden, darunter Enten, Hühner, Schweine, Rinder und Pferde. Influenza kann im Allgemeinen nicht von einer Art auf eine andere übertragen werden, es sei denn, sie hat eine genetische Mutation durchlaufen. Man glaubt, zunächst viel Influenza auf Menschen übersprang, als vor rund 6000 Jahren die Domestizierung von Tieren begann. Vögel scheinen die natürlichen Wirtstiere der meisten Viren zu sein, die Menschen infizieren. Den Begriff »Influenza« prägte Mitte des 17. Jahrhunderts ein Italiener, um eine Krankheit zu bezeichnen, die aus Miasma (»üblem Dunst«) resultierte. Das Influenzavirus wurde während der Pandemie der Spanischen Grippe 1918 erstmals in Schweinen gefunden. Doch erst 1933 konnte ein humanes Influenzavirus identifiziert werden.

Man nimmt an, dass es Influenza-Epidemien gibt, seit das erste Grippevirus vor Jahrtausenden von einem Tier auf einen menschlichen Wirt übertragen wurde. Seither haben sich viele tierische Viren mit der Fähigkeit entwickelt, Menschen zu infizieren. Die erste große Grippe-Pandemie, die halbwegs einem Influenzavirus zugeschrieben werden kann, fand 1580 statt. Die Krankheit trat in jenem Sommer in Kleinasien und Nordafrika auf und verbreitete sich innerhalb von Monaten auch in ganz Europa. Im 18. und 19. Jahrhundert kam es zu mindestens zehn großflächigen Grippe-Epidemien, die sich auf der ganzen Welt ausbreiteten.

Es gibt vier Arten oder Familien von Influenzaviren: A, B, C und D. Influenza A und B sind für Menschen am problematischsten, weil sie sich ständig verändern beziehungsweise mutieren und neue Stämme produzieren, die Krankheiten verursachen können. Diese Viren sind die Hauptursache für saisonale Epidemien, die wir nahezu jeden Winter sehen, sowie für die gelegentlichen weltweiten Grippe-Pandemien. Influenza-A-Viren, zu denen das Schweinegrippe- und das Spanische-Grippe-Virus gehören, sind die einzigen bekannten Influenzaviren, die Pandemien auslösen können. Zu einer Grippe-Pandemie kann es kommen, wenn ein neues und sehr andersartiges Influenza-A-Virus in Erscheinung tritt, das sowohl Menschen infiziert als auch die Fähigkeit besitzt, sich unter ihnen effizient auszubreiten. Influenza-C-Infektionen verursachen beim Menschen im Allgemeinen nur leichte Erkrankungen, sind genetisch stabil und führen wohl nicht zu Epidemien. Influenza-D-Viren befallen hauptsächlich Rinder und sind nicht dafür bekannt, dass sich Menschen damit anstecken und erkranken.

Influenza-A-Viren werden in Untergruppen unterteilt, basierend auf den zwei Proteinen auf ihrer Oberfläche: Hämagglutinin (H) und Neuraminidase (N). Es gibt achtzehn verschiedene Hämagglutinin-

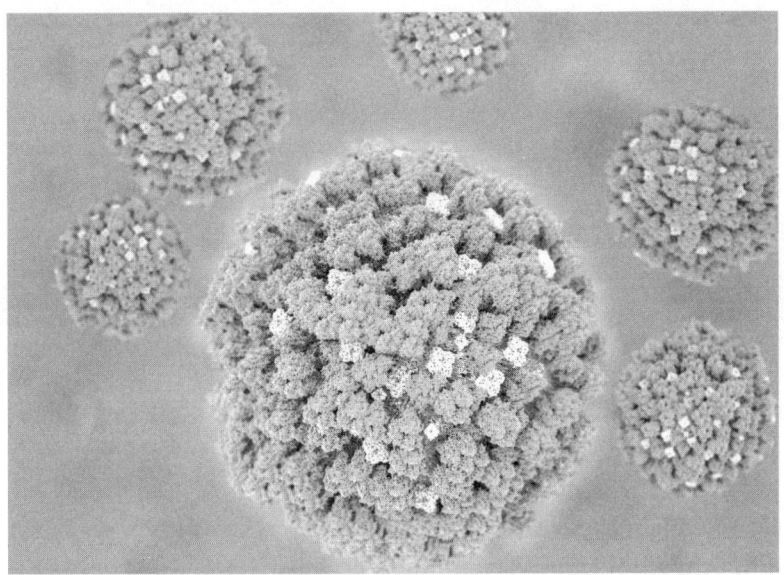

Influenzavirus

Arten und elf unterschiedliche Neuraminidase-Arten (H1 bis H18 und N1 bis N11). Während es also 198 mögliche Influenza-A-Kombinationen gibt, wurden erst 131 davon in der Natur beobachtet. Derzeitige Unterarten von Influenza-A-Viren, die regelmäßig unter Menschen grassieren, sind A(H1N1) und A(H3N2). Influenza-A-Untergruppen können wiederum weiter in unterschiedliche genetische Stämme unterteilt werden.

Influenza-B-Viren werden nicht in Subtypen unterteilt, sondern zwei Abstammungslinien zugeordnet: B/Yamagata und B/Victoria. Ähnlich wie Influenza-A-Viren können Influenza-B-Viren dann weiter in spezifische Stämme unterteilt werden. Influenza-B-Viren verändern sich genetisch für gewöhnlich langsamer als Influenza-A-Viren.

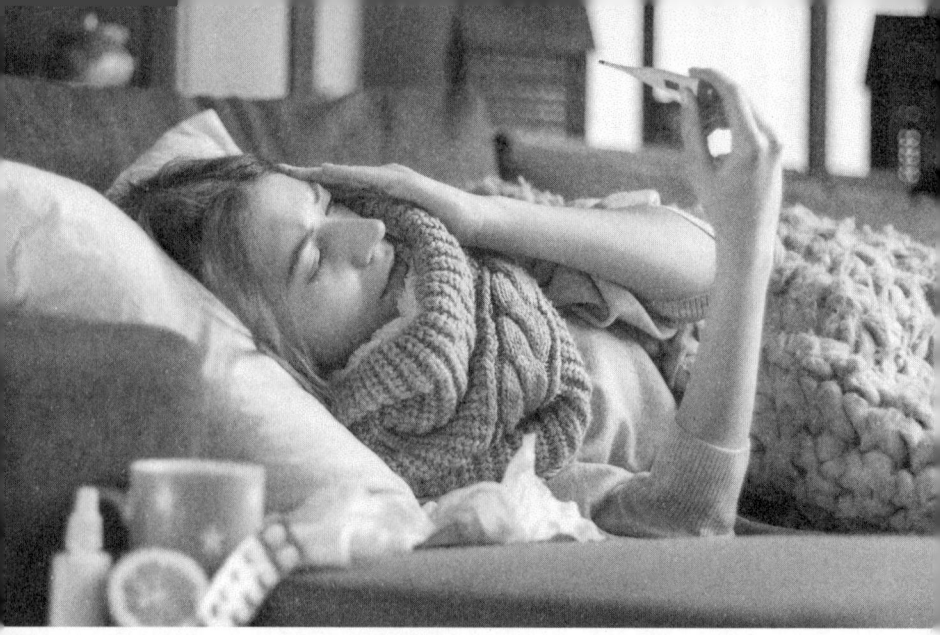

Da jedes Jahr viele Arten von Influenzaviren zirkulieren, enthalten Grippeimpfstoffe einen Stamm von Influenza A(H1N1), einen von Influenza A(H3N2) und ein oder zwei Influenza-B-Viren (je nach Vakzin). Impfungen sind nur bei Viren sinnvoll, die denen sehr ähnlich sind, die zur Herstellung des Impfstoffes verwendet werden; gegen andere Influenza-A- oder Influenza-B-Stämme oder neue Stämme, die sich deutlich von den für das Vakzin verwendeten Viren unterscheiden, schützen sie nicht. Saisonale Grippeimpfungen schützen nicht vor Coronaviren, Rhinoviren oder anderen Viren, die ebenfalls grippeähnliche Symptome verursachen. Außer Influenzaviren gibt es zahlreiche andere Viren, die zu grippeähnlichen Erkrankungen führen und in der Grippesaison zirkulieren. Deshalb können Menschen in jeder Grippesaison krank werden, obwohl sie geimpft sind.

Das Besondere an Influenzaviren ist, dass sie sich ständig verändern. Saisonale Viren entwickeln sich weiter, verändern sich und verhindern so, dass bereits existierende Impfstoffe vor den meisten Grippeinfektionen schützen. Dieses Merkmal unterscheidet die Influenzaviren von vielen anderen pathogenen Mikroorganismen.

Zu Pandemien kommt es, wenn neue (neuartige) Influenza-A-Viren auftreten, die in der Lage sind, Menschen leicht zu infizieren, und die sich von Mensch zu Mensch effizient und anhaltend verbreiten können. Da das Virus für Menschen neu ist, haben nur sehr wenige eine Immunität gegen das Pandemievirus, und ein Impfstoff wird wahrscheinlich erst nach einiger Zeit verfügbar sein, wenn überhaupt. Das neue Virus wird viele Menschen krank machen.

Die meisten Menschen, die die Grippe bekommen, haben leichte Symptome. Sie brauchen keine ärztliche Behandlung oder antivirale Medikamente und erholen sich in weniger als 2 Wochen. Manche jedoch entwickeln Komplikationen, die zu Sekundärinfektionen durch opportunistische Mikroorganismen führen. Nasennebenhöhlen- und Ohrenentzündungen sind Beispiele für mittelschwere Komplikationen bei Grippe, eine Lungenentzündung ist eine schwerwiegende Komplikation. Grippe kann auch chronische Erkrankungen verschlimmern. Asthmatiker etwa können Asthmaanfälle entwickeln, und bei Menschen mit chronischen Herzkrankheiten kann es zu einer Verschlimmerung dieser Grunderkrankungen kommen.

Die Influenza tritt meist plötzlich auf. Menschen, die die Grippe haben, leiden häufig unter einigen der folgenden Symptome, nicht selten unter allen:

→ Fieber oder fiebriges Gefühl/Schüttelfrost
→ Husten
→ Halsschmerzen
→ laufende oder verstopfte Nase
→ Muskel- oder Gliederschmerzen
→ Kopfschmerzen
→ gelegentliches Erbrechen und Durchfall
   (bei Kindern häufiger als bei Erwachsenen)

Virale Gastroenteritis

Eine virale Infektion, die hauptsächlich den Magen-Darm-Trakt betrifft, wird virale Gastroenteritis genannt. Viele Menschen verwenden für diese Erkrankung mit Übelkeit, Erbrechen oder Durchfall die Bezeichnung »Magen-Darm-Grippe«. Die Symptome können von vielen verschiedenen Viren, Bakterien und Parasiten verursacht werden. Erbrechen, Durchfall und Übelkeit können manchmal zwar auf eine Grippe zurückzuführen sein, sind aber selten die Hauptsymptome der Influenza. Die Grippe ist eine Atemwegserkrankung, keine Magen- oder Darmkrankheit.

Die gängigsten Ursachen der viralen Gastroenteritis sind akute Infektionen mit Noro- oder Rotaviren. Wie die Erkältung und Influenza sind Norovirus- und Rotavirusausbrüche im Allgemeinen in den kälteren Wintermonaten häufiger. Die meisten Fälle treten in der nördlichen Hemisphäre zwischen November und April und in der südlichen Hemisphäre zwischen Mai und Oktober auf. In äquatornahen Regionen ist ihr Auftreten weniger saisonal.

Die häufigsten Symptome sind wässriger Durchfall, Erbrechen, Übelkeit und Bauchkrämpfe. Zudem kann es zu Müdigkeit, Fieber, Schüttelfrost, Kopfschmerzen, Schwindel und Gliederschmerzen kommen. Eine von Rota- oder Noroviren verursachte virale Gastroenteritis ist sehr ansteckend. Die gängigsten Übertragungsarten sind der direkte Kontakt mit einer infizierten Person, das Teilen von Essen oder Geschirr und das Berühren kontaminierter Oberflächen und Gegenstände. Sobald Sie beginnen, sich krank zu fühlen, sind Sie ansteckend. Normalerweise treten Symptome 1 bis 3 Tage nach der Exposition mit dem Virus auf. Im Allgemeinen ist die Erkrankung selbstlimitierend, und schwere Fälle sind selten. Die virale Gastroenteritis kann zwar sehr unangenehm sein, ist aber für gewöhnlich nicht gefährlich. Meist fühlt man sich nach 2 bis 3 Tagen besser, wenngleich es 1 Woche oder länger dauern kann, bis man vollständig genesen ist. Ansteckend ist man zwischen ein paar wenigen Tagen bis zu 1 oder 2 Wochen, je nachdem, welches Virus die Infektion verursacht hat. Kinder sollten noch mindestens 48 Stunden nach dem letzten Erbrechen oder Durchfall der Schule oder der Kindertagesstätte fernbleiben.

Norovirus

Weltweit wird einer von fünf Fällen viraler Gastroenteritis vom Norovirus verursacht. Es ist die häufigste Ursache akuter Gastroenteritis – mit rund 685 Millionen Fällen im Jahr, darunter 200 Millionen Kinder unter 5 Jahren, und schätzungsweise 50 000 Todesfällen unter Kindern. Die meisten Todesfälle sind in Entwicklungsländern zu verzeichnen und gehen auf Dehydrierung aufgrund des Flüssigkeitsverlusts durch Erbrechen und Diarrhö zurück.

Obwohl es das Norovirus schon seit sehr langer Zeit gibt, wurde es erst 1968 nach einem Ausbruch in einer Grundschule in Norwalk im US-Bundesstaat Ohio identifiziert und vorläufig als »Norwalk-Virus« bezeichnet. In den 1990er-Jahren begannen Wissenschaftler mit detaillierteren Studien der Gene und Proteine des Virus und stellten schließlich fest, dass das Norwalk-Virus eines von mehreren verwandten humanen Viren ist, von denen heute mindestens 150 bekannt sind. Diese Gruppe von Viren wurde dann nach der Stadt Norwalk in »Norovirus« umbenannt.

Sie können zwar gegen Noroviren eine Immunität entwickeln, aber da diese recht unterschiedlich sind, können Sie trotzdem anfällig für diese Viren sein, obwohl Ihr Immunsystem gelernt hat, ein bestimmtes Norovirus abzuwehren. Wahrscheinlich haben Sie sich im Laufe Ihres Lebens schon mehrmals angesteckt, und in Zukunft werden Sie sich vermutlich noch viele weitere Male infizieren. Kinder sind am anfälligsten für virale Gastroenteritis, weil sie noch keine Immunität aufgrund früherer Infektionen aufbauen konnten. Laut den CDC sind Noroviren in den USA für 58 Prozent aller auf Nahrungsmittel zurückzuführenden Erkrankungen verantwortlich.

Eine Norovirus-Infektion kann von Mensch zu Mensch übertragen werden. Viruspartikel aus Erbrochenem oder Kot können auf die Hände gelangen und auf andere Personen übertragen werden. Kontaminiertes Essen ist ein häufiger Übertragungsweg, insbesondere wenn Arbeiter in Lebensmittelbetrieben ihre Hände nicht gründlich genug waschen. Eine infizierte Person könnte auch eine Oberfläche oder einen Gegenstand wie zum Beispiel eine Türklinke anfassen und das Virus dort hinterlassen, sodass die nächste Person, die sie berührt, es aufnimmt. Gelangt das Virus in die Luft, kann es auf einer anderen Person oder auf Gegenständen, die die Person berührt, landen. Medizinische Einrichtungen, Restaurants, Schulen und Kindertagesstätten sind die Orte, an denen man sich das Virus am ehesten einfängt.

Noroviren sind sehr widerstandsfähig. Sie können Minustemperaturen und auch Hitze bis zu 60 Grad Celsius überstehen. Manche Menschen erkranken an dem Virus, nachdem sie kontaminierte gedämpfte Meeresfrüchte gegessen haben. Noroviren können auf harten wie weichen Oberflächen wochenlang und in stehendem Wasser sogar mehrere Monate lang überleben. Eine Studie von 2006 fand heraus, dass das Virus auf Oberflächen, die zur Essenszubereitung verwendet werden, nach der Kontaminierung mehrere Tage überlebte.[22] Noroviren können auch in Chlorkonzentrationen von bis zu 10 Teilen pro Million überleben, also in einer Konzentration, die viel höher ist als die in den derzeitigen öffentlichen Wassersystemen. Alkohol kann manche Stämme abtöten, aber nicht alle. Am besten ist Bleiche: In einer Konzentration von 1000 bis 5000 Teilen pro Million (ppm = *parts per million*) sollten Bleichmittel Noroviren töten. Diese Konzentration ist um einiges höher als die 200 ppm, die normalerweise für Bereiche der Lebensmittelzubereitung verwendet werden. So viel Bleiche riecht unangenehm und kann sogar manche Oberflächen beschädigen. Kein gewöhnlicher Haushaltsreiniger kann Noroviren vollständig von Oberflächen beseitigen. Trotz dieser Widerstandsfähigkeit können relativ simple Maßnahmen der Körper- und Lebensmittelhygiene die Übertragung deutlich reduzieren. Die meisten Reinigungsmittel und Seifen töten die Viren zwar nicht ab, aber das Händewaschen mit Seife unter laufendem Wasser löst sie und spült sie ab. Bringen Sie Ihren Kindern bei, sich regelmäßig die Hände zu waschen, vor allem nach dem Toilettengang. Am besten verwendet man warmes Wasser und Seife, rubbelt die Hände mindestens 20 Sekunden lang kräftig und achtet dabei darauf, Nagelhäute, die Unterseiten der Fingernägel und Hautfalten nicht zu vergessen. Anschließend die Hände gründlich abspülen.

Rotavirus

Die weltweit häufigste Ursache für virale Gastroenteritis bei Kindern sind Rotaviren. Nahezu alle Kinder überall auf der Welt werden bis zum Alter von 5 Jahren mindestens einmal mit Rotaviren infiziert. Bei Kindern zwischen 3 und 24 Monaten, die erstmals infiziert werden, verläuft die Krankheit am schwersten. Neugeborene, die gestillt werden, sind durch Antikörper in der Muttermilch davor geschützt. Das Stillen reduziert das Risiko schwerwiegender Rotavirus-Infektionen um bis zu 90 Prozent.[23]

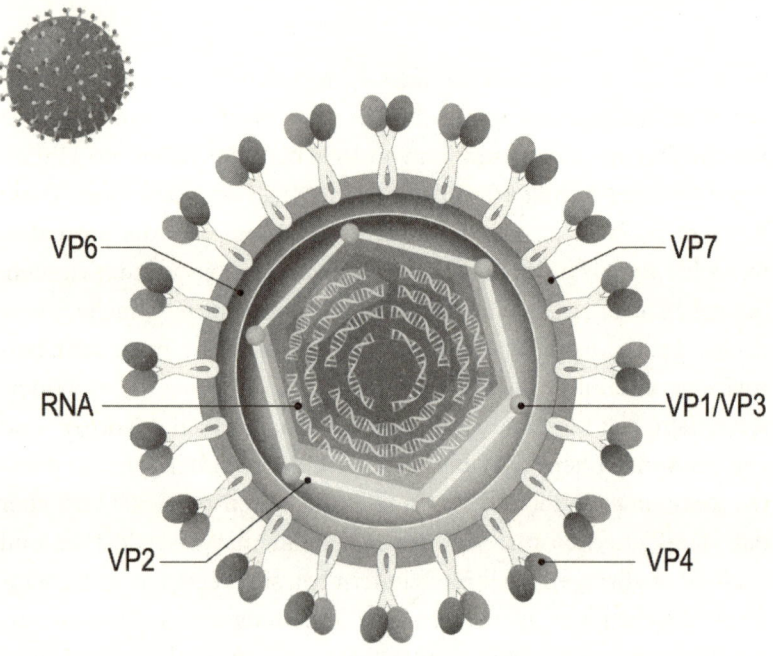

VP6

VP7

RNA

VP1/VP3

VP2

VP4

Rotavirus

Mit jeder Infektion entwickelt sich die Immunität weiter, sodass nachfolgende Infektionen weniger häufig und weniger schwer sind. Aufgrund der in der Kindheit erworbenen Immunität bekommen Erwachsene selten Rotavirus-Infektionen.[24]

Dieses Virus wurde erstmals 1973 als humanes Pathogen erkannt. Benannt wurde das Rotavirus nach dem lateinischen Wort rota (Rad), weil das Virus durch das Elektronenmikroskop betrachtet die Form eines Rades hat. Rotaviren infizieren nicht nur Säuglinge und Kleinkinder, sondern sind auch eine häufige Ursache für Durchfall bei vielen Tierarten weltweit.

Rotavirus-Infektionen sind in der Regel nicht lebensbedrohlich, aber der Flüssigkeitsverlust aufgrund des Erbrechens und der Diarrhö kann zu einer schweren Dehydrierung führen, die tödlich enden kann, wenn sie nicht richtig behandelt wird. Etwa 99 Prozent aller durch Rotaviren bedingten Todesfälle bei Kindern sind in Ländern mit mittlerem und niedrigem Pro-Kopf-Einkommen zu verzeichnen, hauptsächlich unter Kindern im 1. Lebensjahr in sozioökonomisch benachteiligten ländlichen Regionen Afrikas und Asiens. Die Fallzahlen der Rotavirus-Gastroenteritis sind auf der ganzen Welt gleich, Todesfälle sind in den einkommensstarken Ländern Westeuropas, Nordamerikas, Ostasiens und Ozeaniens jedoch selten.[25] Am stärksten betroffen sind mangelernährte Kinder, Frühchen und Babys mit niedrigem Geburtsgewicht, Kinder mit eingeschränktem Immunsystem oder mit anderen Infektionen.

Es gibt Impfstoffe gegen Rotaviren. Das erste Vakzin, RotaShield, wurde 1998 zugelassen, jedoch nach 9 Monaten wieder vom Markt genommen, weil es zu einer hohen Rate an Intussuszeption – eines potenziell tödlichen Darmverschlusses, bei dem sich der Darm einstülpt – gekommen war.

Derzeit werden Kindern zwei Impfstoffe gegen Rotaviren verabreicht: Rotarix und RotaTeq. Beide enthalten gentechnisch hergestellte lebende, abgeschwächte humane oder bovine Rotavirus-Stämme. Häufige Nebenwirkungen dieser Impfstoffe sind Durchfall, Erbrechen, Reizbarkeit, Otitis media (Mittelohrentzündung), Nasopharyngitis (Entzündung der Nase und Erkältungssymptome) und Bronchospasmus (Asthma und bronchitisähnliche Symptome). Gemeldete schwerwiegende Nebenwirkungen von Rotavirus-Impfungen sind Darmverschluss (Intussuszeption), Kawasaki-Syndrom

(Entzündung der Blutgefäße) und Lungenentzündung. Selten kam es zu Todesfällen.

2006, als der erste dieser Impfstoffe eingeführt wurde, waren jährlich etwa 50 000 Krankenhausaufenthalte wegen schwerer Diarrhö und Dehydrierung erforderlich. Obwohl diese Impfstoffe inzwischen routinemäßiger Bestandteil des Impfplans für Kinder sind, sind die Klinikeinweisungen von Kindern mit dieser Erkrankung in den USA nicht signifikant zurückgegangen. Laut den CDC sind Rotaviren in den USA nach wie vor jedes Jahr für 55 000 bis 70 000 Krankenhausaufenthalte verantwortlich.

In Ländern mit hohem Pro-Kopf-Einkommen sind diese Impfungen gar nicht wirklich nötig, da den Eltern beigebracht wird, wie sie eine Dehydrierung verhindern, wodurch die Kinder ohne Probleme genesen. In ärmeren Ländern haben viele Menschen keinen Zugang zu Impfstoffen oder können sie sich nicht leisten. Ironischerweise würden einfache Anweisungen, wie man kranke Kinder richtig hydriert, ausreichen, um die meisten Kinder zu retten und sie sogar mit einer lebenslangen Immunität auszustatten. Die durch Impfstoffe hervorgerufene Immunität ist häufig nur temporär.

Ihr Arzt stellt die Diagnose eines Magen-Darm-Virus sehr wahrscheinlich allein aufgrund der Symptome. Es gibt keine Medikamente, die eine virale Gastroenteritis heilen oder verkürzen könnten. Die Behandlung ist ausschließlich unterstützend, und in der Regel sind erhöhte Flüssigkeitszufuhr, Ruhe und Elektrolytersatz alles, was nötig ist.

Wenn Sie nicht hungrig sind oder sich gar vor dem Essen ekeln, versuchen Sie keinesfalls zu essen. Aber Sie müssen reichlich Wasser trinken. Falls Sie die Flüssigkeit nicht runterkriegen, lutschen Sie an

Eiswürfeln oder nehmen Sie das Wasser in kleinen Schlucken zu sich. Meiden Sie Säfte und andere Getränke mit viel Zucker oder Süßstoff, denn die können den Durchfall verschlimmern.

Gewöhnen Sie sich langsam wieder ans Essen. Beginnen Sie mit leicht verdaulichen Speisen wie milden Suppen, Salzcrackern, trockenem Toast und Reis. Falls Ihnen wieder übel wird, hören Sie auf zu essen. Verzichten Sie auf gewürzte Speisen, Milchprodukte, Koffein, Alkohol und Zucker. Meiden Sie auch frei verkäufliche Medikamente, es sei denn, ein Arzt hat sie ihnen angeraten. Einige können die Infektion sogar schlimmer machen. Selbst Mittel gegen Durchfall können in manchen Fällen die Situation verschlimmern. Eine Gastroenteritis hört nach ein paar Tagen von selbst auf, ganz ohne Arzneimittel.

Einen Arzt sollten Sie jedoch aufsuchen, wenn folgende Symptome auftreten:

→ Blut im Stuhl oder im Erbrochenen

→ Unfähigkeit, Flüssigkeit für 24 Stunden bei sich zu behalten

→ Fieber über 40 Grad Celsius

→ schwere, unablässige Bauchschmerzen

Die schwerwiegendste Komplikation einer viralen Gastroenteritis ist die Dehydrierung. Sind Sie ansonsten gesund und trinken ausreichend, um die Flüssigkeit zu ersetzen, die durch Erbrechen, Diarrhö und Schwitzen verloren geht, sollte eine Dehydrierung kein Problem darstellen. Säuglinge, Senioren und Menschen mit geschwächtem Immunsystem können ernsthaft austrocknen, wenn sie mehr Flüssigkeit verlieren, als sie ersetzen können. Möglicherweise ist ein Klinikaufenthalt erforderlich, damit die Flüssigkeit über Infusionen verabreicht werden kann.

Gute, schlechte und indifferente Viren

Warum uns
Viren krank machen

Mikroskopisch kleine Organismen beziehungsweise Mikroben wie Viren, Bakterien, Pilze oder Protozoen sind die Ursache infektiöser Erkrankungen. Die kleinsten darunter sind die Viren. Die meisten Viren sind etwa 100-mal kleiner als ein durchschnittliches Bakterium. Viren sind Parasiten, die einen Wirt brauchen, um zu gedeihen und sich zu reproduzieren. Sie rauben die Nährstoffe und Organellen (Zellorgane) der Wirtszelle, um sich zu vermehren. Es gibt sie in allen Umgebungen, und sie gelten als die am häufigsten vorkommenden Organismen auf der Erde. Ein einziger Tropfen Meerwasser enthält 10 Millionen Viren.

Vireninfektionen werden häufig von Mensch zu Mensch übertragen. Wenn Sie sich in der Nähe eines Menschen aufhalten, der eine Erkältung oder Grippe hat, und dieser hustet, werden mit der ausgehusteten Luft Tausende von Viren in die Luft geblasen. Stehen Sie nahe genug und atmen ein, werden diese Viren inhaliert und haften sich an die Zellen, die Ihre Nase und Ihren Hals auskleiden. Wenn sich ein Virus an eine Zelle haftet, injiziert es sein genetisches Material in die Wirtszelle. Erst einmal in der Zelle, mischen sich die viralen Gene mit den Genen der Wirtszelle, versklaven die Zelle und zwingen sie dazu, Kopien von sich selbst zu produzieren. Die ursprüngliche Funktion der Zelle geht verloren, und der Wirt wird zur Virusfabrik. Diese neuen Zellen werden freigesetzt, um andere Zellen zu infizieren und zu unterjochen, und dieser Prozess geht kontinuierlich weiter. Innerhalb weniger Tage entwickeln Sie die Anzeichen und Symptome, die mit einer Atemwegsinfektion einhergehen, und können das Virus an andere übertragen. Auch wenn Sie kontaminierte Gegenstände berühren und sich danach an Mund oder Nase fassen, können Sie sich infizieren.

Neben Bakterien und anderen Mikroben leben in unserem Körper ständig sowohl gute als auch schädliche Viren. Die Exposition allein reicht normalerweise nicht aus, um eine Infektion zu verursachen. Doch wenn die Mischung der in uns lebenden Mikroben aus dem Gleichgewicht gerät oder unser Immunsystem geschwächt ist, haben opportunistische Mikroben wie Erkältungs- oder Grippeviren die Chance, sich unbegrenzt zu multiplizieren und Krankheiten auszulösen.

Im Gegensatz zu den meisten anderen Mikroorganismen bestehen Viren nicht aus Zellen, die einen Zellkern, Organellen und Zytoplasma enthalten. Es handelt sich bei ihnen um sehr einfache Organismen aus Strängen von genetischem Material (DNA oder RNA), die von einer schützenden Proteinhülle, dem sogenannten Kapsid, umgeben sind. Wenn ein Virus in den Körper eindringt, haften sich Rezeptoren auf der Oberfläche des Kapsids an die künftige Wirtszelle und ermöglichen dem Virus den Eintritt in die Zelle.

Einige Virusfamilien verfügen über eine zusätzliche Schicht über der Proteinhülle, die aus Lipoprotein (Fett und Protein) besteht und Virushülle genannt wird. Diese hat eine Doppelschicht aus Phospholipiden (Fettmolekülen), die in der Regel von den Wirtszellmembranen stammt. Das Äußere der Fetthülle ist mit viruskodierten Proteinen (Glykoproteinen) gespickt, was der Oberfläche des Virus ein stacheliges oder höckeriges Aussehen verleiht.

Diese viralen Proteine ermöglichen es dem Virus, sich an die Wirtszelle zu heften und in ihr Inneres einzudringen, wo dann der Inhalt des Kapsids freigesetzt wird. Bei Viren ohne Lipidhülle werden diese Funktionen von Proteinen an der Oberfläche des Kapsids ausgeführt. Kapside und Hüllen bestimmen die Art und Weise, wie das Virus in die Wirtszelle und wieder heraus gelangt. Lipidumhüllte Viren ver-

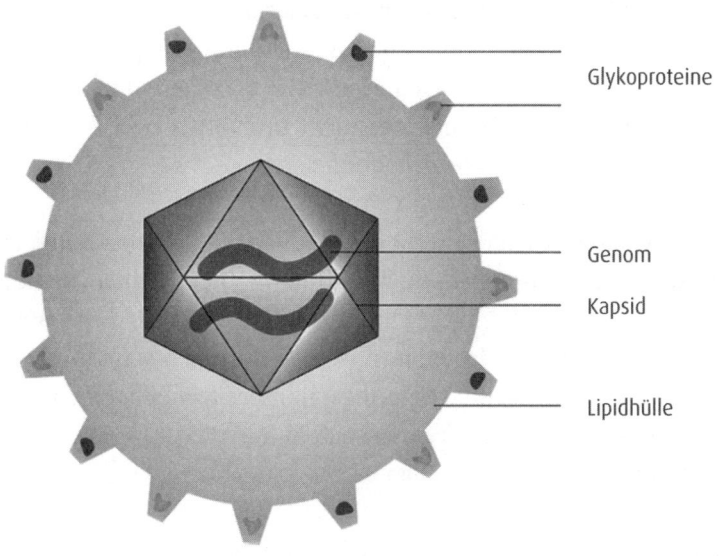

Glykoproteine

Genom

Kapsid

Lipidhülle

Ein umhülltes Virus

lassen die Wirtszelle durch Knospung – das heißt, sie verschmelzen mit der Wirtsmembran, knospen aus und werden freigesetzt, ohne die Wirtszelle zu zerstören. Nach und nach werden immer mehr neue Viren freigesetzt, ohne die Wirtszelle abzutöten. Auf diese Weise kann die Wirtszelle kontinuierlich neue Viren ausstoßen, solange sie Energie verstoffwechseln und am Leben bleiben kann. Kapsidumhüllte Viren hingegen replizieren sich innerhalb der Wirtszelle, bis sie so zahlreich sind, dass die Wirtszelle aufplatzt und alle neuen Viren auf einmal freisetzt. Die Wirtszelle wird dabei abgetötet.

Viren infizieren alle Arten von Organismen – Tiere, Pflanzen, Bakterien und Hefepilze. Lipidumhüllte Viren infizieren nur Menschen und Tiere, weil ihre Zellen von einer Lipidmembran umgeben sind.

Kapsidumhüllte Viren infizieren hauptsächlich von einer Zellwand umschlossene Zellen – Pflanzen, Bakterien und Hefepilze. Doch einige dieser Viren können auch Menschen und Tiere infizieren. Das Rhinovirus ist ein Beispiel eines nicht umhüllten oder kapsidumschlossenen Virus, das Menschen infiziert.

Umhüllte Viren reagieren recht empfindlich auf Austrocknung, Hitze und Reinigungsmittel; deshalb sind diese Viren leichter abzutöten als nicht umhüllte Viren. Sie sind nur begrenzt in der Lage, außerhalb des Wirts zu überleben, und werden normalerweise direkt von Wirt zu Wirt übertragen. Umhüllte Viren besitzen jedoch eine gute Anpassungsfähigkeit und können sich in kurzer Zeit verändern, um dem Immunsystem zu entgehen.

Viren infizieren nicht wahllos jede lebende Zelle, mit der sie in Kontakt kommen; sie sind da sehr selektiv. Die Proteinsensoren oder Stacheln (Spikes) auf ihrer Oberfläche binden sich an spezifische Rezeptoren auf der Wirtszelle. Die Mitglieder einer bestimmten Virusfamilie können nur Wirbeltiere, Wirbellose, Säugetiere, Reptilien oder auch nur Pflanzen oder Bakterien infizieren. Die unterschiedlichen Arten von Viren einer Familie können noch selektiver vorgehen. Das Aidsvirus etwa, HIV, infiziert ausschließlich bestimmte menschliche Blutzellen; die Viren, die Hepatitis verursachen, dringen nur in Lebergewebe ein; und das Poliovirus reproduziert sich ausschließlich in Nervenzellen im Rückenmark. Ein Virus, das einen Hund infizieren kann, ist beispielsweise eventuell nicht in der Lage, eine Katze zu infizieren. Doch durch Genaustausch und Mutation können Viren die Fähigkeit entwickeln, von einer Art auf die andere überzuspringen.

Wenn ein Virus eine Wirtszelle kapert, wird die Zelle zu einem Träger des Virus. Ist es erst einmal in der Zelle, kann das genetische Material des Virus einen von zwei Wegen einschlagen: den lytischen oder den lysogenen. In der lytischen Phase vermehrt sich das Virus aktiv in einer Wirtszelle und setzt neue Viren in die Umgebung dieser Zelle frei. In der lysogenen Phase baut sich die virale DNA in die DNA der Zelle ein und vervielfältigt sich, wenn die Zelle sich selbst vermehrt. Einige Viren können der Entdeckung durch das Immunsystem entkommen, indem sie von einer Phase in die andere und wieder zurück wechseln, wenn die Bedingungen es erlauben.

Beim Menschen verursachen Viren vielerlei Krankheiten, unter anderem Herpes, Masern, Mumps, Röteln, Windpocken, Keuchhusten, Hepatitis (A, B und C), Aids, Tollwut, Polio und Pocken. Die Schwere der Erkrankung hängt von der Art des Virus ab und davon, wie effektiv das Immunsystem eine Abwehr aufbauen kann. In manchen Fällen können bestimmte Viren in eine lysogene Phase wechseln und jahrelang in einem Körper sein, ohne offensichtlichen Schaden anzurichten. Diese Viren bleiben das ganze Leben lang in einer Person. Ein Beispiel dafür ist das Herpes-simplex-Virus, das Fieberbläschen verursacht. Es verbleibt, vom Immunsystem eingesperrt, in einem »schlafenden« Zustand in den Nervenzellen. Ähnlich ist es bei Windpocken: Ist die systemische Infektion (lytische Phase) überstanden, verbleibt das Virus als Schläfer (lysogene Phase) im Körper. Eine erneute Infektion wird vom Immunsystem verhindert; ist das Immunsystem jedoch überlastet oder geschwächt, kann das schlafende Virus erneut in die lytische Phase gelangen, aus seinem Gefängnis ausbrechen und zu einer Krankheit namens Gürtelrose führen. Auf ähnliche Weise kann Herpes wieder aufflammen und Fieberbläschen verursachen.

HIV kann das Gleiche bewerkstelligen und sich innerhalb der Wirtszellen verstecken, bis die Bedingungen für eine erneute Replikation gegeben sind. HIV ist besonders übel, weil dieses Virus die weißen Blutkörperchen des Wirts angreift – die Zellen also, die für die Abtötung und Ausscheidung eindringender Mikroorganismen verantwortlich sind. Durch den Angriff auf das Immunsystem des Wirts ist das Virus besser in der Lage, sich einzunisten und zu vermehren. Da das Immunsystem des Wirts lahmgelegt wird, können sich auch andere opportunistische Organismen ungehindert vermehren und Infektionen hervorrufen. Die meisten Aidspatienten sterben an diesen Sekundärinfektionen und nicht an HIV selbst.

Nützliche Viren

Obwohl wir uns Viren hauptsächlich als Ursache von Krankheiten vorstellen, sind doch nicht alle Viren schlecht. Wie bei Bakterien gibt es sowohl gute und nützliche als auch potenziell schädliche Viren. Die Gemeinschaft der Mikroorganismen, die in unserem Verdauungstrakt leben – Bakterien, Viren und Hefepilze –, wird Mikrobiom genannt. Befinden sich diese Organismen im Gleichgewicht und leben harmonisch zusammen, haben wir ein gesundes Verdauungsökosystem. Geraten sie jedoch aus dem Gleichgewicht, kommt es zu Problemen. Jeder dieser Organismen hat eine Aufgabe und trägt seinen Teil zur allgemeinen Gesundheit des Körpers bei.

In unserem Körper leben 100 Billionen Bakterien. Diese Bakterien spielen für unsere Gesundheit eine wichtige Rolle: Unter anderem schützen sie uns vor Krankheiten, helfen bei der Verdauung unserer Nahrung, produzieren Vitamine und regulieren Hunger, Blutzucker und Körpergewicht. Forscher haben herausgefunden, dass Viren genauso zur Aufrechterhaltung und Wiederherstellung eines gesunden Darmtrakts beitragen, wie das Bakterien tun.

Im Magen-Darm-Trakt lebt eine große Virengemeinschaft. Tatsächlich haben Sie in Ihrem Verdauungstrakt mehr Viren als Bakterien.

Zu den Mitgliedern dieser Virengemeinde (Virom) gehören Pathogene wie zum Beispiel Noroviren, die die sogenannte Magen-Darm-Grippe verursachen. Diese Viren bewohnen den Verdauungstrakt auch dann noch, wenn die Krankheit überstanden ist. Daneben sind viele andere potenziell krank machende Viren im unteren Darmabschnitt vorhanden und werden vom Immunsystem in Schach gehalten. Das Gleiche geschieht mit Bakterien. Wir haben potenziell schädliche Bakterien, die ein Teil eines gesunden Darmmikrobioms sind. Das Bakterium *E. coli* etwa ist als Verursacher von Magen-Darm-Krankheiten berüchtigt, es ist aber ein ganz normaler Bewohner des Verdauungstrakts und übernimmt eine wichtige Funktion, indem es B-Vitamine produziert. Schädlich wird es erst, wenn seine Anzahl außer Kontrolle gerät und die normale mikrobielle Balance durcheinanderbringt.

Weil Viren dazu neigen, wirtsspezifisch zu sein – das heißt, nur bestimmte Zelltypen anzugreifen –, können viele von ihnen nützlich für uns sein. Eine Klasse von Viren, als Bakteriophagen bekannt, kann beispielsweise eine ganze Reihe schädlicher Bakterien abtöten und dadurch Menschen, Tiere und Pflanzen schützen. Viren, die zu unserem normalen Darmmikrobiom gehören, sind essenziell für die gesunde Verdauungsfunktion und die allgemeine Gesundheit.

Viren helfen uns, eindringende Bakterien und vermutlich auch Hefepilze zu bekämpfen. Diese Viren fungieren als Teil unserer Immunabwehr gegen Infektionen. Potenziell gefährliche Bakterien dringen durch Mund, Nase, Augen und andere Öffnungen in unseren Körper ein. Eine der wichtigsten Verteidigungsstellungen gegen diese Invasoren stellt der Schleim dar. Diese schmierige, klebrige Substanz umhüllt das Innere des gesamten Verdauungstrakts sowie jede Öffnung im Körper und schafft so eine Barriere gegen unwillkommene Mikroorganismen.

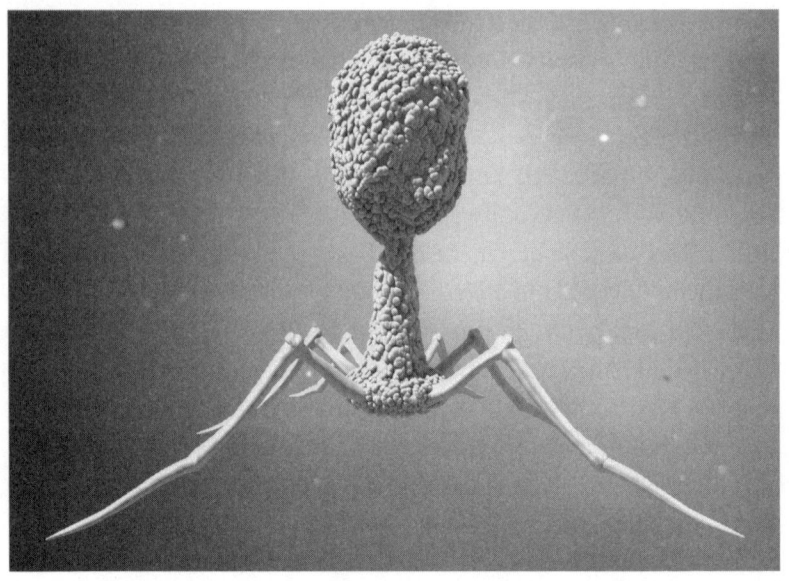

Bakteriophage

Schleim ist eine komplexe Substanz, die aus Muzinen – großen, flaschenbürstenförmigen Molekülen aus einem von Zuckersträngen umgebenen Proteinrückgrat – besteht. Zwischen den Muzinen befindet sich eine Suppe aus Nährstoffen und Chemikalien, die Keime einfängt. Schleim dient als Barriere, die Mikroben von der Oberfläche der Schleimhäute trennt, des Gewebes also, das die Hohlräume in unserem Körper (zum Beispiel Nasennebenhöhlen und Verdauungstrakt) auskleidet. Die Barriere zwischen den Keimen und unseren Zellen verhindert, dass Bakterien ins Gewebe und in den Blutkreislauf eindringen, wo sie Infektionen hervorrufen. Bakterien und andere Mikroben, die in unserem Körper leben, lagern sich auf der Oberfläche des Schleims ab, während die darunterliegende Schicht nahe den Schleimhäuten, in der Schleim produziert wird, nahezu steril ist.

Der Schleim beherbergt eine Vielzahl von Bakteriophagen, die Bakterien infizieren und abtöten. Sie sind überall zu finden, wo Bakterien leben, aber im Schleim gibt es mehr Bakteriophagen als in schleimfreien, vielleicht nur wenige Millimeter entfernten Regionen. Im Speichel, der das menschliche Zahnfleisch umgibt, befinden sich beispielsweise etwa fünf Bakteriophagen für jede bakterielle Zelle, während das Verhältnis auf der Schleimhautoberfläche des Zahnfleisches selbst eher 40 zu 1 beträgt.

Jeremy Barr, ein Mikrobiologe an der San Diego State University in Kalifornien, wollte wissen, warum es in der Schleimschicht viel mehr Bakteriophagen gibt als im Speichel. Das führte ihn zu den Fragen: »Was machen diese Phagen? Schützen sie den Wirt?«

Um das herauszufinden, züchteten Barr und seine Kollegen menschliches Lungengewebe im Labor. Die Oberfläche der Lunge ist normalerweise von einer Schleimschicht geschützt, doch die Forscher hatten auch eine Version der Lungenzellen, bei der die Fähigkeit, Schleim zu bilden, unterbunden war. Wenn sie über Nacht mit dem Bakterium *E. coli* inkubiert wurden, starb etwa die Hälfte der Zellen in jeder Kultur; der Schleim sorgte für keinen Unterschied in ihrer Überlebensfähigkeit. Als aber die Forscher den Kulturen einen Bakteriophagen hinzufügten, der gegen *E. coli* gerichtet war, stieg die Überlebensrate der schleimproduzierenden Zellen deutlich an. »Diese Diskrepanz zeigt, dass Phagen schädliche Bakterien abtöten können«, sagt Barr.[26]

In einer ähnlichen Reihe von Experimenten stellte das Team fest, dass die Bakteriophagen mit antikörperähnlichen Molekülen besetzt sind, die sich an die Zuckerketten in den Muzinen klammern. Dies hält die Bakteriophagen im Schleim, wo sie Zugang zu Bakterien haben, und legt nahe, dass die Viren und Schleimhäute sich angepasst haben, um miteinander kompatibel zu sein.

Schleimüberzogene Oberflächen sind nicht nur in unserem Inneren, sondern auch im gesamten Tierreich zu finden. Beispielsweise schützt Schleim den ganzen Körper von Fischen, Würmern und Seeanemonen. Schützende Bakteriophagen scheinen genauso weitverbreitet zu sein. Barr und seine Kollegen fanden in jeder Tierspezies, die sie untersuchten, dichte Populationen von Bakteriophagen. »Es ist ein neuartiges Immunsystem, von dem wir annehmen, dass es auf alle Schleimhautoberflächen anwendbar ist, und es ist eines der ersten Beispiele für eine direkte Symbiose zwischen Bakteriophagen und einem tierischen Wirt«, so Barr.

In dieser Studie wählten die Forscher die Bakteriophagen und das Bakterium aus, aber es ist möglich, dass der tierische Wirt spezifische Bakteriophagen anzieht, um bestimmte Arten von Bakterien zu kontrollieren, indem er in den Muzinen Zucker produziert, die diese Bakteriophagen bevorzugen.

Haben Sie sich schon einmal in den Finger geschnitten und sich sofort den verletzten Finger in den Mund gesteckt? Das haben wir doch alle schon getan, es ist eine instinktive Reaktion, die auch im gesamten Tierreich zu beobachten ist. Wenn eine Katze mit einem anderen Tier rauft und sich dabei eine Verletzung zuzieht, leckt sie sich danach als Erstes die Wunde. Das dient zweierlei Zwecken: Es säubert die Wunde, und es trägt Speichel auf – der Bakteriophagen und andere antibakterielle Wirkstoffe enthält –, um die restlichen Bakterien abzutöten.

Wir alle verfügen über ein Ökosystem aus Hunderten von Bakterienspezies in unserem Darm, aber Patienten mit entzündlichen Darmkrankheiten (*inflammatory bowel disease,* IBD) wie Morbus Crohn oder Colitis ulcerosa haben ein gestörtes Ökosystem mit verschiedenen dominanten Spezies. Diese Krankheiten gehen auch mit einem

Abbau der Darmschleimhaut einher. Ein Versagen der auf Bakteriophagen basierenden Immunität könnte der Schlüssel zum Verständnis und zur erfolgreichen Behandlung von IBD und anderen Verdauungsstörungen sein. Es könnte auch möglich sein, einen schleimkompatiblen Bakteriophagen zu schaffen, der Infektionen bekämpft oder das körpereigene Mikrobiom wieder ins Gleichgewicht bringt.

Viren tun mehr, als nur die Nasennebenhöhlen, die Lunge und den Magen-Darm-Trakt zu kontrollieren und schädliche Bakterien zu beseitigen. Offenbar sind sie auch wichtig für die Aufrechterhaltung der Homöostase.

Ken Cadwell und seine Kollegen an der New York University School of Medicine in New York City wollten herausfinden, welchen Effekt Viren im Darm haben. Insbesondere waren sie an einer Virusfamilie namens Noroviren – einer häufigen Ursache von viraler Gastroenteritis – interessiert. Noroviren infizieren oftmals Mäuse ohne irgendwelche Krankheitsanzeichen. Offenbar tun sie das auch bei Menschen. Sie sind sogar essenziell für eine gesunde Funktion des Verdauungstrakts.

Die Wissenschaftler stellten fest, dass bestimmte Noroviren eine positive Seite haben. Im Labor hatten sie Mäuse in steriler Umgebung gezüchtet, sodass die Nagetiere und ihre Jungen keine der Darmbakterien und -viren aufwiesen, die Mäuse normalerweise haben. Diese keimfreien Mäuse sind abnormal. Sie produzieren nicht genug von bestimmten weißen Blutkörperchen namens T-Zellen, die für die richtige Immunfunktion erforderlich sind. Und sie produzieren zu viele andere Immunzellen, die mit allergischen Reaktionen verbunden sind. Zudem haben sie unnormal dünne Zotten (Villi) – mikroskopisch kleine, fingerförmige Ausstülpungen der Darmwand, die bei der Absorption von Nährstoffen helfen. Andere Forscher haben nachgewiesen, dass die Gabe von Bakterien an keimfreie Mäuse die

Anzahl der Immunzellen wieder ins Gleichgewicht bringen und die Zotten dicker machen kann. Cadwell und seine Kollegen fanden heraus, dass die Verabreichung eines Norovirus an keimfreie Mäuse den gleichen positiven Effekt hat und dazu beiträgt, dass der Darm wieder gesund wird.[27]

In einem Folgeexperiment behandelten die Forscher normale Labormäuse 2 Wochen lang mit einem Antibiotika-Cocktail, der alle Bakterien in ihrem Darmtrakt abtötete und zu vielen der Anomalien führte, die sie in keimfreien Mäusen festgestellt hatten. Dann verabreichten die Wissenschaftler ihnen ein Norovirus. Durch das Fehlen von Darmbakterien war das Gleichgewicht der Immunzellen gestört, die Darmwand geschädigt, und die Zotten waren geschrumpft, aber wie bei den keimfreien Mäusen erholten sich die Därme dieser Mäuse mithilfe des Norovirus. Daraufhin führten Cadwell und seine Kollegen das gleiche Experiment durch, diesmal gaben sie den Mäusen aber kein Virus, sondern ersetzten mehrere Bakterien, die von den Antibiotika zerstört worden waren. Jedes Bakterium half zwar, einen bestimmten Aspekt der Darmgesundheit wiederherzustellen – aber insgesamt nicht so umfangreich, wie es das Virus bewerkstelligt hatte.

In einem letzten Experiment wurden die Mäuse mit pathogenen Bakterien und anschließend mit toxischen Chemikalien behandelt, um zu sehen, welche Wirkung das Virus haben würde. Das Team infizierte mit Antibiotika behandelte Mäuse mit *Citrobacter rodentium*, einem Bakterium, das Entzündungen, Gewichtsverlust, Durchfall und Schäden in der Darmwand hervorruft. Die Behandlung mit dem Virus reduzierte diese negativen Effekte, ohne dass es die Menge des *C. rodentium* im Darm veränderte. Dies wies darauf hin, dass die Besserung nicht einfach darauf zurückzuführen war, dass das Virus die Bakterien abtötete. Das Virus bot selbst in Anwesenheit der schädlichen Bakterien Schutz.

Die Forscher fanden zudem heraus, dass mit Antibiotika behandelte Mäuse eine erhöhte Anfälligkeit für chemische Darmverletzungen haben. Wenn diesen Mäusen die giftige Chemikalie Dextran-Natriumsulfat (*dextran sodium sulfate*, DSS) verabreicht wurde, half die anschließende Infizierung mit dem Norovirus, Darmschäden zu verhindern und ihre Überlebensrate zu erhöhen. Somit bewies dieses letzte Experiment, dass das Norovirus den Schutz sowohl vor infektiösen als auch vor nicht infektiösen Angriffen auf den Magen-Darm-Trakt erhöht.

Einer der Schlüsselfaktoren dafür, dass Viren dazu beitragen, die Darmgesundheit zu erhalten, ist ihre Fähigkeit, eine Immunantwort zu stimulieren, die das Signalmolekül Interferon involviert. Wenn sie vor einer Herausforderung stehen, setzen Zellen Interferon frei, senden anderen Zellen ein Signal und kurbeln eine Abwehrreaktion an, die sie vor Angriffen schützt.

Die Ergebnisse von Cadwells Forschung weisen darauf hin, dass die Anwesenheit eines einzigen Virustyps viele der Anomalien umkehren kann, die beim Fehlen normaler Darmbakterien oder gar des gesamten Mikrobioms auftreten. In einem gesunden Magen-Darm-Trakt finden sich normalerweise zahlreiche Virusspezies, die wahrscheinlich alle eine Rolle für eine gute Darmgesundheit spielen.

So wie eine Antibiotikatherapie einen Großteil der guten Bakterien im Darm dezimieren kann – was Magen-Darm-Probleme und das Wuchern von anderen Mikroben wie zum Beispiel Hefepilzen begünstigt –, kann auch die Einnahme antiviraler Medikamente das normale Darmmikrobiom stören, indem wichtige Viren unterdrückt werden. Unterdrückt man mit einem antiviralen Nasenspray die Replikation von Viren in den Nasengängen, kann das den Weg für eine bakterielle Infektion ebnen, die zu einer bakteriellen Lungenentzündung führen kann. Zudem reduzieren frei verkäufliche abschwellende Mittel, die die Schleimhäute austrocknen, die Abwehrkapazität der Schleimschicht, wodurch das Risiko sekundärer bakterieller Infektionen steigt. Abschwellende Mittel neigen außerdem dazu, die Speichelproduktion und den schützenden Schleim zu reduzieren, was zu einer übermäßigen Vermehrung von Mundbakterien führt, wodurch sich das Kariesrisiko stark erhöht.[28]

Ökosysteme im Gleichgewicht

Die Geschichte der Rotfeuerfische

Die Erde besteht aus Millionen von Ökosystemen – Gemeinschaften lebender Organismen, die in einem bestimmten Milieu gedeihen. Ökosysteme können sich über weite Flächen wie Graslandschaften, Wälder und Wüsten erstrecken oder so klein sein wie eine Flechte an einem Felsblock, die von einer Lebensgemeinschaft aus Algen, Pilzen, Bakterien und Insekten bewohnt wird. Die Organismen leben in einer wechselseitig nützlichen Beziehung zueinander, denn jeder liefert etwas, das die anderen brauchen.

Ein gutes Beispiel für ein Ökosystem sind Korallenriffe. Korallenriffe bestehen aus den Skeletten von Millionen wirbelloser Meerestiere und wurden im Laufe von Jahrtausenden von Generationen einzelner Korallen geschaffen. Korallen bilden das Fundament und den Lebensraum für Tausende von Meereslebewesen. Korallenriffe findet man in allen Weltmeeren, vom kalten Wasser an der Nordküste Nordamerikas und Europas bis zum warmen tropischen Wasser im Südpazifik. Die größten Korallenriffe befinden sich meist in warmem, klarem und seichtem Wasser, in dem reichlich Sonnenlicht die Algen nährt, von denen die Korallen und viele kleine Fische leben.

Etwa 25 Prozent aller bekannten Meeresbewohner sind auf Korallenriffe angewiesen, die ihnen Nahrung, Schutz und Brutplätze bieten. In Korallenriffen leben unzählige Meereslebewesen wie Algen, Seeanemonen, Seesterne, Würmer, Schnecken, Muscheln, Hummer, Seeschlangen, Meeresschildkröten, Zacken- und Wolfsbarsche, Haie sowie viele andere Lebewesen. Die Riffe sind der primäre Lebensraum für mehr als 4000 Fischarten, 700 Korallenarten und Tausende anderer Pflanzen und Tiere. Das Meeresleben ist derart reichhaltig und üppig, dass Korallenriffe häufig als »Regenwälder des Meeres« bezeichnet werden. Hier leben Raub- und Beutetiere in einem empfindlichen Gleichgewicht, das das Netzwerk des Lebens bildet und die gesamte Riffgemeinschaft aufrechterhält. Wenn die Population einer einzigen Spezies zu stark oder aber zu wenig wächst, kann dies alle anderen Bewohner tangieren und zu einer ökologischen Katastrophe führen.

Auch Umweltbedingungen können sich auf die Riffgemeinschaft auswirken. Wasserverschmutzung kann in Korallenriffen verheerende Schäden anrichten. Landwirtschaftliche Pestizide und Düngemittel, Öl und Benzin, Abwässer und Sedimente von erodierten Böden erschweren es den Korallen zu gedeihen und schaden deshalb den komplexen Beziehungen zwischen den Pflanzen, Korallen und anderen Tieren, die alle Teil des Riff-Ökosystems sind.

Das plötzliche Auftreten einer fremden Pflanzen- oder Tierart in einem Ökosystem kann die gesamte Gemeinschaft in die Katastrophe führen. In den frühen 1980er-Jahren waren einheimische Taucher vor der Küste Floridas überrascht, einen exotischen und wunderschönen Rotfeuerfisch zu sehen, der eigentlich im warmen Wasser des Südpazifiks und des Indischen Ozeans zu Hause ist. Diese ersten Sichtungen legten nahe, dass in den Gewässern vor der Ostküste der USA nun eine invasive Art lebte. Der erste handfeste Beweis, dass sich Rotfeuerfische im Atlantik befanden, war ein Exemplar, das 1985 ein Hummerfischer einfing. Rotfeuerfische sind beliebte Zierfische für Aquarien und gehören zu den zehn wertvollsten Meeresfischen, die zu diesem Zweck in die USA importiert werden. Die Genanalyse der Rotfeuerfische aus dem Atlantik wies darauf hin, dass sie aus Indonesien stammten – von dort wurden viele Rotfeuerfische in die USA eingeführt. Man glaubte, dass die Rotfeuerfische von Menschen im Atlantik ausgesetzt worden waren, weil sie sie nicht mehr als Aquariumfische haben wollten.

Im Laufe der nächsten Jahre wurden Rotfeuerfische vor den Küsten von Georgia, South Carolina, den Bermudas und sogar bis hoch nach Long Island im Bundesstaat New York gesichtet. Studien der National Oceanic and Atmospheric Administration (NOAA) ergaben, dass die Rotfeuerfisch-Populationen vor der Küste North Carolinas zwischen 2004 und 2008 von 21 Exemplaren pro Hektar auf 350 pro Hektar angestiegen sind – ein 17-facher Anstieg in nur 4 Jahren! Dieser Sprung der Anzahl und Ausbreitung in solch kurzer Zeit zusammen mit den Sichtungen von Jungtieren wies stark darauf hin, dass sich Rotfeuerfische im Atlantik sehr schnell vermehrten.

In freier Wildbahn werden Rotfeuerfische etwa 16 Jahre alt. Schon im ersten Lebensjahr erreichen sie ihre Fortpflanzungsreife, und sie sind sehr fruchtbar – ein einziges Weibchen kann mehr als 2 Millionen Eier pro Jahr legen. Die Fische haben giftige Stacheln, die sie vor Raubtieren schützen, sodass sie in dieser neuen Umgebung kaum natürliche Feinde haben. Rotfeuerfische sind gefräßige Raubtiere und ernähren sich von einer Vielzahl von kleinen Fischen, Krusten-

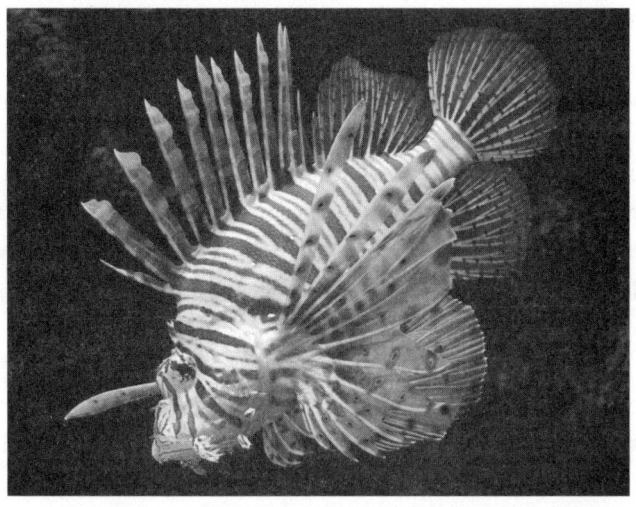

Der Rotfeuerfisch ist im Südpazifik und im Indischen Ozean heimisch,
nicht aber in der Karibik und an der Atlantikküste der USA

tieren und den Jungtieren größerer Fische, die für das Ökosystem der Korallenriffe wichtig sind. Sie können ihren Magen auf mehr als das 30-Fache ausdehnen, wenn sie ein großes Beutetier fressen – das erklärt ihre Fähigkeit, auch lange Fastenzeiten zu überstehen. Diese Eigenschaften machen sie in ihrem neuen Lebensraum im Atlantik sehr erfolgreich. Im Laufe weniger Jahrzehnte haben sie sich wie eine Plage im gesamten Atlantik verbreitet und in nahezu jedem erdenklichen Salzwassergebiet Fuß gefasst. Inzwischen sind sie in einigen Regionen vor der Südostküste der USA und der Karibik die zahlreichsten räuberischen Rifffische.

Mit der Einführung von Rotfeuerfischen in den Korallenriffen vor der nordamerikanischen Atlantikküste kam nicht nur einfach ein weiterer Fisch hinzu, sondern diese eine Art kann das empfindliche

Gleichgewicht ganzer Korallenökosysteme stören. Forscher haben berechnet, dass ein einziger Rotfeuerfisch die juvenile Fischpopulation innerhalb von 5 Wochen um bis zu 80 Prozent und in 8 Wochen um 94 Prozent reduzieren kann. In einigen Gebieten, in denen es früher von kommerziell wichtigen Zackenbarschen und Schnappern nur so wimmelte, sind heute keine mehr zu finden – nur noch Rotfeuerfische. Diese Reviere können nicht mehr als »Regenwälder des Meeres« bezeichnet werden, sondern vielmehr als »Wüsten«, in denen nur noch Rotfeuerfische leben.

Invasive Arten wie der Rotfeuerfisch bedrohen Ökosysteme, indem sie heimische Arten aus dem Feld schlagen, manchmal sogar ausrotten, die Funktionsweise des Ökosystems verändern und Lebensräume zerstören. Rotfeuerfische haben kaum natürliche Feinde, pflanzen sich rasant fort und fressen große Mengen heimischer Fische – all das kann zur Dezimierung der lokalen Fischpopulation führen. Wenn der Bestand heimischer Fische zurückgeht, fressen die Rotfeuerfische vermehrt Krustentiere, die ein Grundnahrungsmittel einiger heimischer Fischarten sind, wodurch auch deren Existenz bedroht wird. Der Rückgang zahlreicher kleiner und junger Fische in den Riffen führt dazu, dass Algen – die diesen kleinen Fischen als Nahrung dienen – das Ökosystem überbesiedeln. Folglich erreicht das Sonnenlicht andere Organismen nicht mehr, der Sauerstoffgehalt im Wasser sinkt und je nach Organismen werden Giftstoffe ins Wasser freigesetzt. All dies kann schädlich und sogar zerstörerisch für sämtliche Lebensformen sein und somit zum Zusammenbruch des Ökosystems führen.

In einem ausgewogenen Ökosystem gäbe es Raubtiere, die gegen die Giftstacheln der Rotfeuerfische immun sind oder ihre Eier fressen und so deren Anzahl in Schach halten. Aber solche Raubtiere sind im Atlantik selten. Deshalb sollte ein anderes Raubtier diese Aufgabe

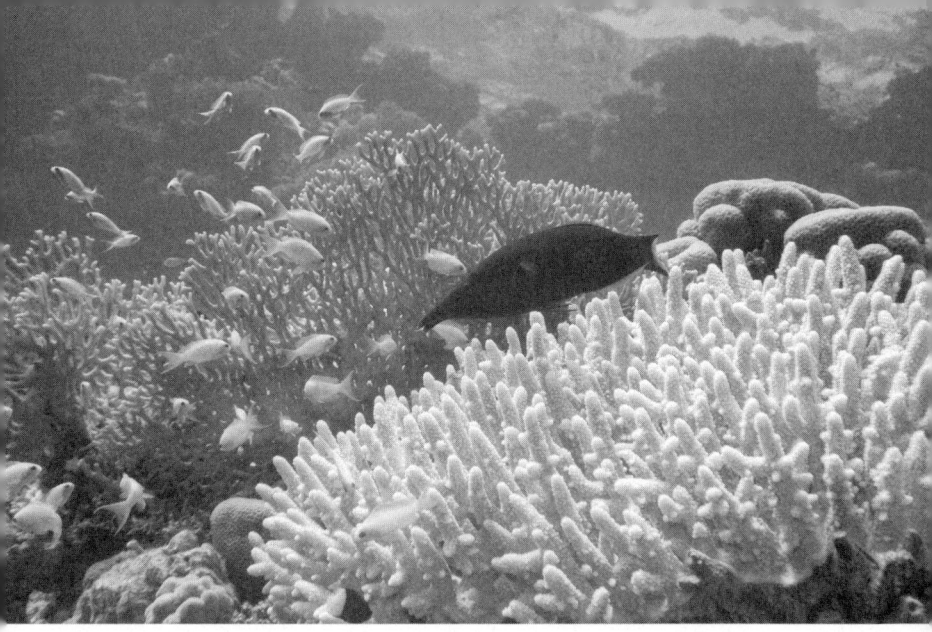

Korallenriff – Beispiel für ein intaktes Ökosystem

übernehmen: der Mensch. Inzwischen wird massiv für Rotfeuerfische geworben, und sie werden gefangen, um in Restaurants und auf Märkten verkauft zu werden. Bei Angelturnieren bekommen einheimische Fischer zudem hohe Geldprämien für große Fänge von Rotfeuerfischen. Diese Maßnahmen haben die Ausbreitung des Rotfeuerfisches verlangsamt und retten hoffentlich die Korallenriffe.

Wir alle sind ein Ökosystem

Wie die Erde besteht auch der menschliche Körper aus zahlreichen Ökosystemen, in denen sich unzählige lebende Mikroorganismen tummeln. Diese Gemeinschaften von Organismen leben überall in und auf unserem Körper, und jede Gemeinschaft ist mit unterschiedlichen Arten in verschiedenen prozentualen Anteilen bevölkert. Die

Mikroben, die auf Ihrer Haut leben, sind andere als jene, die Ihre Nase, Ihren Mund oder Ihren Darm bevölkern. Die Organismen, die in Ihrem oberen Darmtrakt wohnen, sind andere als jene, die im unteren Teil Ihres Darmtrakts leben. Zum größten Teil bestimmt die Umgebung – Temperatur, Feuchtigkeit, pH-Wert usw. –, wer in welchem Mikroökosystem lebt.

Gleich nach der Geburt werden unsere Haut, unser Mund, unsere Augen, unsere Nase, unsere Lunge und unser Darm mit unterschiedlichen Stämmen von Mikroorganismen besiedelt. Dieses kommensale Mikrobiom ist wesentlich für unsere Gesundheit und unser Wohlbefinden. Wir neigen dazu, diese Organismen in gute und schlechte einzuteilen, aber das ist eine grobe Vereinfachung. Sogenannte schlechte Bakterien, etwa *E. coli* und Salmonellen, sind essenziell für eine gute Gesundheit, das Gleiche gilt für Viren wie das Norovirus und Hefepilze wie Candida. All diese sogenannten schlechten Mikroben sind wichtige Bewohner eines gesunden Verdauungstrakts. Sie sind ein normaler und gesunder Teil unseres inneren Ökosystems. So wie ein gesundes Korallenriff Haie, Seeanemonen, Quallen und andere Kreaturen braucht, die beißen, stechen und vergiften können, braucht ein gesundes Darmökosystem Mikroben, die zunächst unerwünscht scheinen. Haie können beispielsweise gefährlich sein, sind aber nötig, um die Fischpopulation im Gleichgewicht zu halten.

Jeder Organismus, der sich außerhalb seiner natürlichen Umgebung befindet – wie die Rotfeuerfische im Atlantik –, kann zu einer Gefahr werden. In den Küstenriffen Indonesiens helfen Rotfeuerfische, das Ökosystem im Gleichgewicht zu halten, aber im Atlantik sind sie destruktiv. Ähnlich gelten *Lactobacillus*-Bakterien als nützliche Darmbakterien und werden sogar in probiotischen Nahrungsergänzungsmitteln verwendet, um eine gute Darmflora zu gewährleisten. Doch im Ökosystem des Mundes können die Laktobazillen schädlich werden.[29] Sie sondern Säuren ab, die den Zahnschmelz angreifen, und führen so zu Karies und Zahnverlust. Der Zusammenhang von Laktobazillen und Zahnkaries wurde vor über 100 Jahren festgestellt. Tatsächlich galten Laktobazillen sogar als Hauptursache für Karies, ehe in den 1950er-Jahren festgestellt wurde, dass *Streptococcus mutans* eine noch größere Gefahr darstellt.

Die Bakterien, die Mundhöhle, Verdauungstrakt und Haut normalerweise bevölkern, sind gut, wenn sie in ihrer natürlichen Umgebung bleiben, woanders könnten sie jedoch für Probleme sorgen. Gelangt irgendeines dieser Bakterien in den Blutkreislauf, wo es nicht hingehört, kann es Infektionen verursachen und sogar zum Tod führen. Mundbakterien, die in den Blutkreislauf gelangen, können erwiesenermaßen zu Herzversagen führen, und im Gehirn können sie Enzephalitis verursachen. Welche Mikroben wir als »gut« oder »schlecht« bezeichnen, ist also immer relativ. Sie können alle sowohl gut als auch schlecht sein.

Jeder Organismus, der ein Ökosystem überbevölkert, kann schlecht sein, unabhängig davon, wie gut er eigentlich wahrgenommen wird. Algen sind eine wichtige Nahrungsquelle für Korallen und kleine Rifffische, aber wuchern sie zu sehr, leidet das ganze Ökosystem. Genauso kann Sie jede mikrobielle Überbevölkerung in Ihrem Körper krank machen. *E. coli* kann in Ihrem Verdauungstrakt ohne Probleme leben – wenn es aber Lebensmittel kontaminiert und in der Lage ist, sich zügellos auszubreiten, kann es beim Verzehr zu einer Lebensmittelvergiftung und Krankheit führen.

Dasselbe gilt für potenziell pathogene Viren. Norovirus, Rotavirus, Influenzavirus, Coronavirus und andere Viren können in Nase und Mund gelangen, wo sie nicht hingehören, sich dort schnell vermehren und so eine Infektion auslösen. Es ist wie beim Rotfeuerfisch, der sich ungebremst im Atlantik vermehrt, wo er keine natürlichen Fressfeinde hat.

Haben Sie sich schon einmal infiziert, erinnert sich Ihr Immunsystem daran und produziert Antikörper, um das Virus zu bekämpfen. Folglich kommt es zu keinen Symptomen und zu keiner Krankheit. In unserer Analogie mit dem Korallenriff entsprechen die Fischer, die die Rotfeuerfische in der Absicht fangen, ihre Anzahl zu reduzieren, dem Immunsystem des Körpers, das den fremden Eindringling beseitigt, bis er keine Bedrohung mehr darstellt.

Mikroben bringen unserem Immunsystem bei, wie es sich verhalten soll

Eine der wichtigsten Aufgaben der Mikroben, die auf uns leben, ist es, die Immunfunktion zu trainieren und zu regulieren. Manche Viren können Krankheiten verursachen; ist die Infektion aber überstanden, wird der Körper in der Regel immun gegen diese bestimmten Organismen. Das Immunsystem wird nicht nur resistent gegen erneute Infektionen, sondern auch widerstandsfähiger, und es ist besser in der Lage, den Körper vor anderen, vielleicht noch virulenteren Mikroben zu schützen. Schon die Präsenz dieser Mikroben setzt das Immunsystem in Alarmbereitschaft, um jederzeit in Aktion zu treten und uns zu schützen.

Labortiere, die in keimfreier Umgebung zur Welt kommen und aufwachsen und kein Darmmikrobiom besitzen, entwickeln kein gesundes Immunsystem und leiden an zahlreichen Gesundheitsproblemen, darunter Blutzuckerschwankungen, Adipositas, Allergien, Autoimmunstörungen usw. Sie werden viel anfälliger für Infektionen, auch durch Mikroben, die normalerweise kaum eine Gefahr darstellen.

Das Gleiche gilt für Menschen. Wir wissen zum Beispiel, dass Kinder, die per Kaiserschnitt zur Welt gebracht werden, ein höheres Risiko für bestimmte Krankheiten haben – einige Studien belegen ein bis zu 20 Prozent höheres Risiko für Diabetes Typ 1, Asthma und ein erhöhtes Risiko für Adipositas im Vergleich zu vaginal geborenen Kindern. Dies liegt am verminderten Kontakt mit Bakterien während eines Kaiserschnitts, wodurch die Besiedelung durch Darmbakterien und das Training des Immunsystems verzögert wird. Es ist auch bekannt, dass eine exzessive Behandlung mit bestimmten Antibiotika in jungen Jahren das Allergie- und Asthmarisiko erhöht.

Der Kontakt mit Keimen und das Durchleben von Kinder- und saisonalen Krankheiten sind tatsächlich gut für uns. Die in den letzten Jahrzehnten stetig steigenden Fallzahlen von Allergien, Asthma und anderen Autoimmunstörungen bei Kindern werden mit unserer zunehmend überhygienischen Umgebung in Verbindung gebracht.[30] Heute sind Eltern effektiver als früher in der Lage, ihr Zuhause keimfrei zu machen und ihre Kinder von Mikroben fernzuhalten. Folglich haben Kinder nicht mehr so viel Kontakt mit Keimen wie frühere Generationen. Diese Beobachtungen haben in der Medizin zu der Hygienehypothese geführt, der zufolge die Exposition gegenüber Mikroorganismen in der Kindheit vor chronischen und infektiösen Krankheiten schützt, indem sie zur normalen und natürlichen Entwicklung des Immunsystems beiträgt.

Mikroben beginnen vom Moment der Geburt an, das Immunsystem zu trainieren. Wenn wir auf diese Welt kommen, sind wir sofort unzähligen unterschiedlichen Keimen ausgesetzt. An diesem Punkt ist unser Immunsystem noch unreif und nicht in der Lage, eine passende Abwehr aufzubauen. In den ersten Lebensmonaten wird unser unerfahrenes Immunsystem von Antikörpern und antimikrobiellen Fettsäuren aus der Muttermilch unterstützt. Der Kontakt mit Mikroorganismen in der Umwelt trainiert unser Immunsystem für die Zeit, wenn die mütterlichen Abwehrkräfte wegfallen. Diese Ausbildung ist unabdingbar für unsere spätere Gesundheit.

Unser Immunsystem ist wie ein Muskel – es muss regelmäßig trainiert werden, um stark zu sein. Kontakt mit krank machenden Mikroben sorgt für dieses Training. So gesehen können Keime Ihr Freund sein.

Das ganze Leben hindurch sind wir ständig Keimen ausgesetzt, die unserem Immunsystem beibringen, wie es reagieren soll. Einige Mikroben können beim ersten Kontakt mit ihnen eine Infektion verursachen; sobald wir sie aber überstanden und eine Immunität dagegen entwickelt haben, kann eine erneute Exposition nützlich sein. Hat man zum Beispiel durch das Norovirus eine Magen-Darm-Infektion bekommen, kann das Virus lebenslang bei uns bleiben. Wie Sie weiter oben in diesem Kapitel erfahren haben, ist das Norovirus ein wichtiger Bestandteil Ihres Darmmikrobioms, da es dazu beiträgt, die Gesundheit der Darmwand zu erhalten und eine gesunde Verdauung zu unterstützen.

So gut wie jedes Kind überall auf der Welt infiziert sich in den ersten Lebensjahren mit dem Norovirus. Das ist nötig, um ein gesundes Darmmikrobiom aufzubauen. Das Gleiche gilt für Rotaviren und vermutlich auch für Viren, die Kinderkrankheiten wie Masern, Mumps und Windpocken verursachen. All diese Viren trainieren das Immunsystem und tragen dazu bei, uns vor einer Vielzahl von Gesundheitsproblemen zu schützen.

Vielleicht halten Sie beispielsweise das Masernvirus für nichts anderes als einen Unruhestifter, ähnlich wie Influenza- oder Coronaviren, aber dieses Virus erfüllt auch einen nützlichen Zweck. Studien haben

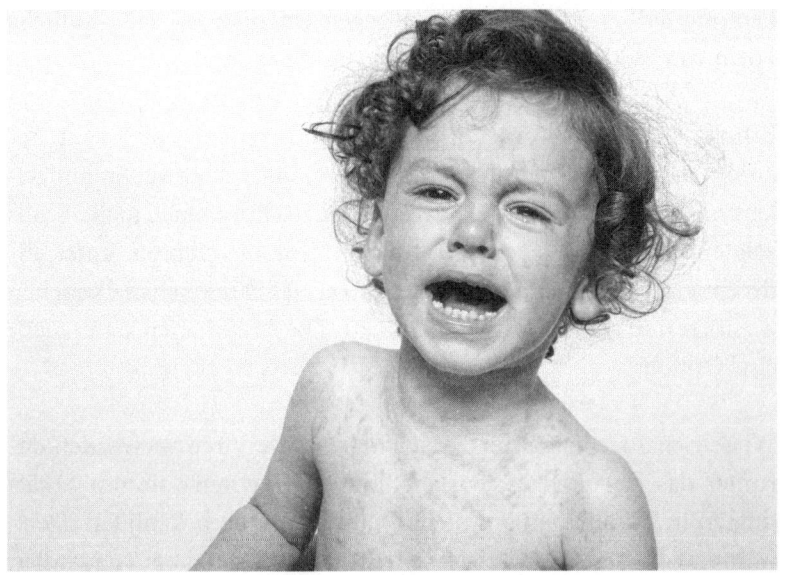

Das Masernvirus regt das Immunsystem an

gezeigt, dass Menschen, die in der Kindheit Masern hatten, später weniger wahrscheinlich Krebs bekommen.[31] Laut der American Cancer Society ist die Hauptursache von Krebs eine geschwächte Immunfunktion.[32] Ein Mensch mit einem starken Immunsystem hat ein geringes Krebsrisiko. Das Masernvirus regt das Immunsystem an, sodass es besser in der Lage ist, den Körper vor Krebs zu schützen. Dieser erhöhte Schutz bleibt das ganze Leben lang erhalten und reduziert das Risiko, irgendwann Krebs zu bekommen. Unglücklicherweise haben Masernimpfstoffe nicht denselben positiven Effekt.

2014 infundierten Ärzte von der Mayo Clinic im Rahmen einer klinischen Studie eine hohe Dosis lebender Masernviren in eine Krebspatientin. Die 49-jährige Patientin namens Stacy Erholtz kämpfte da bereits seit 9 Jahren gegen ein Myelom, eine tödliche Form von Blutkrebs, die das Knochenmark angreift.

Erholtz hatte jedes erdenkliche Chemotherapie-Medikament bekommen, das es gegen ihren Krebs gibt, und sich zwei Stammzellentransplantationen unterzogen, aber es reichte einfach nicht. Scans zeigten, dass überall in ihrem Körper Tumore wuchsen, unter anderem ein großer Tumor an ihrer Stirn, der ihren Schädelknochen zerstörte und gegen ihr Gehirn drückte. Die Ärzte hatten kaum mehr eine Option.

Wissenschaftler haben für Forschungszwecke Viren verwendet, darunter das Herpesvirus, Pocken- und Adenoviren (die mit Erkältungen in Zusammenhang stehen), um Krebs zu bekämpfen. Doch während die Tests bei Krebszellen, die im Labor und bei Tierstudien gezüchtet wurden, erstaunlich erfolgreich waren, wusste man zu diesem Zeitpunkt nicht, ob der Prozess auch in klinischen Versuchen mit Krebspatienten Erfolg haben würde. Die Virustherapie war Stacy Erholtz' letzte Hoffnung.

Da Erholtz als Kind keine Masern gehabt und deshalb keine Antikörper dagegen entwickelt hatte, war dies ihr erster Kontakt mit dem Virus. Die Ärzte verabreichten ihr eine 1-stündige intravenöse Masernvirus-Infusion. Nach ein paar Stunden stieg ihre Körpertemperatur auf 40,5 Grad Celsius an, was darauf hinwies, dass ihr Körper eine starke Abwehr gegen die Infektion aufbaute und bald Antikörper produzieren würde, die sowohl das Virus als auch den Krebs bekämpfen würden. In den nächsten Wochen schrumpfte der Tumor auf ihrer Stirn und verschwand schließlich ganz, und im Laufe der Zeit taten es ihm die anderen Tumore in ihrem Körper gleich. Die Ärzte berichteten, dass Stacy Erholtz' Krebs in Remission ging und sie vollständig von der Krankheit geheilt wurde.[33]

Bereits 1966 beobachteten Wissenschaftler, die Forschungen zu Eierstockkrebs anstellten, dass Frauen mit dieser Erkrankung in der Kindheit weniger wahrscheinlich Mumps gehabt hatten als Frauen ohne Krebs.[34] Eine frühere Mumpsinfektion schien einen gewissen Schutz gegen Eierstockkrebs darzustellen. Im Laufe der folgenden Jahre veröffentlichten verschiedene Forscher sechs weitere Studien, die einen Zusammenhang zwischen dem Schutz vor Eierstockkrebs und einer früheren Mumpserkrankung belegten.[35,36,37,38,39,40] Trotz dieser interessanten Beobachtung wurden die Mechanismen hinter diesem Zusammenhang nicht weiter verfolgt. Im Laufe der Zeit und mit der Einführung der Mumpsimpfung wurde die Verbindung von Mumps und Eierstockkrebs scheinbar irrelevant und bis Anfang der 1990er-Jahre weitgehend vergessen. Doch in der letzten Zeit erwachte das Interesse am Zusammenhang zwischen Infektionen und dem Schutz vor Krebs erneut. Forscher von der Harvard Medical School analysierten alle vorherigen Studien über die Verbindung von Mumps und Eierstockkrebs und berechneten, dass eine Mumpsinfektion das Eierstockkrebsrisiko um 19 Prozent verringerte.[41]

Andere Wissenschaftler beobachteten, dass Mumps nicht die einzige Virusinfektion ist, die Schutz vor Krebs bieten kann, und dass der Schutz nicht für Eierstockkrebs allein besteht. Eine Reihe von Studien haben gezeigt, dass alle gängigen, mit Fieber einhergehenden Kinderkrankheiten (Masern, Mumps, Röteln und Windpocken) und sogar Influenza später im Leben mit einem verringerten Risiko für verschiedene Krebsarten und Autoimmunerkrankungen (darunter Multiple Sklerose, Diabetes Typ 1, rheumatoide Arthritis und Lupus) verbunden sind.[42,43,44,45,46]

Viele gesunde Menschen ohne eine Vorgeschichte mit Krebs haben nachweislich Antikörper, die spezifisch für Krebsantigene sind – Marker auf Krebszellen, die eine Immunantwort auslösen, welche mit der Produktion von Antikörpern einhergeht. Dass zudem junge wie ältere gesunde Personen diese Krebsantikörper besitzen, weist darauf hin, dass andere Ereignisse als Krebs, die entweder früh im Leben oder auch später auftreten, zu dieser Immunität führen können.[47]

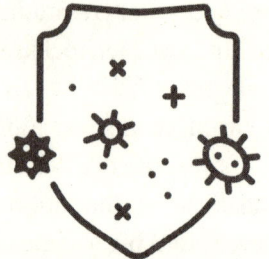

Fieberverursachende Virusinfektionen wie Mumps und Masern produzieren erwiesenermaßen diese krebstötenden Antikörper und liefern damit den Mechanismus, der erklärt, wie Virusinfektionen das Krebsrisiko mindern.[48]

Forscher von der University of Pittsburgh wollten an mit Influenza infizierten Mäusen die Hypothese testen, dass Virusinfektionen zur Produktion von krebsabtötenden Antikörpern führen könnten. Durch zwei aufeinanderfolgende Influenzaschübe (mit zwei verschiedenen Stämmen) wurde das Virus auf die Mäuse übertragen. Nachdem sie sich vollständig erholt hatten, bestätigten Blutuntersuchungen Krebsantikörper in den Testmäusen. Dann wurden ihnen subkutan Lungenkrebszellen injiziert.

Einer zweiten Gruppe von Kontrollmäusen, die nicht mit Influenza infiziert worden waren, wurden ebenfalls Krebszellen injiziert. Innerhalb von 8 Tagen waren Tumore nachzuweisen. Bei den mit Influenza infizierten Mäusen wuchsen die Tumore weniger schnell. Nach 18 Tagen waren die Tumore bei den Influenza-Mäusen im Durchschnitt 20,67 mm² groß, bei der Kontrollgruppe 51,63 mm². Die Tumore in den mit Influenza infizierten Mäusen waren also nur knapp halb so groß wie jene in der Kontrollgruppe – dies demonstrierte, dass frühere Influenzainfektionen das Risiko und die Schwere von Krebs reduzieren können.[49]

Ein paar Tage Grippe zu haben ist eine faszinierende Möglichkeit, um Krebs zu verhindern oder zumindest das Risiko dafür zu verringern. Eine Erkältung hat nicht denselben Effekt, weil die Viren, die Erkältungen verursachen, nicht unbedingt mit Fieber einhergehen. Sowohl Entzündungen als auch Fieber sind erforderlich, um die richtigen Antikörper zu bilden.

Studien haben nachgewiesen, dass frühere akute Infektionen das Risiko einer ganzen Reihe von Krebserkrankungen reduzieren, darunter Myelom, Melanom, Eierstockkrebs, Gliom, Leukämie, Non-Hodgkin-Lymphom und mehrfacher Krebs. Die Reduktion des allgemeinen Krebsrisikos verstärkt sich mit der Häufigkeit der Infektionen und mit der Höhe des Fiebers, das den größten Schutz bietet.[50, 51] Im Gegensatz zu akuten Infektionen können chronische Infektionen als Folge einer fehlgeschlagenen Immunantwort gesehen werden und sind mit einem erhöhten Krebsrisiko verbunden. Infektionen spielen eine Rolle bei der Krebsentstehung: Während chronische Infektionen häufig Krebs fördern, schützen akute Infektionen davor.

Keimen ausgesetzt zu sein und saisonale oder akute Infektionen zu bekommen, ist für Menschen wie für Tiere seit jeher die Norm. Es ist erforderlich, um eine gesunde Verdauungsfunktion zu entwickeln, das Immunsystem zu trainieren und zu stärken und das Risiko sowie die Schwere von ernsthafteren Infektionen, Immunstörungen und Krebs zu verringern. Aus diesen Gründen sollten wir Atemwegserkrankungen nicht als etwas betrachten, das wir um jeden Preis vermeiden müssen, und uns nicht genötigt fühlen, virenhemmende Medikamente zu schlucken und uns impfen zu lassen. Es gibt bessere Lösungen.

Virostatika und Impfstoffe

Virostatika

Antivirale Medikamente wie Tamiflu (Oseltamivir) und Relenza (Zanamivir) werden häufig als sichere und effektive Grippemittel bezeichnet, vergleichbar mit Antibiotika. Obwohl sie die Grippe nicht verhindern oder umkehren können, wenn sie sich erst einmal festgesetzt hat, wird behauptet, sie trügen dazu bei, die Symptome zu lindern, die Genesung zu beschleunigen und das Risiko ernsthafterer Komplikationen zu reduzieren. Häufig werden sie als erste Abwehrlinie gegen die Grippe angepriesen, insbesondere wenn keine Impfstoffe zur Verfügung stehen. Vieles von dem, was uns über diese Virostatika gesagt wird, stammt von den Herstellern, Werbeleuten und Händlern – die allesamt von der Einnahme profitieren. Abgesehen vom Werberummel: Wirken sie tatsächlich? Reduzieren sie wirklich das Risiko schwerer Komplikationen? Die Wahrheit ist: Jedes Mal, wenn Sie diese Medikamente einnehmen, setzen Sie sich einem Risiko aus, und der Nutzen kann die Gefahren nicht aufwiegen.

Anders als viele Antibiotika, die Bakterien abtöten können, töten Virostatika Viren keineswegs. Medikamente, die stark genug sind, um Viren zu töten, sind für gewöhnlich auch tödlich für Ihre Zellen. Virostatika sind vielmehr so gestaltet, dass sie den Replikationszyklus des Virus stören, ohne menschlichen Zellen zu schaden. Antivirale Grippemittel etwa beeinträchtigen Schlüsselenzyme, die es dem Influenzavirus erlauben, sich im Wirt zu vermehren. Neue Viren werden so daran gehindert, aus der Wirtszelle hinauszugelangen und benachbarte Zellen zu infizieren.

Da Viren von der Wirtszelle produzierte Enzyme verwenden, statt eigene herzustellen, ist die Suche nach einer Methode, die virale DNA-Synthese zu stören, eine Herausforderung. Deshalb gibt es nur ein paar wenige Virostatika. Die meisten davon werden genommen, um Infektionen mit HIV, Herpes, Hepatitis B und C sowie Influenza A und B zu behandeln. Gegen Erkältungen gibt es keine antiviralen Medikamente.

Die CDC empfehlen zur Behandlung der Grippe vier von der FDA zugelassene Virostatika:

→ **Tamiflu** (Oseltamivir-Phosphat)
→ **Relenza** (Zanamivir)
→ **Rapivab** (Peramivir)
→ **Xofluza** (Baloxavirmarboxil)

Die ersten drei (Tamiflu, Relenza und Rapivab) gehören zu einer Medikamentenklasse, die Neuraminidasehemmer genannt wird, und sind einander sehr ähnlich. Der wichtigste Unterschied ist die Art der Verabreichung. Tamiflu ist als Tablette oder Flüssigsuspension erhältlich und für die Frühbehandlung der Grippe bei Menschen ab 14 Tagen zugelassen. Relenza ist ein Pulver, das inhaliert wird, und ist für die Frühbehandlung der Grippe bei Menschen ab 7 Jahren zugelassen. Es wird mithilfe eines Inhalators verabreicht und ist für Personen mit Atemproblemen wie Asthma oder COPD nicht zu empfehlen. Rapivab wird durch medizinisches Personal intravenös verabreicht und ist für die Frühbehandlung von Grippe bei Menschen ab 2 Jahren zugelassen. Xofluza hingegen wirkt anders als die anderen Virostatika. Es wird als Tablette in einer Einmaldosis eingenommen und ist für die Frühbehandlung der Grippe bei Menschen ab 12 Jahren zugelassen. Für Schwangere, Stillende, ambulant behandelte Patienten mit komplizierten oder fortschreitenden Erkrankungen sowie Klinikpatienten ist es nicht zu empfehlen. Zu beachten ist, dass alle vier Medikamente in den ersten Tagen der Krankheit verabreicht werden müssen, danach haben sie keine Wirkung mehr.

Das vierte und neueste Virostatikum, Xofluza, ist erst seit relativ kurzer Zeit erhältlich und wurde noch nicht gegen einen großen Ausbruch getestet. Es hat jedoch dieselben Nachteile wie die anderen antiviralen Medikamente: Die Zulassung basierte auf ein paar wenigen, vom Hersteller beauftragten Studien, mit kaum einer Überprüfung durch Dritte. Diese Studien zeigten, dass Xofluza ungefähr so effektiv ist wie Tamiflu. Zu den bekannten Nebenwirkungen zählen Übelkeit, Durchfall, Kopfschmerzen, Atemnot, Muskelschmerzen, Müdigkeit, Fieber, Halsschmerzen, Husten und übermäßige Schleimbildung. Es scheint seltsam, dass Atemnot, Fieber, Halsweh, Husten und Schleimbildung – gängige Grippesymptome – Nebenwirkungen sind. Wenn das Medikament selbst grippeähnliche Symptome verursacht, wofür ist es dann gut? Wie die anderen Grippemittel muss es in den ersten 2 Tagen der Erkrankung eingenommen werden, ansonsten ist es wirkungslos.

Virostatika sind für niemanden mit Grippe zu empfehlen, weil die meisten sie gar nicht brauchen und ohne sie genauso schnell wieder gesund werden. Diese Medikamente werden hauptsächlich Personen verordnet, die ein erhöhtes Komplikationsrisiko haben: Senioren ab 65 Jahren und Menschen mit chronischen Erkrankungen. Aber um überhaupt einen positiven Effekt zu haben, müssen sie ganz am Anfang der Krankheit eingenommen werden.

Nur weil es Medikamente gibt, die von den Zulassungsbehörden genehmigt wurden, heißt das noch lange nicht, dass sie Heilmittel sind oder überhaupt einen Nutzen haben. Das Tamiflu-Fiasko ist dafür ein gutes Beispiel.

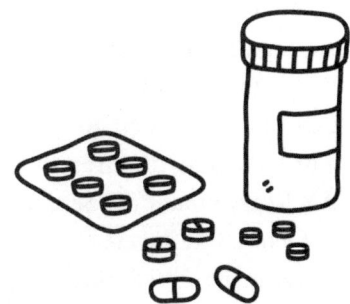

Tamiflu

Tamiflu ist das bekannteste und am massivsten beworbene Grippemedikament. Häufig wird es in der Grippesaison als Mittel der Wahl propagiert. Die FDA ließ es 1999 für die Behandlung von Influenza A zu. Wie bei den meisten Arzneimitteln basierte die Zulassung hauptsächlich auf Studien, die der Hersteller finanzierte – in diesem Fall Roche, ein internationales Pharmaunternehmen mit Sitz im schweizerischen Basel. Diesen Studien zufolge könnte Tamiflu das Risiko einer Infektion reduzieren und im Fall einer Infektion die Krankheitsdauer verkürzen, das Risiko, andere anzustecken, senken und das Risiko ernsthafter Komplikationen mindern. Die Studienergebnisse wiesen darauf hin, dass Tamiflu das effektivste erhältliche Virostatikum ist.

Das Medikament war seit fast 10 Jahren auf dem Markt, als 2009 die neuartige Schweinegrippe (H1N1) auftauchte und eine weltweite Pandemie zu verursachen drohte. Die Angst davor führte dazu, dass prominente Kontrollorgane wie die Weltgesundheitsorganisation, die Centers for Disease Control and Prevention und die Europäische Arzneimittel-Agentur empfahlen, sich durch den Kauf großer Mengen Tamiflu vorzubereiten. Roche setzte sich bei den Regierungsbehörden aggressiv dafür ein, dass das Medikament zur Behandlung und Vorbeugung eingekauft und gehortet wird, bevor die drohende Gesundheitskrise ausbricht. Das Pharmaunternehmen fachte die Angst weiter an, indem es den Behörden mitteilte, dass der Vorrat an Tamiflu begrenzt sei und nach dem Prinzip »Wer zuerst kommt, mahlt zuerst« ausgeliefert werde. Länder, die zu spät bestellten, würden zu wenig haben, wenn die Pandemie ausbreche. Regierungschefs würden dann von ihren Bürgern zur Rechenschaft gezogen werden. Als Reaktion auf die Sensationsgier der Medien, die Angst der Verbraucher und die eindringlichen Warnungen von Roche kauften die Regierungen tatsächlich riesige Mengen des Medikaments ein, um sich auf die anstehende Pandemie vorzubereiten.

Was die Aufsichtsbehörden und Regierungsvertreter auf der ganzen Welt nicht wussten, war, dass die Daten, die Roche vorgelegt hatte, unvollständig waren. Daten, die auf weniger als zufriedenstellende Ergebnisse oder gar auf mögliche unerwünschte Nebenwirkungen hindeuteten, wurden vom Unternehmen verschwiegen.

Aufgrund der anfangs begeisterten Berichte über Tamiflu setzte die WHO es auf ihre Liste der »unentbehrlichen Arzneimittel« zur Bekämpfung einer Grippe-Pandemie. Die USA gaben über 1,3 Milliarden Dollar für eine Reserve an Virostatika, darunter Tamiflu, aus, und die britische Regierung bezahlte fast 424 Millionen Pfund (circa 590 Millionen US-Dollar) für einen Vorrat von rund 40 Millionen Tamiflu-Dosen. Anfang 2009 hatten Berichten zufolge insgesamt 95 Regierungen für schätzungsweise 350 Millionen Menschen Tamiflu bestellt. Roche erwirtschaftete einen Umsatz von über 18 Milliarden US-Dollar, wovon mehr als die Hälfte auf die Pandemievorsorge zurückzuführen war. Die Behauptung des Unternehmens, das Medikament würde Krankenhausaufenthalte und ernsthafte Komplikationen, die mit der Grippe einhergingen, reduzieren, war ein Schlüsselfaktor für die Entscheidungen zur Vorratshaltung.[52]

Die Schweinegrippe schlug im Frühjahr 2009 zu und hielt bis zum folgenden Frühjahr an. Trotz der Vorräte an Tamiflu und weiterer Käufe das ganze Jahr über forderte die Pandemie 575 400 Todesopfer. Viele Mediziner und Regierungsvertreter waren erstaunt, wie wenig das Medikament der Pandemie Einhalt gebieten und das Leiden der Patienten lindern konnte. Den Studien und Roches überschwänglichen Berichten zufolge hätte es bei Weitem effektiver sein müssen. Außerdem wurden beunruhigende, in den anfänglichen Studien nicht erwähnte Nebenwirkungen offensichtlich, als Tausende von Patienten mit der Einnahme des Medikaments begannen. Häufige Nebenwirkungen von Tamiflu sind:

→ Übelkeit

→ Erbrechen

→ Durchfall

→ Schwindel

→ Kopfschmerzen

→ Nasenbluten

→ Augenrötung oder -schmerzen

→ Schlafprobleme (Schlaflosigkeit)

→ Husten oder andere Atemwegsprobleme

→ neurologische Störungen wie ungewöhnliches Verhalten, Verwirrtheit, Unruhe und Suizid

In den wissenschaftlichen und öffentlichen Debatten nach der Pandemie warfen Kritiker den Regierungen und öffentlichen Institutionen vor, sich von dem Pharmaunternehmen dazu verleitet haben zu lassen, ein nur begrenzt wirksames Medikament zu horten. Besonders heftig wurde die Kritik 2014 nach der Veröffentlichung einer Metaanalyse des Forschungsnetzwerks Cochrane, bei der alle verfügbaren klinischen Tamiflu-Studien untersucht wurden. Diese neue Analyse bewies, dass Tamiflu die Dauer von Grippesymptomen bestenfalls um einen halben Tag verkürzte, und das auch nur, wenn die Einnahme innerhalb von 48 Stunden nach Einsetzen der Symptome begann. Zudem gab es kaum Hinweise auf eine Reduzierung der Krankenhausaufenthalte und der Ansteckung. Aufgrund dieser Untersuchungsergebnisse stellten die Forscher den Grund für die Bevorratung des Medikaments infrage.[53]

Ende 2009 wollten Wissenschaftler die Sicherheit und Wirksamkeit von Tamiflu und Relenza, dem Grippemittel von GlaxoSmithKline (einem ähnlichen Virostatikum), ermitteln. Doch die Hersteller weigerten sich, den Wissenschaftlern vollen Zugang zu ihren klinischen Studiendaten zu gewähren, und behinderten so die Untersuchung.

Nach der Schweinegrippe-Pandemie starteten die Herausgeber des *British Medical Journal* (BMJ) eine 4 Jahre andauernde Kampagne, um Roche und GlaxoSmithKline zu zwingen, all ihre Forschungsdaten herauszugeben. Nach heftiger Kritik gaben die Unternehmen schließlich nach und gewährten dem Cochrane-Team den lange geforderten Zugang zu den Studien. Nachdem sie alle Belege gesichtet hatten, schlussfolgerten die Forscher, dass die Bevorratung von Tamiflu und Relenza reine Geldverschwendung war. »Es gibt keine glaubhafte Möglichkeit, wie diese Medikamente eine Pandemie verhindern könnten«, sagte Carl Heneghan, einer der Leiter dieser Überprüfung und Professor für evidenzbasierte Medizin an der britischen Oxford-Universität.

Die wichtigsten Ergebnisse der Überprüfung bestanden darin, dass die Medikamente kaum bis gar keine positive Wirkung hatten, dafür aber signifikante Nebenwirkungen, die zuvor nicht bekannt oder übersehen worden waren.

»Bedenken Sie, dass die Idee eines Medikaments darin besteht, dass sein Nutzen den Schaden übertreffen sollte«, sagte Heneghan. »Wenn man also keinerlei Nutzen finden kann, betont das den Schaden.«[54] Wie das Team darüber hinaus feststellte, führte Tamiflu dazu, dass einige Menschen nicht mehr selbstständig ausreichend Antikörper produzierten, um eine Grippeinfektion zu bekämpfen.

Investigative Journalisten gossen weiter Öl ins Feuer, als sie herausfanden, dass wichtige WHO-Richtlinien für Pandemien von Experten verfasst wurden, die von Roche für andere Arbeiten bezahlt worden waren, und dass die WHO die Interessenkonflikte nicht offengelegt hatte.[55]

Basierend auf ihren Ergebnissen sagten die Forscher, dass die Empfehlungen für den Einsatz von Tamiflu und Relenza zur Vorbeugung oder Behandlung von Grippe überarbeitet werden sollten. »Die Zulassung und Anwendung von Medikamenten kann nicht länger auf gefälschten oder fehlenden Informationen gründen. Wir riskieren zu viel hinsichtlich der Gesundheit unserer Bevölkerung und der Wirtschaft«, gaben die Forscher zu bedenken. »Wir bitten die Menschen, nicht allein auf veröffentlichte Studien oder auf Kommentare von Entscheidungsträgern im Gesundheitswesen zu vertrauen, die durch Interessenkonflikte zwiegespalten sind, sondern sich die Informationen selbst anzusehen«, fügten sie hinzu.

Regierungen gaben Milliarden aus, um minimal wirksame Medikamente zu horten, die Roche und GlaxoSmithKline reich machten, aber kaum etwas zur öffentlichen Gesundheit beigetragen haben. Die Forschung legt nahe, dass alle drei Neuraminidasehemmer (Tamiflu, Relenza und Rapivab) – die beste antivirale Verteidigung, die wir gegen die Grippe haben – von geringem Nutzen sind, vor allem für Klinikpatienten, und eine lange Liste von Nebenwirkungen haben.[56] Trotz ihrer Unwirksamkeit werden diese Medikamente nach wie vor eingesetzt und von Ärzten verordnet, um die Grippe zu behandeln. Viele Menschen kennen diese Medikamente aufgrund des großen Marketing-Hypes, der während der Schweinegrippe-Pandemie um sie gemacht wurde. Der geringen Wirkung der Medikamente sind sie sich jedoch nicht bewusst. Noch immer bitten ahnungslose Patienten ihren Arzt, sie ihnen zu verschreiben, und dieser kommt dem gerne nach – in der Hoffnung, dass sie irgendeinen Nutzen bringen, selbst wenn dieser rein psychologischer Natur ist.

Ärzte empfehlen Tamiflu und ähnliche Arzneimittel oftmals Patienten mit einem hohen Risiko, vor allem weil keine anderen Medikamente zur Verfügung stehen. Gibt man einem Patienten etwas, hilft das zumindest, seine Ängste zu lindern, doch kann dies das Risiko unerwünschter Nebenwirkungen erhöhen.

Remdesivir

Während der Covid-19-Pandemie begannen Pharmaunternehmen, Virostatika gegen das Coronavirus zu entwickeln. Remdesivir von Gilead Sciences war das erste dieser Medikamente, das von der FDA zugelassen und am meisten propagiert wurde. Anfangs wurde es als »Game Changer« promotet. Es war das Zaubermedikament, das uns alle vor dem gefürchteten Coronavirus retten sollte.

Ursprünglich war es nicht zur Behandlung des Coronavirus gedacht, sondern war entwickelt worden, um andere Viren zu bekämpfen, insbesondere Ebola. Doch es hatte sich als wirkungslos erwiesen, und bis 2020 war es für keinerlei Erkrankung zugelassen. Zu Beginn der Covid-19-Pandemie begannen Pharmaunternehmen, in ihrem bereits existierenden Inventar nachzusehen, ob irgendetwas, das sie bereits im Schrank hatten, möglicherweise hilfreich gegen das Coronavirus sein könnte. Remdesivir von Gilead, das seit seiner enttäuschenden Leistung gegen andere Viren irgendwie in der Luft hing, wurde umgehend als möglicher Kandidat wieder hervorgeholt.

Die erste Studie, die die Wirksamkeit von Remdesivir gegen Covid-19 untersuchte, wurde im April 2020 veröffentlicht. Die randomisierte, placebokontrollierte Doppelblindstudie mit 237 Klinikpatienten fand keinen statistisch relevanten Unterschied zwischen Remdesivir und einem Placebo.[57] Das war ein harter Schlag für Gilead, aber zwei weitere Studien waren bereits in Arbeit.

In einer zweiten Studie wurden bei 36 von 53 Klinikpatienten (68 Prozent), die Remdisivir bekamen, klinische Verbesserungen festgestellt.[58] In dieser Studie wurde jedoch keine Kontrollgruppe zum Vergleich herangezogen. Einfach ein Medikament einzunehmen, kann einen Placeboeffekt erzeugen, bei dem es den Patienten besser geht, obwohl das Medikament eigentlich keine Wirkung hat. Die Ergebnisse waren zwar vielversprechend, aber nicht schlüssig.

In der dritten Studie wurde nachgewiesen, dass Remdesivir die Genesungszeit bei Krankenhauspatienten mit Covid-19 zwar verkürzt, auf das Sterberisiko jedoch im Grunde keinen Einfluss hat.[59] Diese Studie wurde von Wissenschaftlern des National Institute of Allergy and Infectious Diseases geleitet, dessen Direktor Anthony Fauci ist. Als die Studie veröffentlicht wurde, propagierte Fauci Remdesivir enthusiastisch als potenziellen »Game Changer« und erklärte, dass das Medikament zum »Behandlungsstandard« bei Covid-19 werden könnte.

Die Redakteure des *British Medical Journal* hinterfragten die finanziellen Verbindungen und die Voreingenommenheit bei der dritten Studie. 12 Prozent der Probanden, die Remdesivir einnahmen, beendeten aufgrund von Nebenwirkungen vorzeitig die Behandlung. Die Studie wurde abgebrochen, ehe die Rekrutierungsziele erreicht wurden, sodass die Ergebnisse nicht beweiskräftig waren, die Möglichkeit eines Nutzens war allerdings nicht ausschlossen. Das BMJ beschrieb die Studienresultate als »glanzlos«.[60] Einer der beteiligten Forscher war ein Gilead-Mitarbeiter, und sechs andere Autoren hatten finanzielle Verbindungen zu dem Unternehmen. Zudem waren Gilead-Vertreter an der Protokollentwicklung und an wöchentlich stattfindenden Teamdiskussionen beteiligt – dieser Grad der Einschaltung legte die Vermutung nahe, dass jene Medikamentenstudie nicht als vom Hersteller unabhängig gelten konnte und deshalb höchstwahrscheinlich beeinflusst war. Mitten im Versuchsverfahren wurde das ursprüngliche Ergebnis verändert – von der Anzahl der Todesfälle bis hin zur Anzahl der Personen, die sich besser fühlten –, offenbar, weil die Resultate nicht vorteilhaft waren. Außerdem wurde den Probanden erlaubt, vom Placebo zu Remdesivir zu wechseln, was für einige Teilnehmer ein vorzeitiges Ende der Tarnung bedeutete, wodurch das Ergebnis beeinflusst wurde. Folglich konnte die Studie nicht als Doppelblindstudie gelten und war verzerrt. Trotz dieses Schwindels und unter Ignorierung der jämmerlichen Resultate der ersten Studie, die tatsächlich doppelblind und randomisiert durchgeführt wurde, ließ die FDA das Medikament für die Behandlung von Covid-19 zu. Remdesivir wurde also auf Basis zweier nicht beweiskräftiger Studien zugelassen, weil es eine Pandemie gab und man etwas brauchte, um sie zu bekämpfen – ungeachtet seines fraglichen Nutzens.

Interessanterweise kam es bald nach den ersten Anwendungen von Remdesivir gegen Covid-19 zu ernsthaften Problemen: Ärzte berichteten über viele Fälle von Leberschäden.[61] Eine Fallstudie, die kurz nach Zulassung des Medikaments veröffentlicht wurde, fand heraus, dass vier von fünf Covid-19-Patienten es wegen Leber- und Nierenschäden absetzen mussten. Zwei der Patienten erlitten ein Nierenversagen – eine lebensbedrohliche Erkrankung.[62] Für diese Patienten war das Medikament kein Wunder, sondern ein Monster. Dies ist eines der Probleme der übereilten Zulassung eines Medikaments für die Behandlung einer gesundheitlichen Krise: Schwere Nebenwirkungen werden nicht immer gleich erkannt. Die schnelle Zulassung von Remdesivir, die auf fragwürdigen Beweisen hinsichtlich seiner Wirksamkeit und auf dem völligen Fehlen von Untersuchungen zu seiner Sicherheit beruhte, ermöglichte die weltweite Verbreitung eines Medikaments von fraglichem Wert, mit dem Potenzial, großen Schaden anzurichten.

Die Medikamente und Impfstoffe, die gänzlich ohne normalerweise nötige Sicherheitstests entwickelt werden, können zahllose Schäden und Todesfälle verursachen, aber die Pharmakonzerne werden nicht belangt. Sie werden für die Schäden, die ihre Produkte verursachen, nicht zur Rechenschaft gezogen. Laut dem Pandemic and All Hazards Preparedness Act, der im Dezember 2006 vom US-Kongress verabschiedet wurde, sind Pharmaunternehmen von jeglicher ziviler Haftung für Verletzungen und Todesfälle durch ihre Vakzine und Medikamente, die sie als Reaktion auf einen erklärten öffentlichen Gesundheitsnotstand herstellen, entbunden. Jedes Medikament, das als Reaktion auf die Covid-19-Pandemie entwickelt wurde, fällt in diese Kategorie. Egal, welche Schäden diese Medikamente anrichten – die Menschen können von den Herstellern keine Entschädigung erwarten. Wir nehmen diese Arzneimittel auf unser eigenes Risiko ein. Deshalb ist es immer klug, sich über die Nebenwirkungen und die Wirksamkeit eines Medikaments zu erkundigen, ehe man es schluckt. Glauben Sie nicht einfach Ihrem Arzt, der Ihnen sagt, das Medikament sei unbedenklich. Denn wenn Sie schwere Nebenwirkungen erleiden, erhalten Sie weder von Ihrem Arzt noch vom Arzneimittelhersteller eine Entschädigung.

Risiken-Nutzen-Abwägung

Antivirale Medikamente bekommt man nur gegen Rezept, Sie können sie also nicht einfach in der Apotheke kaufen. Studien haben wiederholt gezeigt, dass die Medikamente nur dann wirksam sind, wenn sie in den ersten 2 Tagen nach Auftreten der Symptome eingenommen werden. Wenn Sie schon eine grippeähnliche Krankheit haben und die Symptome bereits so weit fortgeschritten sind, dass Sie glauben, eine Arznei zu benötigen, und Sie einen Termin beim Arzt vereinbaren, ist es bereits zu spät für diese Medikamente. Werden Ihre Symptome so schwer, dass Sie ins Krankenhaus müssen, ist die Erkrankung zu weit fortgeschritten, als dass die Medikamente noch irgendeine Wirkung hätten. Die Ärzte geben sie Ihnen vielleicht trotzdem, das wird aber nichts helfen.

Wenn Sie zu den Hochrisikopersonen gehören, können Sie es wagen und sich in der Grippesaison vorsichtshalber ein Rezept ausstellen lassen, in der Hoffnung, die Infektion damit zu verhindern. Aber das gleicht einem Glücksspiel. Sie wissen nicht, ob Sie tatsächlich krank werden. Studien haben ergeben, dass es keine Beweise dafür gibt, dass diese Medikamente vor schwerwiegenderen Komplikationen schützen. Ein weiterer Nachteil der vorbeugenden Einnahme dieser Medikamente sind die unangenehmen Nebenwirkungen, die genauso schlimm sein können wie die Krankheit selbst. Lassen Sie es besser bleiben. Sie werden so oder so krank sein.

Fazit: Wenn Sie zu den Hochrisikopersonen zählen und bei den ersten Anzeichen der Grippe antivirale Medikamente zur Verfügung haben, können diese die Dauer der Infektion um etwa einen halben Tag verkürzen. Aber sie werden die Symptome kaum lindern und das Risiko für ernsthafte Komplikationen kaum verringern. Sehr wahrscheinlich bekommen Sie jedoch Nebenwirkungen – Erbrechen, Durchfall, Kopfschmerzen usw. –, die die Krankheit noch unangenehmer machen, und eventuell erleiden Sie noch größere Schäden wie beispielsweise Nierenversagen.

Frei verkäufliche Medikamente

Es gibt zahlreiche rezeptfreie Medikamente gegen Erkältungs- und Grippesymptome. Sie verhindern weder eine Atemwegserkrankung, noch verkürzen sie deren Dauer oder verhindern damit einhergehende Komplikationen. Dafür sind sie nicht entwickelt. Ihr einziger Zweck ist es, die Symptome zu lindern.

Viele dieser Medikamente haben kaum oder gar keinen Nutzen. Die meisten Hustensäfte etwa haben sich sowohl bei Kindern als auch bei Erwachsenen als wirkungslos erwiesen.[63,64] Abschwellende Mittel können Ihre Nase stärker verstopfen, wenn Sie sie absetzen, und sie können auch zu sekundären bakteriellen Infektionen führen. Und einige Schmerzmittel können richtig gefährlich sein.

Symptome sind die Methode des Körpers, Infektionen zu bekämpfen. Die meisten Viren sind empfindlich gegen Hitze, und Fieber hilft, ihre Replikationsfähigkeit zu reduzieren. Eine erhöhte Temperatur signalisiert auch dem Immunsystem, seine Verteidigungsstrategien zu mobilisieren, um den Eindringling abzuwehren. Husten, Niesen und eine laufende Nase tragen dazu bei, Mikroorganismen und abgestorbene weiße Blutkörperchen aus den Atemwegen und dem Hals zu befördern und so die virale Last im Körper zu mindern. Die meisten Erkältungs- und Grippemittel sind darauf ausgerichtet, Fieber, Husten, Niesen und Nasenausfluss zu reduzieren. Dadurch mindern sie jedoch die Fähigkeit des Körpers, sich selbst zu heilen, und verlängern die Erkrankung.

Abschwellende Mittel gehören zu den gängigsten Medikamenten zur Behandlung von Erkältung und Grippe. Ihr Zweck ist es, Nasennebenhöhlenverstopfungen zu lindern. Die meisten sind in Tabletten- oder Flüssigform erhältlich, es gibt aber auch Nasensprays und -tropfen. Diese Produkte sollten jedoch nicht länger als 3 Tage angewandt werden. Ihr Körper könnte davon abhängig werden, und wenn Sie sie absetzen, kann sich Ihre Nase noch verstopfter anfühlen. Dies wird als »Rebound-Effekt« bezeichnet.

Abschwellende Mittel wirken, indem sie die Blutgefäße in den Nebenhöhlen und im Hals verengen, wodurch sich die Schleimbildung reduziert. Das erleichtert zwar die Atmung, es reduziert aber auch die Anzahl der Bakteriophagen, die Ihre Schleimhäute schützen. Die Wirkung dieser Medikamente ist nicht auf die Nase beschränkt, sondern kann auch die Bronchien, die Lunge, die Speiseröhre und den Darm betreffen und die Schleimbildung in all diesen Regionen mindern, was zu bakterieller Wucherung führen kann. Diese erhöht das Risiko einer bakteriellen Lungenentzündung. Viele Fälle von Lungenentzündung, die Grippe- und anderen Atemwegsviren zugeschrieben werden, lassen sich zum Teil auf die Anwendung abschwellender Mittel zurückführen.

Wie jedes Medikament können auch abschwellende Mittel Nebenwirkungen nach sich ziehen, zum Beispiel Nervosität, Schwindel und Schlafprobleme. Sie verursachen eine Verengung der Blutgefäße im ganzen Körper, können zu Herzklopfen (schnelle Herzfrequenz) führen, den Blutdruck erhöhen und Wechselwirkungen mit Blutdruckmedikamenten haben. Nehmen Sie keine abschwellenden Mittel, wenn Sie unter Bluthochdruck leiden. Sie könnten Ihren Blutdruck erhöhen, selbst wenn er kontrolliert oder nahezu normal ist. Wenn Sie Herz- oder Kreislaufprobleme haben, kann die Anwendung abschwellender Mittel sogar tödlich sein. Dies ist einer der Gründe, warum Menschen mit Herz-Kreislauf-Erkrankungen eher an Influenza sterben als Menschen mit anderen chronischen Krankheiten. Nicht die Influenza tötet sie, sondern die Medikamente, die sie dagegen einnehmen.

Wenn Sie eines der folgenden Gesundheitsprobleme haben, sollten Sie vor der Anwendung abschwellender Mittel mit Ihrem Arzt sprechen:

→ Bluthochdruck
→ Herzerkrankungen
→ Diabetes
→ Glaukom
→ Prostatavergrößerung
→ Schilddrüsenprobleme
→ Nierenerkrankungen
→ Lebererkrankungen

Verabreichen Sie Kindern unter 6 Jahren keine abschwellenden Mittel. Es gibt andere Möglichkeiten, ihre Symptome zu behandeln:

→ Bei sehr kleinen Kindern entfernen Sie den Schleim mithilfe einer Kolbenspritze aus der Nase.

→ Verwenden Sie Mineralsalz- oder Meerwassersprays oder -tropfen zum Lösen des Schleims.

→ Stellen Sie einen Luftbefeuchter, der kühlen Nebel ausstößt, ins Kinderzimmer. Die Feuchtigkeit sorgt dafür, dass sich Nase und Hals nicht so trocken anfühlen.

Abschwellende Mittel können Wechselwirkungen mit vielen anderen Medikamenten haben. Wenn Sie eines der unten aufgeführten Medikamente einnehmen, fragen Sie vor der Anwendung von abschwellenden Mitteln Ihren Arzt:

→ Diätpillen
→ Asthmamedikamente
→ Medikamente gegen Bluthochdruck

Der aktive Inhaltsstoff der meisten abschwellenden Mittel ist entweder Phenylephrin oder Pseudoephedrin.

Abschwellende Mittel werden häufig mit Schmerz- und Fiebersenkern, Hustenstillern und Schleimlösern kombiniert. Es ist wichtig, die einzelnen Wirkstoffe in Kombinationspräparaten zu kennen, da sie Wechselwirkungen mit anderen Medikamenten haben können. Wenn Sie sich entscheiden, ein Erkältungs- oder Grippemittel zu verwenden, ist es am sichersten, keine Kombipräparate zu verwenden, die viele Symptome gleichzeitig behandeln. Dadurch vermeiden Sie, zu viel von einem Wirkstoff einzunehmen.

Viele dieser Produkte enthalten Paracetamol, den Wirkstoff in Tylenol. Paracetamol ist das gängigste schmerzreduzierende und fiebersenkende Medikament und in mehr als 600 frei verkäuflichen und rezeptpflichtigen Arzneimitteln enthalten. Menschen, die zwei oder mehr Husten- und Erkältungs-Kombinationspräparate einnehmen, könnten unbeabsichtigt mehr Paracetamol zu sich nehmen und sich so dem Risiko paracetamolinduzierter Leberschäden aussetzen.

Paracetamol wird hauptsächlich in der Leber verarbeitet. Die Leber baut die meisten Chemikalien einer normalen Dosis ab und scheidet sie über den Urin aus. Eine kleine Portion des Wirkstoffes wird jedoch in ein Abfallprodukt umgebaut, das für Leberzellen toxisch ist. Wird zu viel Paracetamol auf einmal oder über mehrere Tage konsumiert, kann sich dieses toxische Abfallprodukt ansammeln und die Leber schädigen.

Darüber hinaus gibt es Hinweise darauf, dass Menschen, die aufgrund von Erbrechen oder Diarrhö, lang anhaltendem Fieber oder bereits vorliegenden Leberproblemen dehydriert sind, ein erhöhtes Risiko für Leberschäden haben, wenn sie die ansonsten als sicher geltenden Dosen von Paracetamol einnehmen. Die daraus resultierenden Symptome – rechtsseitige Bauchschmerzen, Übelkeit, Erbrechen und allgemeines Unwohlsein – können als Fortschreiten der Krankheit fehlinterpretiert werden, statt sie als Warnzeichen der Leber zu verstehen. Es dauerte viele Jahre, und viele Menschen erlitten Leberschäden, bis dieses Problem richtig erkannt wurde.

Wenn Sie Erkältungs- und Grippemittel einnehmen, lesen Sie die Packungsanweisung. Nehmen Sie nicht mehr als ein Medikament mit dem Inhaltsstoff Paracetamol ein. Die Tagesdosis Paracetamol sollte höchstens 4 Gramm betragen. Menschen mit Leberschäden oder -problemen sollten nicht mehr als 2 Gramm täglich konsumieren.

Zu den anderen Schmerz- und Fiebermitteln namens nichtsteroidale Antiphlogistika (*nonsteroidal anti-inflammatory drugs,* NSAIDs) gehören Ibuprofen, Naproxen, Celecoxib, Meloxicam und Aspirin. Diese Medikamente können zwar Schmerzen und Fieber lindern, doch Studien haben gezeigt, dass sie die Antikörperproduktion hemmen, wodurch sich eine Virusinfektion verschlimmern kann.[65] Antikörper sind ein wichtiger Schutz gegen Virusinfektionen und prägen das Virus ins Gedächtnis der Immunzellen ein, sodass der Körper eine Immunität gegen dieses bestimmte Virus entwickelt, wenn er ihm später ausgesetzt ist. Zudem hemmen Ibuprofen und Aspirin wie auch Paracetamol die Virusausscheidung und mindern die Interferonproduktion, wenn sie bei Atemwegsinfektionen eingenommen werden.[66,67] Es ist geradezu ironisch, dass Menschen diese Art von Medikamenten für gewöhnlich einnehmen, um die Beschwerden einer Atemwegsinfektion zu lindern, dadurch aber die Infektion und die Beschwerden verlängern.

NSAIDs gehören zu den weltweit am häufigsten verwendeten Medikamenten. Sie sind in Apotheken frei verkäuflich, wodurch leicht der Eindruck entstehen könnte, dass sie vollkommen unbedenklich seien. Folglich werden sie in der Regel ohne ärztliche Kontrolle eingenommen, und häufig auch, ohne zuvor die Anweisungen in der Packungsbeilage zu lesen und zu befolgen.

Ein weiteres Problem hinsichtlich NSAIDs ist, dass viele Menschen viel zu viel davon einnehmen und damit ihr Risiko ernsthafter Nebenwirkungen – Magen-Darm-Blutungen, Bluthochdruck, Nierenschäden, Herzinfarkt und Schlaganfall – erhöhen. Laut einer in der Zeitschrift *Pharmacoepidemiology and Drug Safety* veröffentlichten Studie übersteigt bei etwa 15 Prozent aller Erwachsenen, die Ibuprofen und andere NSAIDs einnehmen, der Konsum die maximal empfohlene Tagesdosis.[68]

Für die Studie füllten 1326 Probanden, die in den Monaten zuvor Ibuprofen eingenommen hatten, eine Woche lang täglich ein Onlineformular aus. Insgesamt nahmen 55 Prozent der Teilnehmer mindestens dreimal die Woche und 16 Prozent sogar täglich Ibuprofen ein. Neben Ibuprofen nahmen 37 Prozent der Studienteilnehmer mindestens ein weiteres NSAID ein, meist Aspirin oder Naproxen. Weniger als die Hälfte von ihnen war sich überhaupt bewusst, dass all diese Produkte NSAIDs waren. Auch hier sind einige der Todesfälle, die grippeähnlichen Virusinfektionen zugeschrieben werden, zweifellos auf die Medikamente zurückzuführen, die zur Behandlung dieser Infektion eingenommen werden.

Es gibt noch einen Grund, NSAIDs und andere fiebersenkende Mittel zu meiden. Fieber an sich ist nichts Schlechtes, das um jeden Preis bekämpft werden muss. Es gehört zur natürlichen Immunantwort des Körpers und erlaubt es den weißen Blutkörperchen, virusinfizierte Zellen effizienter zu identifizieren und zu töten. Atemwegsviren sind generell sehr hitzeempfindlich, und eine Körpertemperatur nur ein paar Grad über dem Normalwert reicht aus, um sie zu deaktivieren oder abzutöten. Nimmt man nun Medikamente ein, um Fieber zu senken, hemmt das die körpereigene Immunantwort und verlangsamt die Genesung. Dies demonstrierte eine in einem Krankenhaus in Miami, Florida, durchgeführte Studie.[69]

Die Probanden wurden aus schwer kranken Patienten ausgewählt, die über einen Zeitraum von 9 Monaten auf der Trauma-Intensivstation der Klinik aufgenommen wurden. Die Patienten wurden zufällig einer von zwei Gruppen zugeteilt (randomisiert). Eine Gruppe bekam Paracetamol und, falls nötig, eine Kühldecke, um die Körpertemperatur unter 38,5 Grad Celsius zu halten. Die andere Gruppe erhielt keine fiebersenkende Behandlung, solange ihre Temperatur nicht auf über 40 Grad anstieg. 82 Patienten nahmen an der Studie teil; 44 erhielten die fiebersenkende Therapie, 38 nicht. In der behandelten Gruppe starben sieben Probanden, in der nicht behandelten Gruppe nur einer. Aufgrund des drastischen Unterschieds zwischen den beiden Gruppen wurde die Studie vorzeitig beendet, und die fiebersenkende Therapie wurde bei allen schwer kranken Patienten gestoppt – mit Ausnahme bei jenen mit außergewöhnlich hoher Körpertemperatur.

Aspirin sollte bei einer Virusinfektion niemals eingenommen werden, weil das Risiko besteht, das Reye-Syndrom zu entwickeln. Diese Erkrankung betrifft alle Körperorgane, ist aber für das Gehirn und die Leber am gefährlichsten. Erste Anzeichen und Symptome sind häufiges Erbrechen und ungewöhnliche Schläfrigkeit. Schreitet die Krankheit weiter fort, kommt es zu Verwirrtheit, Desorientierung, Schwäche oder Lähmung in Armen und Beinen, Krampfanfällen und übermäßiger Lethargie.

Zum Reye-Syndrom kommt es, wenn Aspirin bei Virusinfektionen wie Windpocken, Influenza oder anderen Infektionen der oberen Atemwege eingenommen wird. Ärzte wissen noch nicht ganz genau, wie Aspirin Viren dahingehend beeinflusst, das Syndrom zu verursachen. Was sie aber wissen, ist, dass beim Reye-Syndrom Zellen im ganzen Körper anschwellen und Fette aufbauen. In der Folge sinkt der Blutzuckerspiegel. Ammoniak- und Säurespiegel im Blut steigen an. Diese Veränderungen können viele Organe in Mitleidenschaft ziehen, insbesondere Gehirn, Leber und Lunge, in denen es zu massiven Schwellungen kommen kann. Die Krankheit trifft Kinder und junge Erwachsene unter 30 Jahren schwerer als Ältere. Interessant ist, dass jüngere, anscheinend gesündere Menschen ein größeres Risiko tragen.

Die Krankheit wurde 1963 zum ersten Mal in der medizinischen Literatur beschrieben, und zwar von Ralph Douglas Kenneth Reye, einem Pathologen am Royal Alexandra Hospital for Children im australischen Sydney. 1951 war er der Erkrankung erstmals begegnet, als ein 10 Monate alter Junge nach einem Anfall mit schwerem Erbrechen starb. Bei der Autopsie stellte Dr. Reye fest, dass das Baby Hirn- und Leberschäden hatte, deren Ursache bis dato unbekannt war. Im Laufe der nächsten 11 Jahre beobachtete Reye dieselbe einzigartige Kombination aus Gehirn- und Leberschäden bei über 20 Kleinkindern, während sie sich von der Grippe oder von Windpocken erholten. Doch erst 1980, 3 Jahre nach Reyes Tod, brachten Dr. Karen M. Starko und ihre Kollegen schließlich das Reye-Syndrom mit Aspirin in Zusammenhang, das damals häufig Kindern mit Virusinfektionen verabreicht wurde.[70] Aspirin kam 1899 erstmals auf den Markt. Es brauchte 80 Jahre – und viele Todesfälle –, ehe der Zusammenhang zwischen Aspirin und dem Reye-Syndrom entdeckt wurde.

Gehirn- und Leberschäden sind nicht die einzigen Risiken, wenn man Aspirin einnimmt. Nimmt man zu viel davon, was bei Grippe leicht der Fall sein kann, kann das zu einer Aspirin-Toxizität führen. Zu große Mengen Aspirin verursachen eine ganze Reihe von Vorgängen, die den Stoffwechsel stören. Dies führt schließlich zur Dysfunktion auf zellulärer Ebene, die wiederum zur Folge haben kann, dass sich in der Lunge Flüssigkeit ansammelt. Dadurch erhöht sich das Risiko einer Lungenentzündung, der häufigsten und schwersten Komplikation der Grippe. Die meisten Todesfälle durch Grippe gehen auf eine Lungenentzündung zurück.

Obwohl Aspirin generell als recht sicher eingeschätzt wird, hat es mehr Todesfälle verursacht als alle anderen frei verkäuflichen Medikamente jemals – die Zahl geht in die Millionen. Forscher, die die Pandemie der Spanischen Grippe von 1918 neu untersucht haben, führen den starken Gebrauch von Aspirin, dem einzigen damals verfügbaren Medikament gegen Fieber und Schmerzen, als eine der Hauptursachen für die hohe Sterblichkeitsrate unter den Grippepatienten an.[71]

Die Spanische Grippe schwappte 1918 und 1919 in drei großen Wellen über die Erde. Zunächst zog sie sehr wenig Aufmerksamkeit auf sich, weil sie nur ein weiterer Ausbruch einer Atemwegserkrankung zu sein schien, wie es sie zu dieser Jahreszeit so oft gab. Erst nach der zweiten und dritten Killerwelle erkannten die Ärzte allmählich, dass ein ungewöhnlich hoher Anteil der Grippe- und Lungenentzündungsopfer junge Erwachsene waren. Berichten zufolge erreichte die Krankheit in Europa im April 1918 epidemische Ausmaße. Im Frühjahr und Sommer fegte sie über den ganzen Kontinent, und die

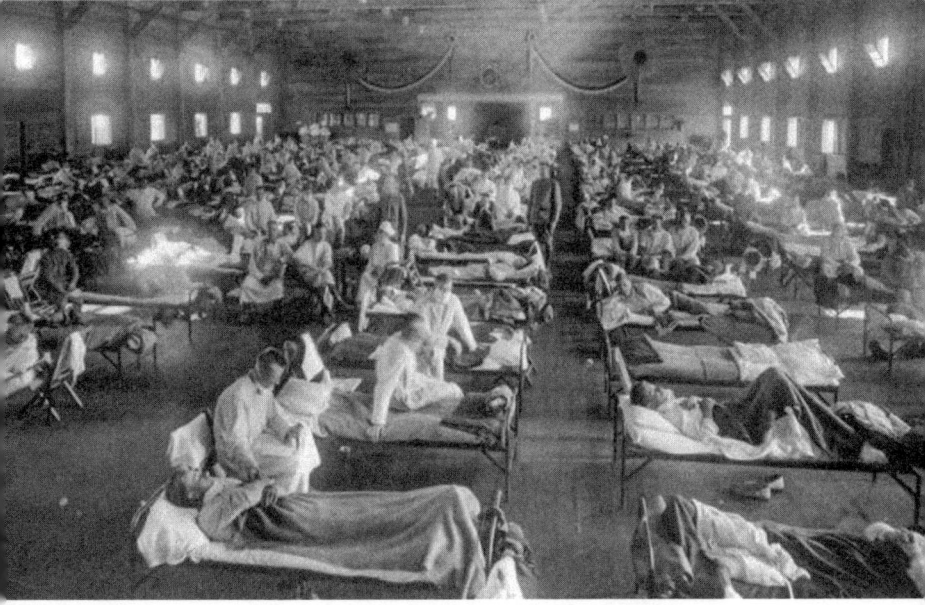

Notlazarett während der Spanischen Grippe, Camp Funston, Kansas

Anzahl der Todesopfer war verheerend. Allein in der Schweiz erlagen im Juli ganze 53 000 Menschen der Spanischen Grippe.

Die Grippe infizierte weltweit schätzungsweise 500 Millionen Menschen, damals rund ein Drittel der Weltbevölkerung, und tötete etwa 50 Millionen. Was diese Erkrankung im Vergleich zu jeder anderen Grippewelle davor und danach so einzigartig machte, war, dass die höchste Todesrate unter jungen, relativ gesunden Personen zu verzeichnen war. Das Durchschnittsalter der Todesopfer in den USA und Kanada war 28 Jahre. Weltweit waren besonders Menschen zwischen 20 und 40 Jahren anfällig. Die Spanische Grippe hatte also zwei auffällige Merkmale: 1. Sie tötete Millionen von Menschen. 2. Die meisten Opfer waren in der Blüte ihres Lebens. Die unglaublich hohe Todesrate unter jungen Menschen wurde als »das bedeutendste ungelöste Mysterium der Pandemie« bezeichnet.

Dieses Mysterium ist inzwischen gelöst. Dr. Karen Starko, die 1980 die Verbindung zwischen Aspirin und dem Reye-Syndrom herstellte, erkannte als Erste einen Zusammenhang zwischen Aspirin und der ungewöhnlich hohen Todesrate der Spanischen Grippe. Aspirin war während der Pandemie von 1918 allgemein empfohlen worden. Starko behauptet, dass die Atemwegskomplikationen, von denen man annahm, dass sie die Ursache der Todesfälle durch Grippe waren, tatsächlich auf Aspirin zurückgeführt werden konnten. In den USA stieg die Todesrate im Oktober 1918 plötzlich an – kurz nachdem der Sanitätsinspekteur der Vereinigten Staaten, die US Navy und die Herausgeber des *Journal of the American Medical Association* Aspirin zur Behandlung der Spanischen Grippe empfohlen hatten. Ihre Empfehlung – und die Empfehlungen der Gesundheitsbehörden anderer Länder – führte zur Einnahme und zum Überkonsum von Aspirin sowie zu vielen Todesfällen, vor allem unter jungen Menschen, durch die Grippe.

Im dem Versuch, Fieber zu senken und das Leid der Patienten zu lindern, gaben einige Ärzte ihren Patienten eine Handvoll Aspirin. Anderen wurden alle 1 bis 3 Stunden Dosierungen zwischen 300 und 1300 Milligramm verabreicht – diese Mengen gehen weit über das hinaus, was heute als unbedenklich empfohlen wird. In der Folge verschlechterte sich der Zustand der Patienten, bis sie schließlich starben. Während der Pandemie wurde Aspirin derart großzügig verabreicht, dass es in manchen Krankenhäusern ausging. Als kein Aspirin mehr verfügbar war, sanken die Sterberaten aufgrund der Influenza drastisch. Einige Kliniken meldeten in dieser Zeit gar keine Todesfälle mehr, während andere Krankenhäuser in nahe gelegenen Orten, in denen es noch Aspirin gab, nach wie vor hohe Todesfallzahlen verzeichneten. Doch noch immer fiel damals niemandem der Zusammenhang zwischen dem Medikament und dem Krankheitsverlauf auf. Autopsien stellten zu jener Zeit ödematöse und manchmal hämorrhagische Lungen (im Gegensatz zur normalen Lungenentzündung), Hirnschwellungen und Leberverfettungen fest – all das

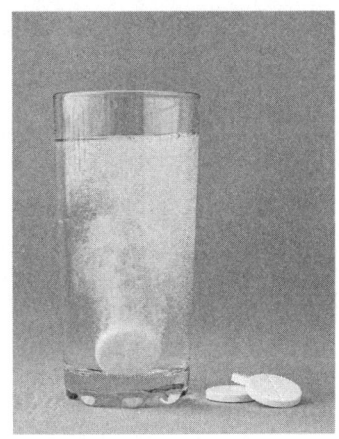

war auch beim Reye-Syndrom zu beobachten und wies auf einen Zusammenhang mit der Einnahme von Aspirin während einer Virusinfektion hin. Heute nehmen Forscher an, dass die meisten Todesfälle während der Spanischen Grippe tatsächlich auf das Reye-Syndrom und eine Überdosis Aspirin zurückgingen.

Dr. Starko warnt: »Interventionen sind zweischneidig. Medikamente können Leben retten und verbessern. Aber wir müssen uns stets der Bedeutung der Dosis, der Abwägung von Nutzen und Risiken sowie der Grenzen unserer Studien bewusst sein.«

Lesen Sie immer die Packungsbeilage, ehe Sie ein Medikament einnehmen. Aspirin kann in unerwarteten Produkten enthalten sein, etwa in Alka-Seltzer. Zuweilen hat Aspirin andere Namen, darunter:

→ Acetylsalicylsäure
→ Acetylsalicylat
→ Salicylsäure
→ Salicylat

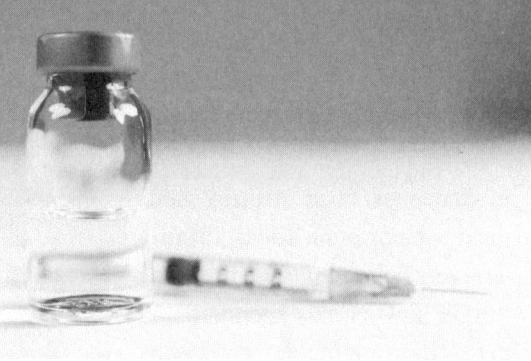

Impfstoffe
Warum impfen?

Antivirale und frei verkäufliche Medikamente sind bei Virusinfektionen nicht sehr wirksam. Das Immunsystem unseres Körpers ist die effektivste Waffe gegen sie. Gibt man ihm ausreichend Zeit, kann es die angreifenden Viren identifizieren, Antikörper gegen das spezielle Virus bilden und eine erfolgreiche Verteidigungslinie aufbauen. Wenn die Infektion überstanden ist, erinnern sich spezifische weiße Blutkörperchen an dieses Virus und die Antikörper, die zur Bekämpfung erforderlich sind. Hat der Körper irgendwann später wieder Kontakt mit diesem Virus, können umgehend Antikörper produziert werden, um es zu bekämpfen, ohne irgendwelche Symptome zu entwickeln. Man sagt dann, dass der Körper gegen dieses Virus immun geworden ist. Eine durch eine Infektion auf natürliche Weise erworbene Immunität hält in der Regel das ganze Leben lang an.

Impfstoffe versuchen, die Immunität herzustellen, indem sie eine Infektion imitieren, ohne die Krankheit zu verursachen. Vakzine enthalten tote oder abgeschwächte Viren, die eine Immunantwort stimulieren und Antikörper generieren können, ohne dass die Gefahr besteht, krank zu werden. Da das verwendete Virus schwächer ist als jene, denen wir ganz natürlich in der Umwelt begegnen, ist die Reaktion des Körpers weniger intensiv; in der Folge ist die erworbene Immunität schwach und nur vorübergehend. Um eine stärkere

Reaktion in Gang zu setzen und eine stabile Abwehr mit länger andauernder Immunität zu erwerben, fügen die Pharmaunternehmen den Impfstoffen Adjuvantien (Immunstimulanzien) hinzu, um eine ausgeprägtere Immunantwort hervorzurufen, ohne dass die Gefahr einer Infektion besteht. Adjuvantien bestehen aus toxischen Chemikalien wie Aluminiumhydroxid, Aluminiumhydroxyphosphatsulfat und Kaliumaluminiumsulfat. Zu den biologischen Adjuvantien gehören rekonstituierte virale Lipidhüllen und bakterielle Lipopolysaccharide (Zellmembranen). Doch selbst mit dem Einsatz von Adjuvantien erzeugen Impfstoffe nicht den gleichen Grad an Immunität wie eine natürliche Infektion. Folglich sind in der Regel mehrere Impfungen oder regelmäßige Auffrischungsimpfungen nötig, um die Immunantwort zu stärken und die Dauer des Schutzes zu verlängern.

Grippeschutzimpfung

Theoretisch wäre die Grippeschutzimpfung die effektivste Waffe, die uns gegen die Influenza zur Verfügung steht, weil Vakzine angeblich eine Immunität gegen das Virus aufbauen. In Wirklichkeit haben Grippeimpfstoffe jedoch kläglich versagt.

Laut den CDC hatte das Grippevakzin in der Grippesaison von 2018/2019 unter allen Altersgruppen eine Wirksamkeit von 47 Prozent. Diese Zahl wurde von den Medien und den CDC als »gute Nachricht« und »ermutigend« gepriesen. Doch das heißt, dass über 50 Prozent der Menschen, die geimpft wurden, dadurch keinerlei Nutzen hatten und die Grippe bekommen konnten.

Bei Kindern zwischen 6 Monaten und 17 Jahren hatte die Grippeschutzimpfung von 2018/2019 eine Wirksamkeit von 61 Prozent. Dies betrifft also junge, gesunde Menschen, die am wahrscheinlichsten in der Lage sind, die Grippe erfolgreich selbst abzuwehren. Bei älteren Erwachsenen über 50 Jahren hingegen, die am anfälligsten sind und den Schutz am nötigsten haben, hatte das Vakzin nur eine Wirksamkeit von 24 Prozent gegen alle Influenzatypen, die in diesem Jahr zirkulierten, und gegen Influenza A(H1N1)pdm09 – den in jener Saison am häufigsten vorkommenden Stamm – betrug die Wirksamkeit nur 8 Prozent. Die überwiegende Mehrheit der Personen mit dem größten Risiko hatte demnach keinerlei Nutzen.

Häufig wird jede Atemwegsinfektion, egal, ob sie durch ein Influenzavirus verursacht wird oder nicht, der Grippe zugeschrieben. Doch laut den CDC stehen nur 14 Prozent dieser Erkrankungen im Zusammenhang mit der Grippe. Das heißt, dass 86 Prozent aller grippeähnlichen Infektionen von anderen Viren oder Bakterien hervorgerufen werden.

Diese Zahlen sind nichts Ungewöhnliches, sondern typisch für jede Grippesaison. In der Grippesaison 2017/2018 lag in den USA die Wirksamkeit der Grippeimpfstoffe insgesamt bei gerade einmal 36 Prozent. Zwischen 2005 und 2015 lag sie mehr als die Hälfte der Zeit bei weniger als 50 Prozent, mit einem Tiefststand von nur 10 Prozent in der Saison 2004/2005.

Da Influenzaviren ständig mutieren und sich verändern, kann das Virus, gegen das Sie in einem Jahr immun waren, sich so verändert haben, dass es Sie im Jahr darauf krank macht. Deshalb müssen ständig neue Vakzine entwickelt werden.

Das Problem der Impfstoffproduzenten besteht darin, dass sie nicht wissen, welche Grippestämme im kommenden Jahr zirkulieren werden. Deshalb müssen die Vakzinentwickler raten, welche Stämme wohl in der nächsten Saison dominieren werden. Manchmal raten sie richtig, manchmal falsch. Die meisten Grippeimpfstoffe sind darauf ausgerichtet, mehrere Stämme zu bekämpfen, in der Regel enthält eine einzige Impfung drei bis vier Stämme von Influenza A und B.

Ein weiterer Grund, warum Grippeimpfungen in einem bestimmten Jahr unwirksam sein können, besteht darin, dass der bei der Herstellung des Vakzins verwendete Virenstamm mutiert ist. Wer mit diesem Laborstamm geimpft wurde, ist nur gegen das Vakzinvirus immun, nicht aber gegen die »Wildtyp-Viren«, die in der Bevölkerung zirkulieren.[72] Die Virenstämme, die für Impfstoffe verwendet werden, stimmen oft einfach nicht mit denen überein, die gerade grassieren. Selbst wenn sie übereinstimmen, kann das »Wildtyp-Virus« so sehr mutiert sein, dass der Impfstoff unwirksam ist. Wenn man all dies bedenkt, so ist es tatsächlich erstaunlich, wenn ein Vakzin eine 50-prozentige Wirksamkeit erreicht.

Mit einer Erfolgsrate von weniger als 50 Prozent für alle Altersgruppen und weniger als 25 Prozent bei älteren Erwachsenen sollten Sie sich überlegen, ob eine Grippeimpfung wirklich lohnenswert ist. Überwiegt der Nutzen die Risiken? Manche mögen behaupten, eine 25-prozentige Chance, die Grippe nicht zu bekommen, sei die Impfung wert. Aber zu welchem Preis erhalten Sie diese 25 Prozent? Uns wird immer wieder gesagt, dass Grippeimpfungen völlig sicher seien. Wenn das stimmen würde, könnte sich die Impfung für den mickrigen 25-prozentigen Schutz lohnen. Doch wir erfahren nie die ganze Wahrheit.

Die häufigsten Nebenwirkungen einer Grippeschutzimpfung sind:

→   Schmerzen, Rötung und/oder Schwellung der Einstichstelle
→   Kopfschmerzen
→   Fieber
→   Übelkeit

→   Muskelschmerzen

→   Husten

→   Nasennebenhöhlenverstopfung

→   Halsschmerzen

→   erhöhte Anfälligkeit für Atemwegsinfektionen in den Folgejahren

Zu den selteneren Nebenwirkungen gehören Gehirnschwellung (Enzephalitis), Krampfanfälle, Bewusstlosigkeit, Guillain-Barré-Syndrom (GBS), Gedächtnisverlust/Demenz und Tod. GBS ist eine Erkrankung, bei der das Immunsystem die Nerven angreift. Schwäche und Kribbeln in den Extremitäten sind meist die ersten Symptome. Diese Empfindungen können sich schnell ausbreiten und schließlich den ganzen Körper lähmen. Nerven- und Gehirnschäden verwundern nicht, da die meisten Grippevakzine Aluminium-Adjuvantien enthalten, und Aluminium ist ein starkes Nervengift. Viele Grippeimpfstoffe beinhalten auch Quecksilber (Thiomersal), das zerstörerischste nicht radioaktive Nervengift, das der Wissenschaft bekannt ist. Thiomersal wird den Grippeimpfstoffen als Konservierungsmittel beigefügt, um das Wachstum von Bakterien und Pilzen zu verhindern. Aufgrund von Bedenken über die möglichen Gefahren von Quecksilber in Impfstoffen wurde Thiomersal Anfang der 2000er-Jahre aus Vakzinen für Kinder verbannt, für Grippeimpfstoffe wird es jedoch nach wie vor verwendet, um mikrobielle Verunreinigungen abzutöten.

Mehrere Studien haben gezeigt, dass Menschen mit Alzheimer, Parkinson und anderen neurodegenerativen Erkrankungen häufig höhere Konzentrationen von toxischen Metallen im Gehirngewebe haben. Das weist auf eine übermäßige Exposition gegenüber diesen Metallen im Laufe ihres Lebens hin.[73,74,75,76,77]

In den 1970er- und 1980er-Jahren veröffentlichte Studien wiesen darauf hin, dass wiederholte Grippeimpfungen die Wirksamkeit des

Vakzins beeinträchtigen könnten. Neuere Beweise zeigen, dass man umso anfälliger für Atemwegsinfektionen wird, je häufiger man sich gegen Grippe impfen lässt. Eine 2012 veröffentlichte Studie fand heraus, dass die Wahrscheinlichkeit, dass ein Kind nach einer saisonalen Grippeimpfung eine Atemwegsinfektion bekommt, um mehr als das Vierfache erhöht ist.[78] Eine weitere Studie, die 2014 veröffentlicht wurde, untersuchte an 7315 Probanden über 9 Jahre im Zeitraum von acht aufeinanderfolgenden Grippewellen die Wirksamkeit des Impfstoffes. Die Forscher kamen zu dem Ergebnis, dass die Widerstandsfähigkeit gegen Atemwegsinfektionen unter denen am größten war, die in den vorangegangenen 5 Jahren nicht gegen Grippe geimpft worden waren.[79]

Ein Team aus kanadischen und US-amerikanischen Forschern von Universitäten und Regierungsinstitutionen ohne Verbindungen zur Pharmaindustrie analysierte bereits veröffentlichte Studien über die Grippesaisons von 2010 bis 2015. Ihre Studie, die 2017 publiziert wurde, kam zu dem Schluss, dass die Wirksamkeit von Grippevakzinen von Impfungen in der Saison zuvor oder mehreren Saisons zuvor beeinflusst werden könnte.[80] In manchen Grippesaisons war der Schutz vor Influenza A bei Menschen, die in der Saison zuvor geimpft worden waren, geringer als bei jenen, die nur in der laufenden Saison geimpft wurden. Das passt zu Erkenntnissen über die Immunantwort auf Impfungen, die nahelegen, dass wiederholte Grippeschutzimpfungen die Immunreaktion auf Impfstoffe mindern können.

Impfstoffhersteller erzählen uns immer wieder, dass die Grippeschutzimpfung uns vor Grippeinfektionen bewahren würde – falls sie das aber nicht tut und Sie trotzdem krank würden, mindere die Impfung die Schwere der Infektion und senke das Risiko eines Krankenhausaufenthalts. Es gibt jedoch keine Beweise, die diese Behauptung stützen.

Forscher eines Cochrane-Review-Teams analysierten die Ergebnisse von randomisierten Studien, bei denen die Wirkung von Impfstoffen mit der von Scheinimpfstoffen beziehungsweise gar keinem Impfstoff verglichen wurde. Sie konzentrierten sich auf Studien, bei denen inaktivierte Influenzaviren verwendet wurden, und bewerteten dabei, inwiefern die verabreichten Impfstoffe tatsächlich das Auftreten von bestätigter Influenza beziehungsweise einer grippeähnlichen Erkrankung bei den untersuchten Erwachsenen reduzieren konnten. Darüber hinaus werteten sie die Krankenhauseinweisungen und Schäden durch die Impfstoffe aus. Sie analysierten 25 gut konzipierte und durchgeführte klinische Studien. Die Forscher kamen zu folgendem Ergebnis: »Injizierte Influenzaimpfstoffe haben wahrscheinlich nur eine geringe Schutzwirkung gegen Influenza.« Zudem beobachteten sie, dass »71 Menschen geimpft werden müssten, um einen Influenzafall zu vermeiden«. Sie merkten auch an, dass die Daten darauf schließen ließen, dass »Impfungen wenig oder keinen nennenswerten Effekt auf Krankenhauseinweisungen [...] oder die Anzahl der verlorenen Arbeitstage haben«.[81]

2006 verglichen Wissenschaftler die mit Influenza einhergehenden Todesfälle unter älteren Personen vor und nach der Einführung der Grippeimpfung in Italien. Die verwendeten statistischen Daten umfassten den Zeitraum von 1970 bis 2001. Die Forscher fanden keine Unterschiede in den Sterblichkeitsraten. Die Einführung der Impfung in diesem Zeitraum hatte keinen einzigen grippebedingten Todesfall verhindert.[82]

Im Gegensatz zu den vorherigen Studien ergab eine Reihe von Beobachtungsstudien, dass Senioren, die eine Grippeimpfung erhielten, ein geringeres Risiko für Tod und Krankenhauseinweisung während der Grippesaison hatten als ungeimpfte Senioren. Weil sie eine Verzerrung durch die bevorzugte Impfung gesunder Senioren befürchteten, schauten sich Wissenschaftler von der University of Washington und dem Center for Health Studies in Seattle, Washington, die Daten genauer an. Ihre Untersuchung ergab, dass die gegen Grippe geimpften Senioren zwar ein geringeres Sterberisiko hatten als die nicht geimpften, dass aber die geimpften tatsächlich anfangs gesünder waren. Senioren, die ernsthaft krank waren, wurden eher nicht geimpft. Als sie die Todesfallraten für das ganze Jahr verglichen statt nur für die Grippesaison, kamen sie auf keinen nennenswerten Unterschied.[83]

Wenn Sie bei guter Gesundheit sind, ist die Grippeimpfung nicht nötig. In einer anderen Studie stellten Cochrane-Forscher fest: »Die Resultate dieser Untersuchung liefern keinen Beweis für die Notwendigkeit einer Grippeschutzimpfung bei gesunden Erwachsenen im Rahmen öffentlicher Gesundheitsmaßnahmen. Da gesunde Erwachsene ein geringes Risiko für Komplikationen aufgrund einer Atemwegserkrankung haben, ist die Impfung nur als individuelle Schutzmaßnahme anzuraten.«[84] Nebenwirkungen stellen für gesunde Personen ein höheres Risiko dar als die Grippe. Deshalb ist es absolut sinnlos, sie gegen Grippe zu impfen.

Diejenigen, die sich impfen lassen, wiegen sich häufig in einem falschen Gefühl der Sicherheit und glauben, sie seien in diesem Jahr und in weiteren Jahren zu 100 Prozent geschützt. Wie wir gesehen haben, ist die Wirksamkeit schon gut, wenn sie gerade einmal 50 Prozent erreicht. Außerdem hält die Immunität nur überraschend kurz an. Laut den CDC dauert sie bei gesunden Menschen nur 6 bis 8 Monate an, bei älteren noch kürzer.[85] Der Schutz ist also unvollständig, und bereits kurz nach der Impfung beginnt er, allmählich nachzulassen. In manchen Fällen kann die Immunität 1 oder sogar 2 Jahre andauern, vor allem bei jungen Erwachsenen, die am seltensten geimpft werden.

Eine Fall-Kontroll-Studie, die in der Grippesaison 2011/2012 in Spanien durchgeführt wurde, zeigte einen Rückgang der Wirksamkeit des Impfstoffes von 61 Prozent während der ersten 100 Tage nach der Impfung auf 42 Prozent in den nächsten etwa 19 Tagen und auf weniger als 35 Prozent danach.[86] Eine in Großbritannien in derselben Saison durchgeführte Fall-Kontroll-Studie schätzte die Gesamtwirksamkeit des Impfstoffes gegen Influenza A(H3N2) auf 53 Prozent in den ersten 3 Monaten nach der Impfung, danach würde ein Rückgang auf nur 12 Prozent folgen.[87] Offensichtlich sind Grippevakzine in den ersten 3 Monaten zu etwa 50 Prozent wirksam, danach nimmt der Schutz drastisch ab.

Das heißt, dass das Virus in dem Impfstoff, der Ihnen in einem Jahr gespritzt wird, Sie im Jahr darauf wieder infizieren kann, weil Sie keine Immunität dagegen haben. Sie müssten jedes Jahr geimpft werden, um vor demselben Virus geschützt zu sein. Eine lebenslange Immunität können Sie nur dann entwickeln, wenn Sie sich das Virus auf natürlichem Weg eingefangen haben. Wiederholte Impfungen erhöhen Ihr Risiko auf die Ansammlung toxischer Metalle (Aluminium und Quecksilber) sowie auf schwerwiegende Nebenwirkungen enorm. Wiegt der potenzielle Nutzen – eine 3 Monate während um 50 Prozent verminderte Wahrscheinlichkeit, die Grippe zu bekommen – die Risiken auf?

Manche Ärzte und Forscher stellen den Wert routinemäßiger Grippeimpfungen wegen mangelnder Studien über langfristige Risiken und Vorteile infrage. Tatsächlich gibt es Hinweise darauf, dass eine routinemäßige Grippeimpfung die Lebenserwartung verkürzen kann. Von 1968 bis 2001 stiegen in den USA die Todesfälle aufgrund der Grippe im Gleichschritt mit dem zunehmenden Einsatz von Grippevakzinen.[88,89] Inzwischen fragen sich einige Experten, ob die letzten schlimmen Grippewellen zum Teil das direkte Ergebnis der Massenimpfungen sind. In den USA begann der große Schub der Massenimpfungen um das Jahr 2006 mit der routinemäßigen Impfung gesunder Kinder; ab 2010 wurde allen amerikanischen Männern, Frauen und Kindern über 6 Monate die jährliche Grippeimpfung empfohlen. Seit 2006 ist kein erkennbarer Rückgang in der Influenzamorbidität oder -mortalität zu verzeichnen. Die gemeldeten Infektionsraten sowohl in den USA als auch in Kanada haben sich sogar verdreifacht.[90, 91]

Vakzine gegen neuartige Viren

Eine alljährliche Grippeschutzimpfung ist vielleicht nicht die klügste Entscheidung, aber was ist mit Impfstoffen gegen neue und möglicherweise pandemische Viren? Viren, die neu auf der Bildfläche erscheinen, haben das Potenzial, sich schnell zu verbreiten und große Schäden anzurichten. Da diese Viren neuartig sind, haben wir kaum bis gar keine Medikamente, die sie aufhalten könnten. Wissenschaftler hatten noch nicht die Zeit, um sie in jedem Detail zu studieren oder Impfstoffe dagegen zu entwickeln. Für gewöhnlich bedarf die Entwicklung von Impfstoffen jahrelanger Forschung und Tests sowohl an Tieren wie auch an Menschen, um ihre Sicherheit und Wirksamkeit zu prüfen, ehe man sie der breiten Masse verabreicht. Doch während einer Pandemie hat man nicht die Zeit für alle normalerweise erforderlichen Tests. Die meisten Epidemien entstehen und enden innerhalb von 1 bis 2 Jahren – diese Zeitspanne ist viel kürzer, als es dauert, einen Impfstoff auf normalem Weg zu entwickeln. Doch wenn eine Pandemie zuschlägt, wird der Bedarf an einem Vakzin so groß, dass Sicherheitsbestrebungen über Bord geworfen werden und die Impfstoffentwicklung im Eiltempo vorangetrieben wird – in dem Glauben, dass es sich lohnt, weil der Impfstoff Leben retten könnte, selbst wenn er nicht perfekt ist und Schäden oder sogar dauerhafte Behinderungen verursacht.

Ein gutes Beispiel für diese Art der Argumentation ist das Schweine-grippe-Fiasko von 1976. Am 4. Februar 1976 starb ein junger Soldat auf dem Militärstützpunkt Fort Dix in New Jersey an einem neuen Influenzastamm. Das Virus wurde als neuartige Form der Schwei-negrippe identifiziert, genetisch der Spanischen Grippe von 1918 ähnlich. Der US-Minister für Gesundheit, Bildung und Soziales be-fürchtete eine ähnliche Pandemie wie 1918 und kündigte für den kommenden Herbst eine Grippe-Epidemie an. Das Notfallgesetz für das »National Swine Flu Immunization Program«, um alle Männer, Frauen und Kinder in den USA zu impfen, wurde im April 1976 unterzeichnet. In der Sorge, dass voreilig entwickelte Impfstoffe Schäden anrichten könnten, weigerten sich Impfstoffhersteller, die Vakzine zu produzieren – es sei denn, die Regierung befreie sie von der Haftung für mögliche Impfschäden. Die Regierung stimmte zu. Fieberhaft begannen die Forscher mit der Entwicklung eines Impf-stoffes, mit dem diese neue Bedrohung bekämpft werden sollte. Um den Impfstoff rechtzeitig fertigzustellen, mussten Abstriche gemacht und die üblichen Sicherheitsvorkehrungen fallen gelassen werden. Innerhalb eines halben Jahres ging ein Impfstoff in Produktion, um das Versprechen von Präsident Gerald Ford zu erfüllen, jeden Ame-rikaner rechtzeitig zu impfen, damit die kommende Pandemie ab-gewendet werden konnte.

Dies war das erste Mal, dass die Regierung Arzneimittelproduzen-ten eine Haftungsfreistellung gegen unerwünschte Nebenwirkun-gen einer Impfung gewährte. Wie sich herausstellte, ersparte es ih-nen Milliarden von Dollar für Gerichtsverhandlungen und brachte die Impfstoffindustrie in den Folgejahren auf die Idee, für jegliche Nebenwirkungen aller Impfstoffe vollständige juristische Immunität zu fordern. Und das ist genau der Grund, warum wir keine Regress-ansprüche gegen Impfstoffhersteller für den Schaden haben, den sie anrichten können.

Das Schweinegrippe-Impfprogramm begann offiziell im Oktober 1976. Innerhalb weniger Monate waren fast 25 Prozent der US-Bevölkerung, 45 Millionen Menschen, geimpft. Doch die vorhergesagte Pandemie blieb aus und hatte außerhalb der USA kaum Auswirkungen. Es stellte sich heraus, dass die Grippe nichts mit dem Virus gemein hatte, das die entsetzliche Pandemie von 1918 ausgelöst hatte. Wer sich mit der Grippe ansteckte, hatte nur leichte Symptome, während der Impfstoff zu schweren Erkrankungen, sogar dauerhafter Behinderung und Todesfällen führte. Die *New York Times* nannte die ganze Angelegenheit ein »Fiasko«.

Die wahren Opfer dieser antizipierten Pandemie waren jene, die geimpft wurden. Mehr als 450 Menschen bekamen kurz nach der Impfung das lähmende Guillain-Barré-Syndrom; Hunderte weiterer Fälle wurden später bekannt, aber eher als Zufall denn als direkte Folge der Impfung angesehen. Zehntausende wurden todkrank und mussten tage- oder gar wochenlang das Bett hüten; viele entwickelten Multiple Sklerose, Immunerkrankungen oder Herz- und Lungenprobleme, Hunderte starben. Am Ende verursachte der Impfstoff weit mehr Schäden als das Virus. Noch heute erinnern sich viele Menschen an die entsetzlichen Nebenwirkungen, die sie nach der Schweinegrippeimpfung im Jahr 1976 hatten.

Die Angst vor der drohenden H1N1-Schweinegrippe-Pandemie im Jahr 2009 in Europa führte zur übereilten Entwicklung eines Grippeimpfstoffes. Europäische Gesundheitsbehörden beschleunigten den Zulassungsprozess, indem sie den Herstellern erlaubten, vorausgehende klinische Tests zur Sicherheit und Wirksamkeit zu überspringen. Das Vakzin, Pandemrix, wurde in Europa im September 2009 auf den Markt gebracht. US-Behörden gingen vorsichtiger an die Sache heran und verlangten mehr Tests, ehe der Impfstoff zugelassen wurde. Die Europäische Arzneimittel-Agentur (European Medicines Agency,

EMA) versicherte der Öffentlichkeit, dass das Vakzin sicher sei. Doch genau wie der übereilt hergestellte Impfstoff, der 1976 in den USA auf den Markt kam, hatte auch Pandemrix tragische Folgen, vor allem für Tausende von Kindern und Jugendlichen in ganz Europa. Es wurde festgestellt, dass der Impfstoff Narkolepsie, eine chronische neurologische Schlafstörung, verursacht. Am häufigsten waren Menschen unter 30 Jahren betroffen, die Krankheit war aber in allen Altersgruppen zu finden. Weitere Nebenwirkungen waren Blutungen und Blutergüsse, Muskel- und Nervenschmerzen, Kopfschmerzen, grippeähnliche Symptome, Müdigkeit, Kribbeln oder Taubheit in Händen und Füßen, Schwindel, Durchfall, Erbrechen, Übelkeit, juckender Hautausschlag, Schlaflosigkeit, Vaskulitis (Entzündung der Blutgefäße), Enzephalomyelitis (Entzündung des zentralen Nervensystems), Neuritis (Entzündung der Nerven) und das Guillain-Barré-Syndrom. Die Angabe dieser Symptome stammt vom Hersteller GlaxoSmithKline selbst.[92]

Im Falle einer möglichen Pandemie werden im Schnellverfahren experimentelle Impfstoffe für die weltweite Anwendung zugelassen. Den Impfstoffherstellern wird erlaubt, ihre Vakzine ohne adäquate Tests an Tieren auf den Markt zu bringen, und sie haben vollständige Immunität gegen Klagen, wenn ihre Impfstoffe Schäden verursachen. Als fehlgeleitete Reaktion auf das nächste neuartige Virus, das auftauchen wird, schlagen einige Regierungsbürokraten und Gesundheitsbeamte vor, dass, sobald Impfungen verfügbar sind, diese für jeden verpflichtend sein sollten, um eine mögliche Pandemie abzuwehren oder zu verkürzen. Es gibt auch Vorschläge, dass wir ein »digitales Zertifikat« erhalten sollten, um unseren Impfstatus zu verifizieren, damit die Einhaltung der Vorschriften gewährleistet wird, ungeachtet der Risiken.

Bei allem Trubel um bestimmte neue Impfstoffe und Virostatika werden in der Zeit kurz nach der Zulassung eines Medikaments oft auch

Sicherheitslücken deutlich. »Wir haben für Medikamente eine sogenannte Sieben-Jahres-Regel«, sagt Dr. Michael Carome, Direktor der Health Research Group für die Verbraucherschutzorganisation Public Citizen. Innerhalb der ersten 7 Jahre nach der Zulassung eines Medikaments kommen laut Carome in der Regel Sicherheitswarnungen – darunter der stärkste Warnhinweis der FDA, die Black-Box-Warnung – ans Licht. Und in derselben Zeitspanne werden Medikamente häufig aufgrund von Sicherheitsbedenken wieder vom Markt genommen.[93]

»Wir empfehlen, neue Medikamente in den ersten 7 Jahren nach der Zulassung nicht einzunehmen«, sagt er. Ausnahmen gelten laut Carome nur für tatsächlich bahnbrechende Arzneimittel, die es aber nur selten gebe – »das sind jene Medikamente, die im Vergleich zu dem, was bereits auf dem Markt ist, einen einzigartigen medizinischen Durchbruch bieten«. Aber selbst in solchen Einzelfällen rät er wegen der begrenzt verfügbaren Sicherheitsinformationen zur Vorsicht.

Es besteht die Tendenz zu glauben, dass Virostatika, frei verkäufliche Medikamente, Impfstoffe und andere Arzneimittel die einzige Lösung bei Virusinfektionen seien. Doch wie wir gesehen haben, bergen sie allesamt Risiken, und es gibt keine Garantie, dass sie tatsächlich wirken. Die Umgehung von Sicherheitsstudien, um neue Medikamente schnellstens auf den Markt zu bringen, hat sich wiederholt als desaströs erwiesen. Manche setzen so viel Vertrauen in Pharmazeutika, dass sie andere mögliche Lösungen übersehen – Lösungen, die durch jahrelange wissenschaftliche Forschung gestützt werden, sich als sicher erwiesen haben, nicht die gleichen Risiken wie Arzneimittel bergen und genauso wirksam, wenn nicht sogar besser sind. In den folgenden Kapiteln werden Sie einige dieser Lösungen kennenlernen.

Das »Sonnenvitamin«

Immunität gegen Influenza

In der Kleinstadt Atascadero an der Küste Kaliforniens befindet sich das Atascadero State Hospital, eine Hochsicherheitseinrichtung, in der ausschließlich männliche psychisch kranke Straftäter untergebracht sind, die von Bundesgerichten in die Psychiatrie eingewiesen wurden.

»Anfang April 2005, nach einem besonders regenreichen Frühling«, erinnert sich Dr. John J. Cannell, ein dort angestellter Psychiater, »brach in der Hochsicherheitsanstalt für kriminelle Geisteskranke eine Grippe-Epidemie aus.«[94] Influenzaausbrüche waren nichts Ungewöhnliches, fast jeden Herbst kam es dazu, aber in diesem Jahr war etwas anders. Etwa 400 Insassen wurden krank.

»Unsere Internisten machten Überstunden, als sie die Diagnose stellten und eine rasch ansteigende Anzahl erkrankter Patienten behandelten«, fährt Cannell fort. »Unser Chefarzt stellte eine Station nach der anderen unter Quarantäne, da immer mehr Patienten unter Schüttelfrost, Fieber, Husten und starken Gliederschmerzen, also typischen Anzeichen für das klinische Bild der Influenza A, litten.«

Insgesamt steckten sich 12 Prozent der Patienten an, aber keiner starb. »Als jedoch die Epidemie voranschritt, bemerkte ich etwas Ungewöhnliches«, erzählt Cannell. »Zuerst war die Station unter meiner betroffen, dann die Stationen rechts, links und auf der anderen Seite des Flurs, aber auf meiner Station wurde kein einziger Patient krank. Meine Patienten hatten vor der Quarantäne durchaus Kontakt mit Patienten der infizierten Stationen. Die Krankenpfleger auf meiner Station arbeiteten auch auf anderen Stationen. Mit Sicherheit waren auch meine Patienten dem Influenza-A-Virus ausgesetzt. Wie aber konnten sie einer Infektion mit einem Virus entgehen, das für manche als das ansteckendste aller Atemwegsviren gilt?

Meine Patienten waren nicht jünger, gesünder oder irgendwie sonst anders als die Patienten auf den anderen Stationen. Wie auch auf anderen Stationen waren meine Patienten zumeist Afroamerikaner, die aus den gleichen Gefängnissen stammten wie die Patienten auf den infizierten Stationen. Sie bekamen ein ähnliches Sortiment starker Psychopharmaka verschrieben, die wir in der ganzen Klinik einsetzen, um die Symptome von Psychosen, Depressionen und starken Stimmungsschwankungen zu reduzieren und Patienten davon abzuhalten, sich umzubringen oder andere Patienten und Krankenpfleger anzugreifen. Wenn also meine Patienten mit denen auf allen angrenzenden Stationen vergleichbar waren, warum bekam dann kein einziger von ihnen die Grippe?«

Ein paar Jahre zuvor hatte Cannell angefangen, sich für Ernährungstherapien bei der Behandlung seiner psychisch kranken Patienten zu interessieren. Er interessierte sich vor allem für Vitamin D, das oft als »Sonnenvitamin« bezeichnet wird, weil es in der Haut durch die ultraviolette (UV) Strahlung des Sonnenlichts synthetisiert wird. Am bekanntesten ist es für seine Funktion im Kalziumstoffwechsel. Das Vitamin ist für die Absorption von Kalzium und Phosphor erforderlich, die wiederum für Knochenwachstum und -entwicklung benötigt werden.

Die meisten anderen Vitamine sind Antioxidantien oder Cofaktoren in Enzymreaktionen, Vitamin D jedoch ist das einzige Vitamin, das auch ein Steroidhormon ist. Wenn Vitamin D mit der Nahrung aufgenommen oder in der Haut synthetisiert wird, wird es in die Leber und die Nieren transportiert, wo es in seine aktive Steroidhormonform umgewandelt wird. Vitamin D aktiviert Gene, die das Immunsystem regulieren und Neurotransmitter wie Dopamin und Serotonin freisetzen, welche Gehirnfunktion und Stimmung beeinflussen. Forscher haben Vitamin-D-Rezeptoren an Zellen in Gehirnregionen gefunden, die an der kognitiven Funktion beteiligt sind und mit psychischen Erkrankungen wie Depression, bipolarer Störung und Schizophrenie in Verbindung gebracht werden.

Vor dem Grippeausbruch in der Klinik interessierte sich Cannell für die Auswirkung von Vitamin D auf psychische Krankheiten. Er begann, den Vitamin-D-Spiegel im Blut seiner Patienten zu messen. »Bei allen war der Vitamin-D-Spiegel niedrig«, berichtet er. »Das überrascht nicht, weil dunkelhäutige Menschen, die in gemäßigten Breiten leben, so gut wie immer einen Vitamin-D-Mangel haben. Darüber hinaus kamen meine Patienten direkt aus dem Gefängnis, wo sie kaum Gelegenheit hatten, an die Sonne zu gehen.« Nachdem er festgestellt hatte, dass seine Patienten niedrige Vitamin-D-Spiegel aufwiesen, viele sogar sehr niedrige, verordnete er ihnen täglich 2000 IE Vitamin D. Als die Grippewelle einsetzte, hatten all seine Patienten das Vitamin bereits seit mehreren Monaten eingenommen.

Kurz nach dem Grippeausbruch veröffentlichte eine Gruppe von Wissenschaftlern der University of California in Los Angeles (UCLA) eine Studie, die vorangegangene Untersuchungen bestätigte, denen zufolge Vitamin D auch als starkes Antibiotikum wirkt. Doch statt Bakterien und Viren direkt zu töten, erhöht es die körpereigene Produktion einer speziellen Proteinklasse namens antimikrobielle Peptide (AMP). Die 200 bekannten antimikrobiellen Peptide zerstören die Zellwände von Bakterien, Pilzen und Viren – auch vom Influenzavirus – direkt und rasch und spielen eine Schlüsselrolle dabei, die Lunge frei von Infektionen zu halten.

Cannell fragte sich: »Könnte Vitamin D der Grund dafür sein, dass keiner meiner Patienten die Grippe bekam?« In den letzten Jahren haben Dutzende medizinischer Studien weltweit auf den Vitamin-D-Mangel aufmerksam gemacht, insbesondere bei dunkelhäutigen und älteren Menschen – den beiden Gruppen, die am ehesten an einer Grippe sterben. Krebs, Herzerkrankungen, Bluthochdruck, Diabetes, Autoimmunkrankheiten, Parodontitis, Arthritis, entzündliche Darmerkrankungen sowie eine Reihe anderer Krankheiten wurden in letzter Zeit mit einem Vitamin-D-Mangel in Verbindung gebracht. »War es möglich, dass auch die Influenza dazugehört?«

Neugierig geworden, tat Cannell das, was wissbegierige Ärzte seit Jahrhunderten tun: Er experimentierte an sich selbst und später an seiner Familie, indem er unterschiedliche Vitamin-D-Dosierungen ausprobierte, um zu sehen, welche Auswirkungen sie auf virale Atemwegsinfektionen haben. Freunde und Kollegen schlossen sich seinem kleinen Experiment an und nahmen im Winter physiologische Dosen von 2000 bis 5000 IE pro Tag und im Sommer weniger bis gar kein Vitamin D. Sie berichteten, ob sie eine Erkältung oder eine Grippe bekamen und, falls ja, wie schwer diese verlief. In einigen Fällen behandelten sich jene, die an der Grippe erkrankten, mit viel größeren pharmakologischen Dosen von täglich etwa 2000 IE pro Kilogramm Körpergewicht an 3 aufeinanderfolgenden Tagen.

»Ich kam zu der Überzeugung, dass physiologische Dosierungen von Vitamin D die Häufigkeit viraler Atemwegsinfektionen reduzieren und dass pharmakologische Dosierungen die Symptome einiger viraler Atemwegsinfektionen deutlich lindern können, wenn sie früh im Krankheitsverlauf eingenommen werden«, sagt Cannell.

Er durchforstete die medizinische Literatur und las alles, was er über Vitamin D fand. Er lernte, dass das Vitamin nicht nur ein essenzieller Nährstoff ist, sondern auch ein lebenswichtiges Hormon, das an vielen Prozessen im Körper beteiligt ist. Mehrere Hundert verschiedene Gene, die so gut wie jedes Gewebe im Körper kontrollieren, werden von Vitamin D beeinflusst, darunter mehrere, die am Kalziumstoffwechsel sowie an neuromuskulären, neurologischen und immunologischen Funktionen beteiligt sind. Cannell gründete das »Vitamin D Council«, um das Bewusstsein für die vielen Krankheiten, die eng mit einem Vitamin-D-Mangel verbunden sind, zu schärfen und um weitere Forschung auf diesem Gebiet zu fördern.

Sonnenlicht und Vitamin D
Das Mysterium saisonaler Krankheiten

Der vielleicht kurioseste Faktor an epidemischen viralen Atemwegsinfektionen ist ihre präzise Saisonalität. Im Winter können sie plötzlich 15 Prozent der Bevölkerung oder noch mehr attackieren, im Sommer hingegen sind sie so gut wie verschwunden.[95] Das wird schon seit Jahrhunderten beobachtet. Doch erst 1981 schlug Dr. Robert Edgar Hope-Simpson einen saisonalen Stimulus vor, der eng mit der Sonneneinstrahlung verbunden ist, um die Saisonabhängigkeit von epidemischen Atemwegserkrankungen zu erklären.

Dr. Hope-Simpson dokumentierte als Erster die Saisonalität der epidemischen Influenza mit ihrem Höhepunkt im Winter und einer fast vollständigen Abwesenheit im Sommer. Er stellte die Theorie auf, dass ein unbekannter »saisonaler Faktor« beteiligt war, der die Immunfunktion beeinflusste.

Hope-Simpson war Allgemeinarzt. Er hatte ein starkes Interesse an Infektionskrankheiten und kombinierte die Tätigkeit in seiner Hausarztpraxis mit epidemiologischer Forschung. Sein Interesse an Viruserkrankungen führte in den 1960er-Jahren zu der Entdeckung, dass die Gürtelrose durch eine neuerliche Aktivierung des Windpockenvirus verursacht wird – zu jener Zeit eine bahnbrechende

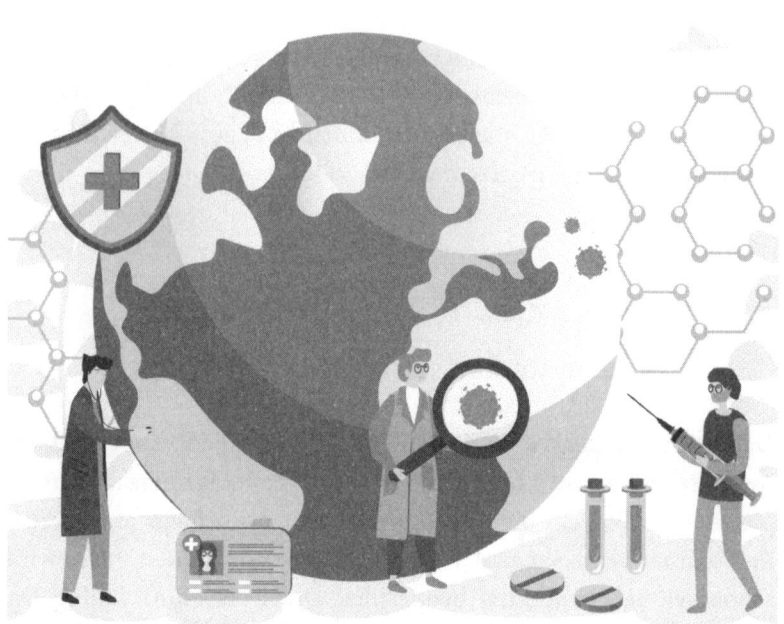

Erkenntnis, die ihm die Anerkennung des britischen medizinischen Establishments einbrachte.

Nach seiner Arbeit an Gürtelrose studierte Hope-Simpson sein restliches Berufsleben lang die Influenza. Sein Interesse an der Art und Weise, wie das Influenzavirus übertragen wird, entstand während der Epidemie, die 1932 begann – dem Jahr, als er Allgemeinarzt geworden war. Jeden Winter kam es in ganz Großbritannien zu einer Influenzawelle, die gleichzeitig Tausende von Menschen traf. In manchen Jahren, wie beispielsweise während der Epidemie von 1932/1933, war die Krankheit schwerer als in anderen Jahren, aber sie tauchte Jahr für Jahr zur genau gleichen Zeit auf. Die Influenza trifft in dieser Zeit nicht nur Großbritannien, sondern auch ganz Nordeuropa und Nordamerika. Doch ihren Weg nach Australien und Südafrika findet sie erst mit einer etwa 6-monatigen Verzögerung. In der nördlichen Hemisphäre tritt die Influenza jeden Winter zwischen Oktober und März auf, dann wandert sie auf die südliche Erdhalbkugel, wo sie im dortigen Winter – von April bis September – grassiert. Die Infektion folgt in beiden Hemisphären der winterlichen Jahreszeit. Auch in den Tropen, wo die Jahreszeiten weniger ausgeprägt sind, schwanken die Infektionsraten immer noch mit den Jahreszeiten, sind aber viel weniger auffällig und betreffen in der Regel viel weniger Menschen.

Dr. Hope-Simpson hinterfragte die gängige Annahme, dass die Influenza allein von Mensch zu Mensch übertragen würde, denn das konnte ihr gleichzeitiges Auftreten in weit voneinander entfernten Regionen nicht erklären. Historische Aufzeichnungen aus dem 17. und 18. Jahrhundert belegten das gleichzeitige Auftreten der Influenza in Nordamerika und Europa in einer Zeit, als eine Reise von Kontinent zu Kontinent Monate dauerte. Wie konnte sich das Virus schneller verbreiten, als Menschen es von Mensch zu Mensch übertragen konnten? Es musste etwas Einflussreicheres beteiligt sein als die Mensch-zu-Mensch-Übertragung.

Im Sommer ist die Influenza zwar selten, aber nicht völlig verschwunden. Menschen sind auch in dieser Zeit dem Influenzavirus ausgesetzt, aber viel weniger werden tatsächlich krank.[96] Influenza- und andere Atemwegsviren sind das ganze Jahr über in der Bevölkerung präsent, aber in gemäßigten Breiten gehen die Erkrankungen im Sommer zurück. Weniger Menschen werden krank, selbst wenn sie noch immer virusspezifische Antikörper aufweisen.[97,98] Hope-Simpson beobachtete, dass Sonneneinstrahlung ein stärkerer Hemmfaktor bei Influenza-Epidemien war als das Vorhandensein virusspezifischer Antikörper.

Virale Pandemien nehmen immer den gleichen Verlauf. Die Spanische Grippe von 1918, die Hongkong-Grippe von 1968 und die

Covid-19-Pandemie von 2020 waren saisonal, so wie auch alle anderen Virus-Pandemien in der Vergangenheit. Das Hongkong-Virus etwa wurde in Großbritannien im August 1968 erstmals identifiziert, es steckten sich aber nur wenige Menschen an, obwohl es ein neuartiges Virus war, gegen das die Bevölkerung noch keine Immunität entwickelt hatte. Als der Winter nahte, die Sonne immer tiefer am Himmel stand und die Tage kürzer wurden, ließ die Sonneneinstrahlung nach und mehr Menschen erkrankten. Erst um die Zeit der Wintersonnenwende im Dezember 1968 kam es zum ersten großen Ausbruch. Im Winter, als die Sonneneinstrahlung am geringsten war, erreichten die Influenzazahlen ihren Höhepunkt. Als sich die Sommersonnenwende näherte und die Sonneneinstrahlung zunahm, gingen die Grippefälle wie üblich zurück. Im folgenden Winter des Jahres 1969 stiegen die Fälle erneut an. Obwohl ein großer Teil der britischen Bevölkerung inzwischen immun gegen das Virus war, steckten sich viel mehr Menschen an. Die zweite Welle der Hongkong-Grippe erwies sich als tödlicher als die erste.[99]

Sogar in den Tropen schwankt die Anzahl der Atemwegserkrankungen mit den Jahreszeiten je nach Sonneneinstrahlung. Die Temperaturen unterscheiden sich dort im Sommer und Winter zwar kaum, die Sonneneinstrahlung jedoch schon. In der Regenzeit im Winter schirmen dicke Wolkenschichten manchmal für Monate die Sonnenstrahlen ab. Folglich sind die Infektionsraten dann auf ihrem Höhepunkt.[100]

Hope-Simpson stellte die Hypothese auf, dass die Sonneneinstrahlung einen saisonalen Stimulus erzeugt, der die Pathogenese der Influenza und anderer saisonaler Virusinfektionen tiefgreifend beeinflusst. Der dahinterstehende Mechanismus jedoch blieb ein Rätsel.

Ein Steroidhormon

Obwohl Vitamin D als Vitamin klassifiziert wird, fungiert es, wie bereits erwähnt, auch als starkes Steroidhormon. Der Blutspiegel dieses Hormons schwankt saisonal, je nach Sonnenexposition einer Person. Am höchsten ist die Konzentration im Sommer, wenn die Menschen dazu neigen, immun gegen Influenza zu sein, und am niedrigsten im Winter, während der Erkältungs- und Grippesaison.

Dieses Steroidhormon erfüllt im Körper eine ganze Reihe von Aufgaben, darunter die Regulierung der Immunfunktion. Es kurbelt die Produktion von antimikrobiellen Peptiden mit breitem Wirkungsspektrum an, die Influenza- und andere Viren rasch zerstören, und schützt gleichzeitig das Immunsystem davor, zu viele Entzündungszellen – Chemokine und Zytokine – in infiziertes Lungengewebe freizusetzen.

Vitamin D gibt es in verschiedenen Formen, darunter einige inaktive Prähormonformen und die aktive Hormonform 1,25-Dihydroxy-Vitamin-D, abgekürzt 1,25(OH)2D. Die Ausgangsform von Vitamin D wird in der Haut aus Cholesterin (7-Dehydrocholesterin) durch die Einwirkung von UV-Strahlung gebildet. Dann wandelt die Leber diese Prähormonform von Vitamin D in 25-Hydroxy-Vitamin-D – 25(OH)D – um, und die Nieren sowie andere Körpergewebe wiederum wandeln 25(OH)D in die aktive Hormonform von Vitamin D – 1,25(OH)2D – um. Diese Vitamin-D-Form reguliert die Immunfunktion.

Vitamin D ist eine fettlösliche Substanz, die für eine gute Gesundheit und den Schutz vor auf Nährstoffdefiziten beruhenden Krankheiten wie Rachitis oder Osteoporose essenziell ist. Der größte Teil des Vitamins D in unserem Körper wird in unserer Haut gebildet. Einen kleinen Teil nehmen wir mit dem Essen zu uns, insbesondere mit Fettgewebe von Tieren, die ebenfalls UV-Strahlung ausgesetzt waren.

Atemwegserkrankungen und Vitamin-D-Mangel

Seit jeher gilt die Sonne als Quelle heilender Energien. Die alten Griechen und Römer glaubten an die Heilkräfte der Sonne und propagierten Sonnenbäder zur Behandlung zahlreicher Beschwerden – von Wundheilung und Lethargie bis hin zu Epilepsie und Lungenkrankheiten. Gegen Ende des 19. und Anfang des 20. Jahrhunderts, vor Erfindung der Antibiotika, bestand großes Interesse daran, chronische Erkrankungen wie Tuberkulose (TBC) – eine potenziell schwere und hartnäckige bakterielle Infektion, die die Lunge befällt – mit Sonnenlicht zu behandeln. In ganz Nordamerika und Europa entstanden viele Sanatorien (medizinische Einrichtungen für Langzeitbehandlungen). Die Therapie konzentrierte sich auf gesundes Essen, frische Luft, Sport und Sonnenbäder. Die Patienten wurden angeregt, einen Großteil des Tages im Freien zu verbringen. Obwohl man nicht wusste, wie die Sonne die Gesundheit einer Person verbesserte, wusste man doch, dass sie es tat.

Zu jener Zeit war Tuberkulose die führende Todesursache in den USA und Europa. TBC wird von dem Bakterium *Mycobacterium tuberculosis* verursacht. Wenn infizierte Patienten husten oder niesen, wird es leicht in der Luft verteilt. Am häufigsten befällt es die Lunge, es kann aber auch andere Körperteile infizieren. 1903 wurde Dr. Niels Finsen der Nobelpreis für Medizin und Physiologie verliehen, weil er nachgewiesen hatte, dass er Hauttuberkulose (*Lupus vulgaris*) mit konzentrierter Lichttherapie heilen konnte. Später führte die Entdeckung, dass UV-Licht-Exposition die Synthese von Vitamin D in der Haut fördert, zu weiteren Studien, die den erfolgreichen Einsatz der oralen Vitamin-D-Supplementierung zur Behandlung von *Lupus vulgaris* und anderen mykobakteriellen Infektionen wie Lepra beschrieben.[101] Obwohl die Studien vielversprechend waren, war die Aufmerksamkeit durch das Aufkommen der Antibiotika in den 1940er-Jahren nicht mehr auf Vitamin D zur Behandlung von

Infektionskrankheiten gerichtet. Erst in den letzten Jahren erwachte das Interesse an der immunstärkenden Wirkung von Vitamin D und seinem Einsatz in der TBC-Behandlung wieder.

Forscher am Department of Public Health im britischen Oxford überprüften mehrere Versuchsreihen, die zwischen 1980 und 2006 durchgeführt wurden und den Vitamin-D-Spiegel im Blut mit dem Auftreten von Tuberkulose in Zusammenhang brachten. Die Studien ergaben, dass niedrige Vitamin-D-Spiegel mit einem erhöhten Risiko für aktive Tuberkulose verbunden waren. Diese Übersichtsstudie bewies, dass Sonnenexposition und Vitamin-D-Spiegel einen deutlichen Einfluss auf den Verlauf dieser Erkrankung haben könnten. Angesichts ihrer Ergebnisse betonten die Wissenschaftler die potenzielle Rolle einer Vitamin-D-Supplementierung zur Vorbeugung und Behandlung dieser Krankheit, vor allem wenn keine Antibiotika eingesetzt werden.[102]

Wie zahlreiche Untersuchungen gezeigt haben, reduziert die Exposition gegenüber UV-Strahlung das Risiko viraler Atemwegserkrankungen deutlich. In einer von russischen Wissenschaftlern durchgeführten Studie erhielten 410 jugendliche Sportler 3 Jahre lang zweimal im Jahr eine UV-Bestrahlung. Sie wurden mit einer Kontrollgruppe aus 446 Sportlern verglichen, die nicht bestrahlt wurden. In der unbehandelten Kontrollgruppe kam es zu 50 Prozent mehr saisonalen Atemwegsinfektionen, zu 300 Prozent mehr Arbeitsfehltagen und zu einer um 30 Prozent längeren Krankheitsdauer als in der mit UV-Licht behandelten Gruppe. Die Anzahl der Antikörper IgA, IgG und IgM, die eine signifikante Rolle für die Immunfunktion der Schleimhäute spielen, waren in der UV-Gruppe ebenfalls höher.[103]

Eine Studie an niederländischen Kindern zeigte, dass diejenigen mit der geringsten Sonnenexposition zweimal wahrscheinlicher Husten und dreimal wahrscheinlicher eine laufende Nase bekamen als Kinder mit der meisten Sonnenexposition.[104]

Fisch und Leber sind die Nahrungsmittel mit dem höchsten Vitamin-D-Gehalt. Lebertran wird seit Langem schon als Gesundheitstonikum angepriesen. Einer der Gründe dafür könnte in seinem hohen Vitamin-D-Gehalt liegen. 1 Esslöffel (14 Gramm) liefert etwa 1360 IE Vitamin D. Lebertran wird schon seit dem frühen 19. Jahrhundert zur Behandlung von Rachitis, einer auf einen Vitamin-D-Mangel zurückgehenden Krankheit, verwendet.

Wie eine Reihe von Studien zeigte, die zwischen 1920 und 1940 durchgeführt wurden, verringert Lebertran erfolgreich die Häufigkeit von Atemwegsinfektionen. Zwei kontrollierte Studien kamen in den 1930er-Jahren zu ähnlichen Ergebnissen: Die erste fand heraus, dass Lebertran, der 185 Erwachsenen 4 Monate lang verabreicht wurde, Erkältungen um 50 Prozent reduzierte; in der zweiten Studie verringerte er unter 1561 Erwachsenen die Arbeitsausfälle aufgrund von Atemwegsinfektionen um 30 Prozent.[105,106]

2004 berichteten Dr. Linda A. Linday und ihre Kollegen von der Icahn School of Medicine in New York, dass 600 bis 700 IE Vitamin D, das in Form von Lebertran und einem Multivitaminpräparat den Winter über an 47 Kinder in New York City verabreicht wurde, die Anzahl von Arztbesuchen aufgrund von Infektionen der oberen Atemwege signifikant reduzierte. Im Gegensatz dazu kam es in einer Kontrollgruppe aus ebenfalls 47 Kindern in derselben Zeitspanne zu keiner Reduktion der Arztbesuche.[107] Die Kinder in dieser Studie waren im Durchschnitt 2 Jahre alt. Geht man davon aus, dass ein normales 2-jähriges Kind 13 Kilogramm wiegt, läge die entsprechende Dosis für einen 70 Kilogramm schweren Erwachsenen bei rund 2500 IE täglich.

Egal, ob Sie Vitamin D durch Sonneneinstrahlung bilden oder über die Nahrung aufnehmen – es senkt nachweislich das Risiko für Atemwegsinfektionen. Eine 2017 veröffentlichte Metaanalyse bewertete den Einsatz von Vitamin D bei akuten Atemwegsinfektionen. Sie umfasste 25 randomisierte, placebokontrollierte Doppelblindstudien – das ist in der medizinischen Forschung der Goldstandard. Die Analyse fand heraus, dass die Vitamin-D-Supplementierung »sicher war und insgesamt vor akuten Atemwegsinfektionen schützte«. Unter den Probanden, die täglich oder wöchentlich Vitamin-D-Präparate einnahmen, war die Schutzwirkung bei denjenigen am ausgeprägtesten, die zuvor einen Vitamin-D-Mangel aufwiesen – ihr Risiko für Atemwegsinfektionen sank um die Hälfte. Jene mit anfangs höheren Vitamin-D-Werten konnten ebenfalls ihr Risiko senken, aber nicht so deutlich.[108]

Während des eiligen Bestrebens, 2020 eine Behandlungsmethode für Covid-19 zu finden, führten Forscher vom College of Allied Health Sciences in Davao City auf den Philippinen eine klinische Studie durch, um die Effekte von Vitamin D bei infizierten Patienten zu ermitteln. An der Studie nahmen 212 Patienten teil, bei denen Covid-19 diagnostiziert worden war. Basierend auf der Schwere ihrer Symptome wurden sie in vier Gruppen eingeteilt: 49 (23,1 Prozent) hatten leichte Symptome, 59 (27,8 Prozent) hatten mittelschwere Symptome, 56 (26,4 Prozent) litten unter schweren und 48 (22,6 Prozent) unter lebensbedrohlichen Symptomen.

Von den 212 Probanden wiesen 55 normale Vitamin-D-Spiegel im Blut auf – als normal definierten die Wissenschaftler Spiegel von über 30 ng/ml (Nanogramm pro Milliliter) –, 80 hatten unzureichende Werte von 21 bis 29 ng/ml, und 77 zeigten mangelhafte Werte von 20 ng/ml oder weniger. Der Vitamin-D-Spiegel korrelierte deutlich mit der Schwere der Krankheit. Von den 49 Patienten mit leichten

Symptomen hatten 47 (96 Prozent) einen normalen Vitamin-D-Spiegel. Von den 104 mit schweren oder lebensbedrohlichen Symptomen wiesen nur 4 normale Vitamin-D-Werte auf.[109] Diese Studie illustriert deutlich, welchen Effekt der Vitamin-D-Spiegel auf die Schwere der Erkrankung hat. Während für diese Studie ein normaler Vitamin-D-Spiegel mit 30 ng/ml definiert wurde, gelten für die meisten Experten Werte zwischen 40 und 60 ng/ml als normal, wobei die höchste Schutzwirkung bei 60 bis 80 ng/ml liegt.

Variablen	gesamt	klinische Ergebnisse			
		mild	normal	schwer	lebens-bedrohlich
Patienten	212	49	59	56	48
Vitamin-D-Status					
normal (> 30 ng/ml)	55	47	4	2	2
unzureichend (21–29 ng/ml)	77	1	35	23	21
mangelhaft (< 20 ng/ml)	80	1	20	31	25

Vitamin-D-Blutspiegel über 40 ng/ml schützen nicht nur vor Influenza, sondern auch vor Lungenentzündung. Die größte Angst beim Ausbruch einer Atemwegserkrankung, vor allem bei älteren Menschen, besteht darin, sich eine Lungenentzündung einzufangen. In einer Studie mit Patienten, die wegen einer ambulant erworbenen Pneumonie ins Krankenhaus eingeliefert wurden, hatten diejenigen mit höheren Vitamin-D-Spiegeln eine signifikant höhere Überlebensrate im Vergleich zu denen mit niedrigen Vitamin-D-Werten.[110]

Dr. Cannell ist der Meinung, dass virale Atemwegsinfektionen im Grunde die Manifestation eines Vitamin-D-Mangels sind. Menschen mit niedrigen Vitamin-D-Werten sind am anfälligsten für saisonale Atemwegsinfektionen, einschließlich epidemischer und pandemischer Infektionen. Jene mit gesunden Vitamin-D-Spiegeln sind anscheinend immun oder haben nur leichte oder gar keine Symptome. Saisonale Krankheiten sind ein Zeichen von Mangelerscheinungen, genau wie Rachitis. Der einzige Unterschied besteht darin, dass Rachitis bei ernsthaft niedrigen Vitamin-D-Werten auftritt, während eine Influenza auch bei höheren, aber immer noch suboptimalen Werten auftreten kann.

Unser Immunsystem schützt uns vor infektiösen Organismen und Toxinen, recycelt alte, degenerierte oder abtrünnige Zellen (Krebs) und kurbelt die Reparatur und Genesung von Geweben an. Das Rückgrat des Immunsystems ist die Armee aus weißen Blutkörperchen, die kontinuierlich im Körper patrouillieren. Es gibt viele Arten von weißen Blutkörperchen mit unterschiedlichen Funktionen. Einige phagozytieren (fressen) den Eindringling, andere sondern tödliche Substanzen auf ihn ab. Wieder andere produzieren Antikörper, die spezifische Organismen anpeilen und neutralisieren. Vitamin D moduliert die Aktionen der weißen Blutkörperchen.

Neben den weißen Blutkörperchen gehören zum Immunsystem eine Reihe spezialisierter antimikrobieller Peptide (AMP), die in verschiedenen Zellen synthetisiert und ins Blut freigegeben werden. Wenn unsere Zellen mit einem fremden Organismus konfrontiert werden, stimuliert Vitamin D die Freisetzung von AMP erheblich und bringt diese antimikrobiellen Krieger in die Verteidigungsstellung. AMP peilen spezifisch eindringende Mikroorganismen an, verteidigen uns aber auch gegen kanzeröse Zellen und unterschiedliche Toxine. Ursprünglich wurden AMP in weißen Blutkörperchen entdeckt, nachdem sie von Mikroorganismen aktiviert worden waren, sie werden aber auch von Zellen in den Schleimhäuten von Mund, Hals, Nase und Lunge freigesetzt, wo sie eine wichtige Rolle bei der Verteidigung gegen Atemwegsinfektionen spielen. Mit ihrer Wirkungsweise töten sie eindringende Organismen ab, lindern Entzündungen und fördern die Heilung.

Vitamin-D-Präparate haben sich als nützlich bei der Vorbeugung gegen Atemwegsinfektionen erwiesen. In einer japanischen randomisierten, kontrollierten Studie hatten Kinder, die täglich 1200 IE Vitamin D erhielten, eine um 40 Prozent niedrigere Rate an Influenza A im Vergleich zu jenen, die ein Placebo bekamen.[111]

Der Zusammenhang zwischen dem Vitamin-D-Status und der Anfälligkeit für Covid-19 sowie der Schwere wurde ebenfalls in mehreren Studien nachgewiesen.[112,113,114] In einer Untersuchung testeten zum Beispiel israelische Wissenschaftler 14000 Personen auf Covid-19 und fanden heraus, dass bei Vitamin-D-Spiegeln über 30 ng/ml das Risiko für Covid-19 siebenmal geringer war als bei niedrigeren Vitamin-D-Werten.[115] In einer anderen Studie wurde untersucht, inwiefern Covid-19-Todesfälle mit dem Vitamin-D-Status in zwanzig europäischen Ländern in Zusammenhang stehen. Die Länder mit den niedrigsten Vitamin-D-Werten hatten die höchsten Todesraten zu verzeichnen, und diejenigen mit den höchsten Vitamin-D-Werten hatten die wenigsten Todesfälle.[116]

Effektiver als Impfstoffe

Impfstoffe töten eindringende Viren nicht selbst, sondern täuschen dem Körper vor, dass er angegriffen wird, und regen dadurch das

Immunsystem an, Antikörper zu bilden, um eine angebliche Infektion zu bekämpfen. Auch Vitamin D tötet Viren nicht direkt, sondern stärkt das Immunsystem, sodass es eine energische Verteidigung aufbauen kann, wenn es herausgefordert wird. So kann der Körper auf natürliche Weise Antikörper produzieren, die zur Abwehr einer Infektion benötigt werden.

Vakzine werden massiv als die beste und häufig als die einzige Verteidigung gegen Influenza und andere Atemwegsinfektionen angepriesen. Wir kennen den Hype um die Notwendigkeit von Impfungen, aber wie effektiv sind sie wirklich? Sie schützen nicht immer vor den Infektionen, gegen die sie gerichtet sind, von einigen weiß man inzwischen, dass sie sogar die Infektion auslösen, vor der sie schützen sollen, und alle gehen in der Regel mit Nebenwirkungen unterschiedlichen Ausmaßes einher.

Ein Cochrane Review von 2014 analysierte Grippeimpfstoffe, um ihre tatsächliche Wirksamkeit zu bestimmen. Für die Analyse wurden Daten aus zahlreichen Studien herangezogen: 27 vergleichende Kohortenstudien, 20 Fall-Kontroll-Studien und 69 klinische Studien mit über 70 000 Probanden. Die Forscher fanden heraus, dass die Schutzwirkung von Grippevakzinen gering ist. Sie stellten fest, dass 71 Menschen geimpft werden müssten, um einen einzigen Influenzafall zu vermeiden. Diese Statistik entspricht einer Ansprechrate von 1,4 Prozent.[117]

Im Gegensatz dazu fand 2010 eine Studie mit 334 Kindern im Schulalter heraus, dass im Vergleich zu einem Placebo täglich 1200 IE Vitamin D über einen Zeitraum von 4 Monaten zu einem um 7,8 Prozent verringerten Gripperisiko führte.[118] Die Ergebnisse dieser zwei Studien weisen darauf hin, dass Vitamin D zur Vorbeugung gegen Influenza fast sechsmal effektiver ist als Impfungen. Zudem hat Vitamin D, wenn es wie empfohlen eingenommen wird, keine Nebenwirkungen.

Wenn jemand die Grippe bekommt, weiß er nicht, welche Art von Virus er sich eingefangen hat. Es könnte beispielsweise Influenza A oder B sein, oder ein Virus aus einem Dutzend von Unterarten, auch könnte es sich um ein influenzaähnliches Virus wie das Parainfluenzavirus, Rhinovirus, Coronavirus oder das Respiratorische Synzytial-Virus handeln. Auch Ärzte können es nicht identifizieren, es sei denn, sie machen einen Labortest, was nur selten passiert. Mehr als 200 Viren verursachen grippeähnliche Erkrankungen mit ganz ähnlichen Symptomen. Ohne Labortests können Ärzte nicht zwischen ihnen unterscheiden, da sie alle nur ein paar Tage bestehen und nur selten zu schweren Erkrankungen führen. Die jährlichen Impfstoffe sind so konzipiert, dass sie nur gegen drei oder vier unterschiedliche Influenzastämme wirksam sind, die lediglich rund 10 Prozent aller zirkulierenden Atemwegsviren ausmachen. Welche Arten von Influenzaviren in einem bestimmten Jahr dominieren, wird schlicht geraten. Da ist es kein Wunder, dass die Erfolgsrate so niedrig ist. Deshalb fand die Cochrane-Studie auch heraus, dass Impfungen keinen nennenswerten Effekt auf Arbeitsfehltage oder Krankenhausaufenthalte haben.

Impfstoffe werden so konzipiert, dass sie bestimmte Viren anpeilen. Vitamin D hingegen funktioniert eher wie ein Breitspektrum-Virostatikum. Es aktiviert die körpereigene Abwehr, kurbelt die Freisetzung von AMP an, die alle eindringenden Viren – Influenzaviren, Rhinoviren, Coronaviren und die neuartigen Viren, die für gewöhnlich mit großen Ausbrüchen und weltweiten Pandemien einhergehen – angreifen und töten.

Wie die Grippeimpfung kann Vitamin D prophylaktisch eingesetzt werden, um die Grippe, aber auch andere – zum Beispiel bakterielle – Atemwegserkrankungen zu verhindern. Im Gegensatz zu Impfstoffen kann Vitamin D auch zur Bekämpfung akuter Infektionen verwendet werden.[119] Eine Vitamin-D-Therapie kann die Schwere der Symptome mindern, die Dauer der Infektion verkürzen und vor ernsthaften Komplikationen schützen. Impfstoffe sind hingegen völlig nutzlos, wenn Sie eine Grippe haben, und können sogar schaden, weil sie das Immunsystem überlasten, die Genesung verlangsamen und für zusätzliche Symptome sorgen, die die Krankheit noch unangenehmer machen.

Vitamin-D-Mangel
Empfohlene Tagesdosis

Der Vitamin-D-Forscher Dr. Michael F. Holick hat festgestellt, dass Vitamin-D-Mangel das weltweit häufigste Nährstoffdefizit ist und mindestens 50 Prozent der Weltbevölkerung betrifft. Menschen, die in Breitengraden über 40 Grad leben, sind sogar noch häufiger betroffen. In Kanada – und vermutlich auch in großen Teilen Nordeuropas – haben 97 Prozent der Einwohner im Winter einen Vitamin-D-Mangel.[120] Da verwundert es nicht, dass jedes Jahr die Grippe um sich greift. Wir befinden uns buchstäblich in einer globalen Pandemie der Hypovitaminose – einer Vitaminmangel-Krankheit.[121] Vitamin-D-Mangel ist wahrscheinlich einer der wichtigsten Faktoren hinter den steigenden Zahlen chronisch degenerativer Erkrankungen im letzten Jahrhundert. Dieser Mangel ist in erster Linie selbst verschuldet, da wir durch unsere Lebensweise vermehrt in geschlossenen Räumen arbeiten und weniger Sonnenlicht ausgesetzt sind.

Der ursprüngliche Bedarf an Vitamin D in der Ernährung wurde festgelegt, um schweren Mangelkrankheiten wie Rachitis und Osteopenie vorzubeugen, diese Empfehlungen reichen aber nicht aus, um Krebs, Bluthochdruck und andere Erkrankungen, die mit einem Vitamin-D-Mangel in Verbindung gebracht werden, zu verhindern.

Aus diesem Grund wurden die Vitamin-D-Empfehlungen im Laufe der Jahre leicht erhöht.

Derzeit beträgt die empfohlene Tagesdosis der US-amerikanischen National Academy of Medicine für Vitamin D 400 IE täglich für Kinder von 0 bis 1 Jahr, 600 IE täglich für alle Menschen zwischen 1 und 70 Jahren (auch für Schwangere und Stillende) und 800 IE täglich für Personen über 70 Jahre. Diese Dosen gelten für gesunde Personen ohne chronische Krankheiten. IE steht für Internationale Einheit. Manchmal wird die Vitamin-D-Dosis in Mikrogramm (µg) angegeben. Die biologische Aktivität von 40 IE entspricht 1 Mikrogramm, 600 IE entsprechen also 15 Mikrogramm.

Die meisten Länder geben ihre eigenen Empfehlungen für die Vitamin-D-Zufuhr heraus, die aber der Empfehlung der National Academy of Medicine sehr ähnlich sind und im Allgemeinen um höchstens 200 IE täglich abweichen.[122]

Die beste Methode, den Vitamin-D-Status zu bestimmen, ist die Messung der Menge von 25(OH)D (inaktives Vitamin D) im Blut. Dies ist die Vitamin-D-Form, die in der Haut produziert und in Nahrungsergänzungsmitteln konsumiert wird, ehe sie in die aktive Hormonform – 1,25(OH)2D – umgewandelt wird. In der medizinischen Literatur wird Vitamin D sowohl in Nanogramm pro Milliliter (ng/ml) als auch in Nanomol pro Liter (nmol/l) angegeben; 1 ng/ml = 2,5 nmol/l. Die erste Einheit wird üblicherweise in Nordamerika verwendet, die zweite ist in Europa geläufiger.

Unter Forschern umstritten ist die Blutkonzentration, die als mangelhaft, insuffizient und ausreichend gilt, und in der medizinischen Literatur findet man hier etwas unterschiedliche Angaben zur

Definition dieser Werte. Basierend auf einem Review von Daten über den Vitamin-D-Bedarf fasste ein Komitee der US-amerikanischen National Academy of Medicine zusammen, dass Menschen bei Blutkonzentrationen von weniger als 12 ng/ml (30 nmol/l) ein Risiko für schweren Vitamin-D-Mangel haben. Einige Menschen sind möglicherweise schon bei Werten zwischen 12 und 20 ng/ml (30 bis 50 nmol/l) gefährdet. Für die allermeisten gesunden Menschen sind Blutspiegel ab 20 ng/ml ($\geq$ 50 nmol/l) ausreichend, um gegen Mangelerkrankungen vorzubeugen. Das Komitee legte fest, dass 20 ng/ml der Blutspiegel von 25(OH)D ist, der den Bedarf von 97,5 Prozent der gesunden Bevölkerung deckt.

Bei den meisten Kindern und Erwachsenen können Blutspiegel unter 12 ng/ml zu schweren Mangelerscheinungen führen, die sich als Rachitis, Osteomalazie (Knochenerweichung), Knochenbrüche, Myopathie (Muskelschwäche) und Stürze manifestieren. Bei einigen können diese Probleme schon bei Werten zwischen 12 und 20 ng/ml auftreten. Für die meisten sind Blutspiegel ab 20 ng/ml ausreichend, um schwere Mangelerscheinungen zu verhindern. Dies gilt allgemein als Schwellenwert für einen normalen Vitamin-D-Status. Es ist jedoch nicht das ideale Niveau für eine optimale Gesundheit oder einen maximalen Schutz vor den meisten chronischen und infektiösen Krankheiten. Laut den Richtwerten der Endocrine Society wird ein Vitamin-D-Mangel durch einen Blutspiegel unter 20 ng/ml und eine Vitamin-D-Insuffizienz durch einen Blutspiegel zwischen 20 und 29 ng/ml definiert. Ziel ist es, dauerhafte Werte über 30 ng/ml zu erreichen, denn diese gelten als ausreichend für eine gute allgemeine Gesundheit. Viele Vitamin-D-Forscher halten Blutwerte zwischen 40 und 60 ng/ml für optimal, wobei Spiegel bis zu 80 ng/ml für die Bekämpfung akuter Infektionen und Krebs geeignet sind.

Vitamin-D-Status anhand der Blutspiegel

Vitamin-D-Status	→	25(OH)D (ng/ml)
mangelhaft	→	unter 20
insuffizient	→	20–29
ausreichend	→	30–39
prophylaktisch	→	40–60
therapeutisch/pharmakologisch	→	60–80
potenziell schädlich	→	über 200

Quellen:
1. Holick, M. F.: »Vitamin D Deficiency«. *New England Journal of Medicine,* 2007; 357: Seite 266–280.
2. *https://www.grassrootshealth.net/project/general-health/.*
3. Garland, C. F., et al.: »Vitamin D supplement doses and serum 25-hydroxyvitamin D in the range associated with cancer prevention«. *Anticancer Research,* 2011; 31: Seite 607–611.

Die derzeitige empfohlene Tagesdosis der National Academy of Medicine gilt bei den meisten Ernährungswissenschaftlern, auch bei der Endocrine Society, als nicht ausreichend und sollte erhöht werden, um einen 25(OH)D-Blutspiegel über 30 ng/ml zu erreichen. Die folgenden Richtlinien stammen von der Endocrine Society:

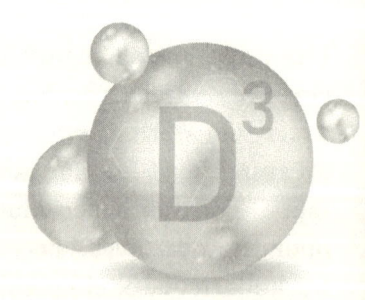

Empfohlene Tagesdosis von Vitamin D, um ausreichend hohe Spiegel zu erreichen

Patientenprofil	Alter (Jahre)	Dosis (IE/Tag)[*]
Säuglinge und Kleinkinder	0–1	1000
Kinder	1–18	1000
Erwachsene	ab 19	1500–2000
Erwachsene mit besonderem Bedarf[**]	ab 19	3000–6000

[*] Langfristige Einnahme erforderlich, um die Blutwerte konstant über 30 ng/ml zu halten.

[**] Schwangerschaft und Stillzeit, Adipositas, Einnahme von Medikamenten, die den Vitamin-D-Stoffwechsel beeinflussen, und bei Malabsorptionssyndromen oder chronischen Krankheiten.

Quelle: Holick, M. F., et al.: »Evaluation, treatment, and prevention of vitamin D deficiency: an Endocrine Society Clinical Practice Guideline«. *Journal of Clinical Endocrinology and Metabolism,* 2011; 96: Seite 1911–1930.

Die empfohlene Tagesdosis der National Academy of Medicine zielt auf einen 25(OH)D-Blutspiegel von mindestens 20 ng/ml ab, der zwar vor Rachitis schützt, nicht aber vor Krebs oder Influenza. Selbst den von der Endocrine Society angestrebten Spiegel von 30 ng/ml halten viele für zu niedrig, um bei optimaler Gesundheit zu bleiben. Neueste Studien weisen darauf hin, dass der optimale Blutspiegel dem entsprechen sollte, der bei den Menschen, die einen Großteil des Tages im Freien verbringen (was für die meisten Menschen im Laufe der Geschichte ganz normal war), auf natürliche Weise entsteht. Dieser

Wert – zwischen 40 und 60 ng/ml (100 bis 150 nmol/l) – gilt als besserer Richtwert für die allgemeine Gesundheit. Um diesen Level zu erreichen, müssen wir täglich mindestens 2000 bis 5000 IE Vitamin D zu uns nehmen oder täglich 15 bis 90 Minuten lang (je nach Hautfarbe) über 40 Prozent des Körpers der Mittagssonne aussetzen.

Schwangerschaft und Stillzeit

Muttermilch und Milch allgemein ist eine schlechte Vitamin-D-Quelle, wenn sie nicht angereichert wird (was in den USA und Kanada normalerweise geschieht). Folglich kann der Bedarf an Vitamin D in der Regel nicht durch Muttermilch allein gestillt werden, die lediglich 25 bis 78 IE pro Liter liefert.[123] In der Schwangerschaft speichert der Fötus Vitamin D in seiner Leber. Die Menge hängt vom Vitamin-D-Status der Mutter ab. Mütter, die Vitamin-D-Präparate in hoher Dosierung zu sich nehmen, können entsprechend hohe Konzentrationen dieses Nährstoffes in ihrer Milch haben. Leidet die Mutter jedoch an einem Defizit, hat auch ihr Neugeborenes diesen Mangel. Verfügt die Mutter über ausreichend Vitamin D, dann weist das Baby bei der Geburt genug Vitamin D für die ersten Lebenswochen auf, wenn es ausschließlich Muttermilch bekommt. Danach ist Sonnenlicht essenziell, damit das Baby ausreichend Vitamin D bilden kann. Auf diese Weise haben Säuglinge in der gesamten Menschheitsgeschichte ausreichend Vitamin D erhalten.

Die empfohlene Vitamin-D-Menge für Schwangere und Stillende, die von der National Academy of Medicine festgelegt wurde, ist die gleiche wie für andere Erwachsene: lediglich 600 IE am Tag. Bruce Hollis, Direktor für pädiatrische Ernährungswissenschaften an der Medical University of South Carolina, und seine Kollegen empfehlen jedoch 4000 IE täglich. Sie versichern, dass die mütterliche Vitamin-D-

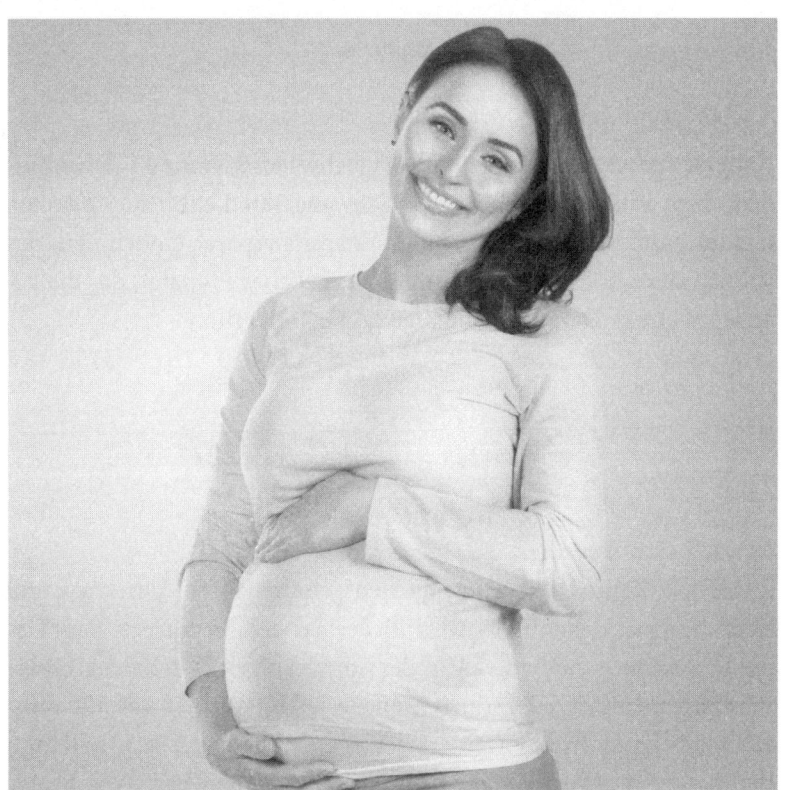

Zufuhr in dieser Höhe sicher und ausreichend ist, um einen angemessenen Vitamin-D-Status bei Mutter und Kind zu gewährleisten.

Laut der Endocrine Society braucht die Mutter 4000 bis 6000 IE am Tag, um genügend Vitamin D in ihre Milch zu bringen, damit der Bedarf eines Babys, das ausschließlich Muttermilch bekommt, gestillt wird.[124] Deshalb sollten stillende Frauen täglich mindestens 1400 bis 1500 IE für ihren eigenen Bedarf beziehungsweise insgesamt 4000 bis 6000 IE täglich zu sich nehmen, um auch den Bedarf ihres Babys zu decken, wenn sie ihm kein Vitamin-D-Präparat geben wollen.

Schwangere Frauen haben oft selbst ein hohes Risiko für einen Vitamin-D-Mangel, der wiederum das Risiko von Präeklampsie und einer

Kaiserschnittgeburt erhöht. Eine tägliche Dosis von 600 IE verhindert einen Vitamin-D-Mangel bei Schwangeren nicht.[125, 126] Sie sollten täglich mindestens ein pränatales Vitaminpräparat einnehmen, das 400 IE Vitamin D liefert, sowie ein zusätzliches Präparat, das die gesamte Vitamin-D-Zufuhr auf 4000 bis 6000 IE erhöht.

Vitamin-D-Quellen

Nahrungsmittel

Zu den Vitamin-D-Nahrungsquellen gehören Fisch, Innereien und tierisches Fett. Vitamin D wird in der Leber und im Fett von Tieren gespeichert, die sich viel an der Sonne aufgehalten haben. Einige Pilzarten produzieren geringe Mengen an Vitamin D. Ihr Vitamin-D-Gehalt kann erhöht werden, wenn man sie unter kontrollierten Bedingungen ultraviolettem Licht aussetzt. Fetter Fisch (wie Lachs, Thunfisch und Makrele) und Lebertran sind die reichhaltigsten Vitamin-D-Quellen. Kleinere Mengen an Vitamin D liefern Rinderleber und Eidotter. Mit Ausnahme von fettem Fisch, Lebertran und Schweineschmalz enthalten Nahrungsmittel nur sehr kleine Vitamin-D-Mengen; den Bedarf allein über das Essen zu stillen, ist also schwierig.

Ein paar Lebensmitteln wird Vitamin D zugesetzt, um ihren Nährstoffgehalt zu erhöhen. In den USA wird Milch fast immer mit 100 IE Vitamin D pro Tasse (240 ml) angereichert. In Kanada wird Milch mit 35 bis 40 IE pro 100 Milliliter angereichert und Margarine mit mindestens 530 IE pro 100 Gramm. Anderen Milchprodukten wie Käse und Eiscreme wird in der Regel kein Vitamin D zugesetzt. Schweden und Finnland reichern ihre Milch ebenfalls an, die meisten anderen europäischen Länder jedoch nicht. Verzehrfertige Frühstücks-Cerealien enthalten in Nordamerika und Europa häufig zugesetztes Vitamin

D, ebenso manche Sorten von Orangensaft, Joghurt, Margarine und andere Produkte. Pflanzliche Milch-Alternativen (zum Beispiel Soja-, Mandel- oder Haferdrinks) sind oftmals mit Vitamin D angereichert, um den Gehalt von Kuhmilch zu erreichen (circa 100 IE pro Tasse); auf dem Etikett ist die tatsächliche Menge angegeben.

Dass im Laufe der letzten Jahrzehnte der Vitamin-D-Blutspiegel gesunken ist, geht zum Teil auf das Vermeiden von Sonne, die Verwendung von Sonnenschutzmitteln, die zunehmende Fettleibigkeit und den geringeren Verzehr von Vitamin-D-haltigen Lebensmitteln (aufgrund von Milchallergie, Laktoseintoleranz, Ovovegetarismus und Veganismus) zurück.

Trotz der Anreicherung von Nahrungsmitteln mit Vitamin D liegt die durchschnittliche Zufuhr allein durch die Ernährung bei US-amerikanischen Männern zwischen 204 und 288 IE am Tag und bei Frauen zwischen 144 und 276 IE am Tag.[127, 128] Diese Mengen kommen nicht annähernd an den Mindestbedarf für die Prävention eines Vitamin-D-Defizits heran. Deshalb ist es wichtig, Vitamin D über zusätzliche Quellen aufzunehmen.

Sonnenexposition

Wenn Sie nicht morgens Sardinen, mittags Hering und abends Lachs verspeisen, bekommen Sie übers Essen allein sehr wahrscheinlich nicht ausreichend Vitamin D. Die meisten Nahrungsmittel liefern einfach nicht genug, um Ihren Bedarf zu stillen. Sonnenlicht ist hier essenziell. Das gesamte Vitamin D, das Sie brauchen, können Sie mithilfe der Sonne bekommen. Tatsächlich ist Sonnenschein die beste Vitamin-D-Quelle. Es gibt jedoch viele Faktoren, die beeinflussen, wie viel Vitamin D Ihr Körper bilden kann.

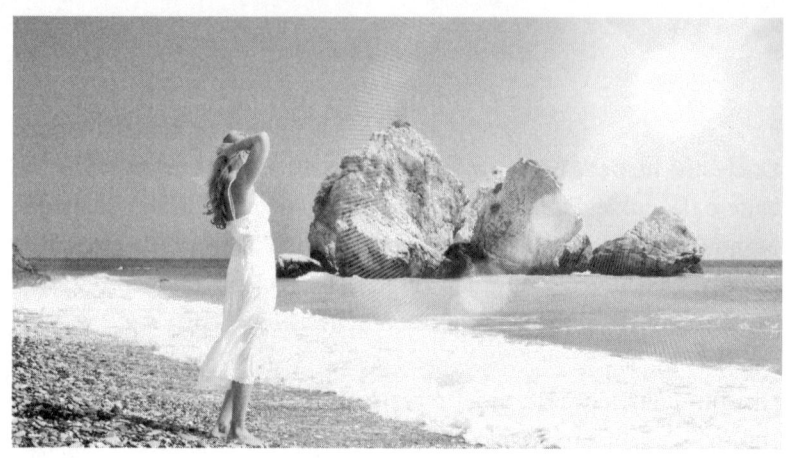

Ultraviolett-B-Strahlung (UVB-Strahlung) mit einer Wellenlänge von 290 bis 315 Nanometer dringt in die unbedeckte Haut ein und wandelt 7-Dehydrocholesterin in das Prävitamin D_3 um, aus dem dann die aktive Form von Vitamin D_3 – 25(OH)D – entsteht. Zu den Faktoren, die den Vitamin-D-Status beeinflussen, gehören die Jahreszeit, die Tageszeit, die Tageslänge, der Breitengrad, die Höhenlage, die Bewölkung, die Smogbelastung, das Hautpigment (Melanin), das Alter und die Verwendung von Sonnenschutzmitteln. Ist der Himmel komplett wolkenverhangen, kann das die UV-Energie um 50 Prozent mindern; Schatten (auch durch starke Luftverschmutzung verursachter Schatten) kann sie um bis zu 60 Prozent reduzieren.[129] Ältere Menschen bilden bei gleich langer Sonnenexposition nur noch etwa 25 Prozent der Vitamin-D-Menge, die ein 20-Jähriger bildet.[130] Wenn Sie auf einem Berg wohnen, produzieren Sie mehr Vitamin D. Je weiter oben Sie sich aufhalten, umso stärker ist die Sonnenintensität, und umso mehr Vitamin D produziert der Körper. Da UVB-Strahlung nicht durch Glas dringt, bildet man bei Sonneneinstrahlung durchs Fenster kein Vitamin D.[131] Sonnenschutzmittel blockieren schon bei einem Schutzfaktor von 15 ganze 94 Prozent der Vitamin-D-produzierenden UVB-Strahlen. Die meisten handelsüblichen Sonnencremes haben Schutzfaktor 30 oder noch höher und blockieren über 97 Prozent der UVB-Strahlen.

Die beste Tageszeit für die Vitamin-D-Bildung ist zwischen 10 und 15 Uhr. Dann ist das UV-Licht am intensivsten. Jede Exposition früher oder später am Tag reduziert die UV-Licht-Exposition drastisch. UV-Licht wird von der Atmosphäre gefiltert. Je mehr Atmosphäre das UV-Licht durchdringen muss, umso schwächer wird es. Früh am Morgen und spätnachmittags erreicht nur wenig UV-Licht die Erde, sodass sich so gut wie kein Vitamin D bildet.

Und im Winter kann die Sonne in einem derart flachen Winkel stehen, dass ebenfalls nur wenig UVB-Licht die Erdoberfläche erreicht. Unterhalb eines Breitengrades von 35 Grad (der Äquator liegt bei 0 Grad) ist der Winkel der Sonne ideal, sodass das ganze Jahr über Vitamin-D-Synthese in der Haut möglich ist. Oberhalb von 35 Grad ist der Winkel der Sonne jedoch im Winter so schräg, dass das meiste, wenn nicht sogar das ganze UVB-Licht von der Atmosphäre absorbiert wird, wodurch die Vitamin-D-Produktion in der Haut nachlässt oder ganz verhindert wird. Bewohner von Boston etwa (42 Grad N), dem kanadischen Edmonton (52 Grad N) sowie dem finnischen Helsinki (61 Grad N) können 4, 5 beziehungsweise 6 Monate lang nicht ausreichend Vitamin D in der Haut bilden.

Einige Vitamin-D-Forscher nehmen an, dass eine circa 20- bis 30-minütige Sonnenbestrahlung von Gesicht, Armen und Beinen täglich zwischen 10 und 15 Uhr ohne Sonnenschutzmittel der Einnahme von etwa 600 IE Vitamin D entspricht – das reicht aus, um bei den meisten Menschen Mangelerscheinungen zu verhindern, aber nicht, um vor den anderen mit Vitamin-D-Defiziten einhergehenden Krankheiten zu schützen. Schätzungen zufolge kann ein Sonnenbad im Badeanzug, das lange genug dauert, um die Haut leicht rosa werden zu lassen (die Färbung hält 24 Stunden an), ohne einen Sonnenbrand zu verursachen, das Äquivalent von 10 000 bis 25 000 IE Vitamin D produzieren.[132] Wie lange es dauert, bis die Haut sich rosa färbt, ohne zu verbrennen, kann zwischen 15 Minuten und 1 Stunde variieren und ist abhängig von den oben aufgeführten Faktoren. Eine hellhäutige Person produziert mehr Vitamin D als eine dunkelhäutige und braucht vielleicht nur 15 Minuten. Eine Person mit sehr dunkler Haut braucht möglicherweise 2 oder 3 Stunden direkte Sonneneinstrahlung, um dieselbe Vitamin-D-Menge zu bilden. Melanin, das Pigment in der Haut, das für die Dunkelfärbung zuständig ist, verzögert die Fähigkeit des Sonnenlichts, die Vitamin-D-Produktion anzukurbeln. Deshalb haben dunkelhäutige Menschen im Allgemeinen niedrigere Vitamin-D-Spiegel als hellhäutige. In den USA ist die Todesrate durch die Kombination aus Lungenentzündung und Influenza bei Afroamerikanern höher als bei Weißen. In Breitengraden über 35 Grad ist man im Winter nicht in der Lage, selbst die minimale Tagesdosis Vitamin D zu bilden, egal wie lange man sich an der Sonne aufhält und unabhängig von der Hautpigmentierung.

Auch wenn man in einer warmen, sonnigen Klimazone lebt, ist das keine Garantie für eine ausreichende Vitamin-D-Produktion. Die meisten Menschen neigen unabhängig von ihrem Wohnort dazu, die Sonne zu meiden, und bleiben lieber in klimatisierten Innenräumen, statt sich draußen aufzuhalten. Auch Bewölkung und Smog blockieren die Sonneneinstrahlung. In einer Studie, die in Florida durchgeführt wurde, wo subtropisches Klima herrscht, fanden Forscher heraus, dass Ende des Sommers rund 25 Prozent der erwachsenen Probanden einen Vitamin-D-Mangel hatten, gegen Ende des Winter waren es rund 40 Prozent.[133] In warmem Klima zu leben, schützt Sie nicht vor einem Vitamin-D-Mangel, wenn Sie nicht die Vorteile der Sonne nutzen.

Sie müssen sich nicht sorgen, dass Sie durch Sonneneinstrahlung zu viel Vitamin D abbekommen, denn unser Körper hat ein selbstregulierendes System, das die produzierte Menge auf ein Äquivalent von

25 000 IE limitiert. Das ist mehr, als man an einem Tag braucht, aber der Überschuss wird für Regentage gespeichert.

Das künstliche Licht in Solarien ist eine andere Art, um die Vitamin-D-Produktion in der Haut anzukurbeln. Dies ist besonders effektiv, wenn es nicht möglich ist, genügend Vitamin D durch direkte Sonneneinstrahlung zu bekommen. Setzt man sich dreimal die Woche der Solariumstrahlung für das Äquivalent von 0,75 MED (MED = minimale Erythemdosis; 1 MED entspricht 10 000 IE Vitamin D) aus, ist das nachweislich sehr effektiv, um den Blutspiegel von 25(OH)D zu erhöhen. Das stützt die Beobachtung, dass Erwachsene, die im Winter regelmäßig mindestens einmal die Woche ins Solarium gehen, stabile 25(OH)D-Werte von mindestens 45 ng/ml haben.[134]

Menschen mit Fett-Malabsorptionssyndrom können Vitamin D aus der Nahrung oder aus Nahrungsergänzungsmitteln nicht effektiv absorbieren und müssen deshalb den Großteil dieses Vitamins durch Sonneneinstrahlung gewinnen. Jene, die in gemäßigten Klimazonen leben, sollten eventuell im Winter ins Solarium gehen oder sich vom Arzt Vitamin-D-Injektionen geben lassen.

Nahrungsergänzungsmittel

In Breitengraden über 35 Grad ist es im Winter nahezu unmöglich, allein durch Sonneneinstrahlung ausreichend Vitamin D zu bilden, und es sind andere Quellen nötig. Je weiter nördlich (auf der nördlichen Erdhalbkugel) beziehungsweise südlich (auf der südlichen Erdhalbkugel) man lebt, umso schwieriger ist es, genügend Vitamin D zu produzieren. Aber obwohl es in diesen Breitengraden schwieriger ist, einen gesunden Vitamin-D-Spiegel aufrechtzuerhalten, ist es doch nicht ganz unmöglich. Nahezu das gesamte Land Norwegen liegt auf über 60 Grad nördlicher Breite, wo es 6 Monate im Jahr unmöglich ist, durch Sonneneinstrahlung ausreichend Vitamin D zu bilden. Doch die Norweger haben dank ihres hohen Konsums an fettem Fisch und Lebertran die höchsten Vitamin-D-Spiegel in ganz Europa. Es ist also möglich, das ganze Jahr über gesunde Vitamin-D-Werte zu erreichen, egal, wo man lebt. Lebertran und andere Nahrungsergänzungsmittel bieten eine kostengünstige und bequeme Möglichkeit, den Vitamin-D-Spiegel zu erhöhen.

Vitamin D kommt in Nahrungsergänzungsmitteln und angereicherten Nahrungsmitteln in zwei Formen vor: D_2 (Ergocalciferol) und D_3 (Cholecalciferol). Vitamin D_2 wird durch die UV-Bestrahlung von Ergosterin in Hefepilzen und Pilzen gebildet. Vitamin D_3 wird durch die Bestrahlung von 7-Dehydrocholesterin – einer Form von Cholesterin in der Haut – produziert. Dies ist die Vitamin-D-Form, die in den Körpern von Tieren gebildet wird und auch in unserer Nahrung am häufigsten vorkommt. Beide Formen wurden traditionell aufgrund ihrer Fähigkeit, Rachitis zu heilen, als gleichwertig angesehen, und in der Tat scheinen die meisten Prozesse, die am Stoffwechsel und an der Wirkung von Vitamin D_2 und Vitamin D_3 beteiligt sind, identisch zu sein. Beide Formen erhöhen effektiv den 25(OH)D-Spiegel. Doch Studien weisen darauf hin, dass Vitamin D_2 nicht ganz so effektiv ist wie D_3, insbesondere in den höheren Dosierungen, mit denen chronische und infektiöse Krankheiten behandelt werden.

Vitamin-D-Präparate sind sowohl für die Prävention saisonaler Atemwegsinfektionen als auch als natürliches Mittel, um Symptome zu lindern und die Krankheitsdauer zu verkürzen, extrem hilfreich.

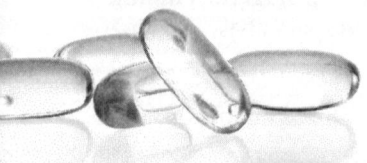

Vitamin D ist in Form von Kapseln, Tropfen und Pulver erhältlich. Die Einzeldosis dieser Nahrungsergänzungsmittel reicht von 400 bis zu 10 000 IE.

Vitamin – D – Therapie

Toxizität

Vitamin D wird in der Leber und im Fettgewebe gespeichert und nach und nach bei Bedarf verwendet. Deshalb besteht die Sorge, dass Vitamin D auf potenziell toxische Werte ansteigen könnte, wenn zu viel davon aufgenommen wird. Vitamin-D-Toxizität kann unspezifische Symptome wie Anorexie, Gewichtsverlust, Polyurie und Herzrhythmusstörungen verursachen. Die National Agency of Medicine legt die tolerierbare Obergrenze, oberhalb derer das potenzielle Risiko für Nebenwirkungen bei langfristiger Einnahme ansteigen kann, auf 4000 IE am Tag fest. Doch diese Empfehlung ist übertrieben vorsichtig. Die Endocrine Society und das Council for Responsible Nutrition hingegen legen die Obergrenze auf täglich 10 000 IE.[135] Kürzlich zeigte eine Studie, dass die Einnahme von bis zu 15 000 IE am Tag und ein Blutspiegel von bis zu 120 ng/ml den Kalziumstoffwechsel nicht negativ beeinflussen oder zur Toxizität führen.[136] Sogar noch höhere Dosen – bis zu 60 000 IE täglich oder mehr – haben sich noch als sicher erwiesen, wenn sie mehrere Wochen lang täglich eingenommen wurden. Wie Studien gezeigt haben, sind 10 000 IE am Tag selbst bei der Einnahme über viele Monate unbedenklich. Im Laufe der Zeit kann tägliche Sonnenexposition den Blutspiegel leicht auf 40 bis 60 ng/ml erhöhen. Dies ist ein typischer Wert, den Menschen, die jeden Tag im Freien arbeiten, ganz natürlich erreichen. Unser Körper kann durch Sonneneinstrahlung an einem einzigen Tag das Äquivalent zu 10 000 bis 25 000 IE Vitamin D bilden. Deshalb kann man davon ausgehen, dass der Körper diese Menge ohne Probleme verarbeiten kann. In einer Studie mit jungen Männern gab es bei der Einnahme von täglich 50 000 IE Vitamin D über eine Zeitspanne von 6 Wochen keine Hinweise auf eine Toxizität (obwohl solch eine Dosis wahrscheinlich toxisch werden würde, wenn sie über einen längeren Zeitraum eingenommen würde).[137] Bei der Behandlung von Rachitis werden häufig Megadosen Vitamin D eingesetzt. 300 000 bis 500 000 IE (7500 bis 12 500 Mikrogramm) Vitamin D werden dazu in einer Einzeldosis (oder manchmal in zwei bis vier Dosen) entweder oral eingenommen oder intramuskulär injiziert und haben sich als sicher erwiesen.

Die neuesten Studien deuten auf eine Toxizitätsschwelle für Vitamin D zwischen 10 000 und 40 000 IE am Tag bei langfristiger Verabreichung und 25(OH)D-Blutspiegeln von konstant über 200 ng/ml (500 nmol/l) hin.[138] In Studien wurde gezeigt, dass eine langfristige Vitamin-D-Zufuhr von 5000 IE am Tag zu 25(OH)D-Blutkonzentrationen zwischen 40 und 60 ng/ml (100 bis 150 nmol/l) führt, aber nicht darüber hinaus.

Hohe Dosen Vitamin D zusammen mit einer Kalzium-Supplementierung führen nachweislich zu einer exzessiven Ablagerung von Kalzium im Weichteilgewebe (Hyperkalzämie). Aber dies geht eher auf einen Mangel an Vitamin K_2 zurück als auf einen Überschuss an Vitamin D selbst. Die Vitamine D und K_2 wirken im Einklang zusammen, um den Kalziumstoffwechsel zu regulieren. Sie können sicher 2000 IE Vitamin D einnehmen, ohne es mit Vitamin K_2 zu ergänzen, aber bei höherer Dosierung kombinieren Sie es besser mit Vitamin K_2 im Verhältnis von etwa 25 Mikrogramm Vitamin K_2 zu 1000 IE Vitamin D. Vitamin-D-Präparate enthalten deshalb bereits häufig Vitamin K_2.

Zusammenfassend lässt sich sagen: Eine tägliche Vitamin-D-Zufuhr von 1000 bis 10 000 IE ist auch über einen längeren Zeitraum sicher und erforderlich, um den 25(OH)D-Blutspiegel dauerhaft zwischen 30 und 60 ng/ml zu halten – dies ist die Spanne zwischen ausreichender Vitamin-D-Versorgung und Krankheitsprävention. Und das ist auch die Menge, die zum Schutz vor Influenza, Coronaviren (auch SARS-CoV-2) und anderen Atemwegsinfektionen benötigt wird.[139]

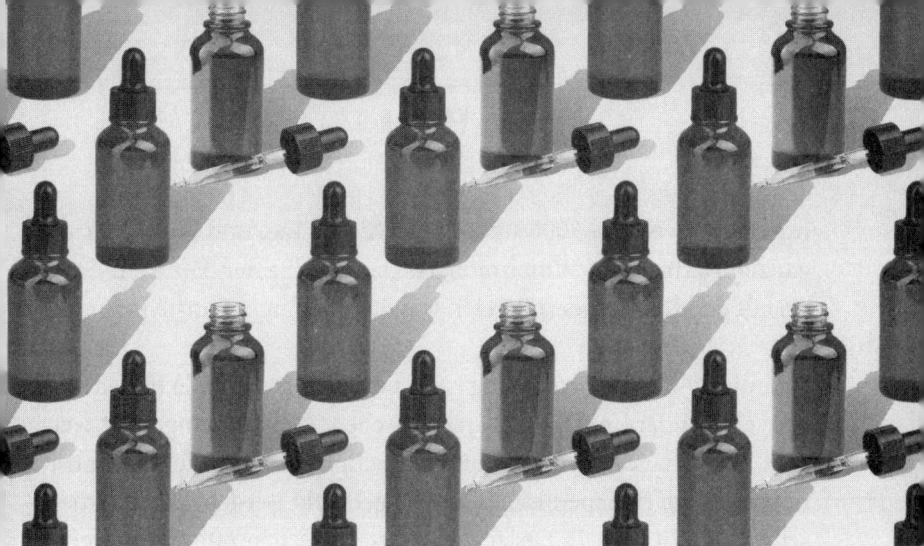

Hohe Dosierungen bis zu 60 000 IE am Tag oder sogar darüber hinaus können über mehrere Wochen sicher zugeführt werden. Wenn jemand einen schweren Vitamin-D-Mangel aufweist, ist die Einnahme hoher Dosen über ein paar Tage oder Wochen sogar die beste Methode, um den Blutspiegel schnell und sicher zu erhöhen. Nachdem sich der Blutspiegel dann normalisiert hat, kann eine deutlich kleinere Erhaltungsdosis täglich eingenommen werden.

Therapeutische Dosis

Das hohe Aufkommen an saisonalen Krankheiten, die jedes Jahr auftreten, ist ein Beleg für den weitverbreiteten Vitamin-D-Mangel in der Bevölkerung. Influenza und Atemwegserkrankungen, die sich zu Pandemien ausgebreitet haben, sind Anzeichen für niedrige Vitamin-D-Spiegel. Die tägliche Nahrungsergänzung mit 400 bis 800 IE Vitamin D – so die allgemeine Empfehlung – schützt nicht ausreichend vor Atemwegsinfektionen.

Um die Grippe und andere Infektionen abzuwehren, brauchen Kinder täglich 2000 IE Vitamin D, und der Bedarf von Erwachsenen liegt irgendwo zwischen 5000 und 10 000 IE am Tag, und zwar über die ganzen Herbst- und Wintermonate. Damit sollte der 25(OH)D-Spiegel auf den schützenden Bereich von 40 bis 60 ng/ml ansteigen.

Vitamin-D-Supplementierung kann nicht nur gegen Infektionen vorbeugen, sondern auch zu therapeutischen Zwecken eingesetzt werden. Zur Behandlung einer akuten Infektion muss die Blutkonzentration rasch auf therapeutisches Niveau gebracht werden. Das erfordert sehr hohe Vitamin-D-Dosen. Blutwerte zwischen 60 und 80 ng/ml können die Dauer und Schwere einer Infektion deutlich mindern und vor ernsthafteren Komplikationen schützen.

Dr. John Cannell und Kollegen haben mit Megadosen erfolgreich akute Atemwegsinfektionen behandelt. Für die Megadosis-Therapie werden 3 Tage lang einmal täglich 2000 IE Vitamin D pro Kilogramm Körpergewicht verabreicht.[140] Eine 68 Kilogramm schwere Person müsste also an 3 aufeinanderfolgenden Tagen täglich 136 000 IE Vitamin D einnehmen. Diese große Vitamin-D-Menge innerhalb kurzer Zeit erhöht den Blutspiegel von 25(OH)D fast umgehend auf 60 bis 80 ng/ml – und dieser Wert ist nötig, um das Virus schnell auszuknocken. Hohe Dosierungen wie diese sollten am besten in flüssiger Form eingenommen werden und können bis zu 10 000 IE pro Tropfen liefern. Eine 68 Kilogramm schwere Person kann die therapeutische Dosis von vierzehn Tropfen in einem Glas Saft oder Wasser zu sich nehmen. Nach Wunsch kann die Dosis in zwei oder drei kleinere Dosen aufgeteilt werden, die zu verschiedenen Tageszeiten eingenommen werden. Die Ergebnisse können in jedem Fall spektakulär sein – die Symptome können innerhalb von 48 bis 72 Stunden vollkommen verschwinden.

Obwohl Vitamin D sehr sicher ist, selbst wenn es in Megadosen innerhalb kurzer Zeit eingenommen wird, kann es doch toxisch werden, wenn höhere Dosen als die hier vorgeschlagenen über eine längere Zeitspanne zugeführt werden. Es gibt Berichte über Personen, die über mehrere Monate 1 Million IE am Tag eingenommen haben und dann unter Erbrechen, Kalziumüberschuss, Enzephalopathie und Nierenversagen litten.[141]

Da seltene Fälle dieser Art aufgetreten sind, warnen viele Ärzte, die mit der Anwendung von Vitamin D nicht vertraut sind, vor den Gefahren einer zu hohen Dosierung und betrachten das Vitamin, als sei es ein Medikament. Vitamin D ist aber kein Medikament, es ist ein essenzieller Nährstoff. Unser Körper besitzt die Fähigkeit, sehr große Mengen davon zu verstoffwechseln. Tatsächlich werden älteren Patienten Einzeldosen von 600 000 IE verabreicht, um einen Vitamin-D-Mangel zu behandeln – ohne irgendwelche Hinweise auf eine Toxizität.[142]

Faktoren

Neben Sonneneinstrahlung und Vitamin-D-Zufuhr gibt es noch zahlreiche andere Faktoren, die den Vitamin-D-Spiegel im Blut beeinflussen. Der Vitamin-D-Spiegel einer Person hängt von Alter, Hautfarbe, Körpergewicht, Rauchverhalten, körperlicher Aktivität, Höhenlage, Jahreszeit, Sonnenexposition, Medikamenten, Gesundheitszustand (zum Beispiel Malabsorptionssyndromen und entzündlichen Darmerkrankungen) und der vorhandenen Vitamin-D-Konzentration ab. Bei adipösen Erwachsenen ist die Wahrscheinlichkeit eines Vitamin-D-Mangels dreimal so hoch wie bei nicht adipösen. Körperlich nicht aktive Menschen haben ein doppelt so hohes Risiko wie aktive.[143] Raucher brauchen mehr Vitamin D als Nichtraucher.

Menschen mit einer beliebigen Anzahl von Fett-Malabsorptionssyndromen haben ein erhöhtes Risiko für einen Vitamin-D-Mangel.

Da Vitamin D fettlöslich ist, ist die Absorption auf die Fähigkeit des Darms, Speisefett zu absorbieren, angewiesen. Menschen mit einer eingeschränkten Fähigkeit, Fette zu absorbieren, brauchen häufig eine Vitamin-D-Supplementierung. Fett-Malabsorption geht mit vielfältigen Erkrankungen einher, darunter Mukoviszidose, Zöliakie, Morbus Crohn, Colitis ulcerosa und einige Formen von Lebererkrankungen.

Menschen mit Adipositas (Body Mass Index über 30) haben niedrigere 25(OH)D-Spiegel als nicht adipöse Menschen. Übergewichtige Personen müssen mehr Vitamin D aufnehmen, um ähnliche 25(OH)D-Spiegel zu erreichen wie Normalgewichtige. Adipositas beeinträchtigt zwar nicht die Synthetisierung von Vitamin D in der Haut, aber größere Mengen an subkutanem Fett binden mehr Vitamin D und beeinflussen seine Freisetzung in den Blutkreislauf. Übergewichtige Personen, die sich einer Magenbypass-Operation unterzogen haben, können mit der Zeit einen Vitamin-D-Mangel entwickeln, weil ein Teil des oberen Dünndarms, in dem das Vitamin absorbiert wird, umgangen wird und das aus den Fettspeichern ins Blut gezogene Vitamin D nicht kompensiert werden kann.[144]

Menschen, die 65 Jahre und älter sind, generieren nur noch ein Viertel so viel Vitamin D wie Menschen in ihren 20ern. Dadurch sind Ältere anfälliger für saisonale Infektionen und chronische Erkrankungen. Pflegeheimbewohner und Menschen, die ans Haus gebunden sind, haben ein höheres Risiko. Wer sich 6 Monate oder noch länger fast ausschließlich in Innenräumen aufhält, hat erwiesenermaßen einen Vitamin-D-Spiegel von gerade einmal 12 ng/ml.[145] Fast all diese Menschen haben ein hohes Risiko, an Grippe oder anderen Atemwegsinfektionen zu erkranken und Komplikationen zu entwickeln. Mit fortgeschrittenem Alter lassen die Vitamin-D-Synthese durch Sonneneinstrahlung und die Absorption aus Nahrungsmitteln und Supplementen nach. Selbst wenn die empfohlene Tagesdosis

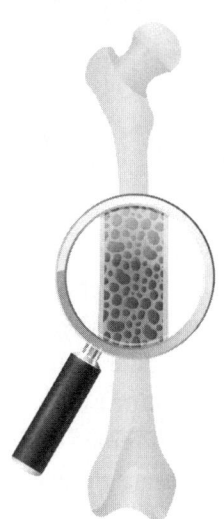

eingenommen wird, kann das nicht ausreichend sein, um schwere Vitamin-D-Defizite und den Verlust der Knochendichte zu verhindern.[146] In einer Studie waren bei 32 älteren Patienten mit Vitamin-D-Mangel, die 10 Tage lang täglich 50 000 IE Vitamin D erhielten, die 25(OH)D-Spiegel nach 3 Monaten um durchschnittlich nur 5 ng/ml erhöht, und bei keinem Patienten überstiegen die Werte nach 3 Monaten 13 ng/ml.[147]

Eine Reihe von Medikamenten kann die Verwertung von Vitamin-D-Supplementen beeinträchtigen. Kortikosteroide wie Prednison etwa, die häufig zur Linderung von Entzündungen verordnet werden, können die Kalziumabsorption reduzieren und den Vitamin-D-Stoffwechsel behindern. Die langfristige Einnahme kann zu Knochenschwund und zur Entstehung von Osteoporose beitragen. Medikamente zur Gewichtsreduktion, Lipasehemmer genannt, wie zum Beispiel Orlistat (Markennamen Xenical und Alli), hemmen die Absorption von Fett (und Vitamin D) im Darm. Bestimmte Cholesterinsenker wie Cholestyramin (Markennamen Questran und Prevalite) können die Aufnahme von Vitamin D und anderen fettlöslichen Vitaminen reduzieren. Sowohl Phenobarbital als auch Phenytoin (Markenname Dilantin), die epileptische Krampfanfälle verhindern und kontrollieren sollen, erhöhen den metabolischen Abbau von Vitamin D zu inaktiven Verbindungen und verringern die Kalziumaufnahme. Wenn Sie regelmäßig verschreibungspflichtige Medikamente einnehmen, sollten Sie Ihren Arzt fragen, ob sie den Vitamin-D-Stoffwechsel beeinträchtigen. Aus oben genannten Gründen neigen ältere Menschen, insbesondere diejenigen, die in Langzeitpflegeeinrichtungen leben, zu einem Vitamin-D-Mangel und sind viel anfälliger für saisonale und pandemische Infektionen als der Rest der Bevölkerung.

Kontrolle des Vitamin-D-Spiegels

Da es viele Faktoren gibt, die den Vitamin-D-Status beeinflussen, können Sie nicht sicher sein, dass die Menge, die Sie zu sich nehmen, und die Menge, die Sie durch Sonneneinstrahlung erhalten, für Ihren Bedarf tatsächlich ausreichen. Wichtiger als Ihre tägliche Vitamin-D-Zufuhr ist Ihr aktueller Vitamin-D-Blutspiegel. Diesen können Sie nur mittels einer Blutuntersuchung feststellen. Sie können Ihren Arzt bitten, einen Calcidiol-Test, auch als 25-Hydroxy-Vitamin-D-Test bekannt, zu machen.

Kennen Sie dann Ihren 25(OH)D-Spiegel, können Sie berechnen, wie viel Sie brauchen, um ihn zu optimieren. Ihr Ziel sollte das ganze Jahr über bei mindestens 30 ng/ml liegen, am besten zwischen 40 und 60 ng/ml. Werte bis zu 80 ng/ml können bei akuten Infektionen hilfreich sein. Liegt Ihr Spiegel unter 20 ng/ml, sollten Sie 12 Wochen lang täglich 10 000 IE einnehmen und danach eine Erhaltungsdosis von 2000 bis 5000 IE am Tag.[148] Haben Sie einen Blutspiegel zwischen 20 und 30 ng/ml, wäre es hilfreich, 6 Wochen lang täglich 10 000 IE und danach eine Erhaltungsdosis von 2000 bis 5000 IE täglich einzunehmen. Liegt Ihr Blutspiegel über 30, aber unter 40 ng/ml, nehmen Sie 4 Wochen lang täglich 10 000 IE und danach täglich 2000 bis 5000 IE ein. Liegt er zwischen 40 und 60 ng/ml, sollten Sie eine Dosis von 2000 bis 5000 IE einhalten. Nach 3 Monaten lassen Sie Ihren 25(OH)D-Wert erneut bestimmen und passen Ihre Einnahme entsprechend an. Bedenken Sie dabei, dass Sonneneinstrahlung und Jahreszeit, Medikamente, Ihr Alter und andere Faktoren Ihren Vitamin-D-Spiegel ebenfalls beeinflussen. Wenn Sie eine Erkrankung haben, die die Vitamin-D-Aufnahme vermindert, könnten Sie die Erhaltungsdosis auf 5000 bis 6000 IE oder, je nach Bedarf, noch höher ansetzen.

Die Grippesaison beginnt in der nördlichen Hemisphäre für gewöhnlich im Oktober (in der südlichen Hemisphäre im April). Bereiten Sie sich darauf vor und erhöhen Sie Ihren 25(OH)D-Spiegel im Voraus auf 40 bis 60 ng/ml, vorzugsweise im September (auf der südlichen Erdhalbkugel im März).

Vitamin-D-Dosierungsstrategie

Aktueller Spiegel (ng/ml)		Tagesdosis
< 20	→	10 000 IE/Tag, 12 Wochen lang, danach Erhaltungsdosis von 2000–5000 IE/Tag
20–30	→	10 000 IE/Tag, 6 Wochen lang, danach Erhaltungsdosis von 2000–5000 IE/Tag
31–39	→	10 000 IE/Tag, 4 Wochen lang, danach Erhaltungsdosis von 2000–5000 IE/Tag
40–60	→	2000–5000 IE/Tag

Zusätzliche Nahrungsergänzungsmittel

Vitamin D arbeitet mit zahlreichen anderen Nährstoffen zusammen, um seine vielen Funktionen zu erfüllen, die uns gesund und frei von Krankheiten halten. Zwei der wichtigsten Nährstoffe sind Magnesium und Vitamin K_2.

Die meisten Menschen, die Vitamin-D-Präparate einnehmen, profitieren davon nicht in vollem Umfang, weil sie einen Magnesiummangel haben – Magnesium ist ein Mineralstoff, der für den richtigen Vitamin-D-Stoffwechsel unabdingbar ist. Laut einer Studie erreichen bis zu 75 Prozent von uns nicht die empfohlene Mindestzufuhr von Magnesium durch die Nahrung allein.[149]

In einer anderen Studie wurde herausgefunden, dass Menschen, die kein Magnesium zusätzlich einnehmen, im Durchschnitt 146 Prozent mehr Vitamin D brauchen, um einen Blutspiegel von 40 ng/ml zu erreichen, als Menschen, die mindestens 400 Milligramm Magnesium täglich zu sich nehmen.[150]

Während Vitamin D die Magnesiumaufnahme aus der Nahrung verbessert, beeinträchtigt eine magnesiumarme Ernährung den Vitamin-D-Stoffwechsel. Da der Vitamin-D-Stoffwechsel alles verfügbare Magnesium nutzt, kann die Einnahme hoher Dosen Vitamin D bei niedrigem Magnesiumspiegel diesen noch weiter senken. Um einem Magnesiummangel vorzubeugen und die Vitamin-D-Funktion zu optimieren, sollten Sie also täglich 200 bis 500 Milligramm Magnesium zu sich nehmen, wenn Sie ein Vitamin-D-Präparat einnehmen. Mehr als 500 Milligramm Magnesium am Tag ist nicht zu empfehlen, da der übermäßige Verzehr eine abführende Wirkung und Durchfall zur Folge haben kann. Kinder sollten etwa 200 Milligramm einnehmen – und falls es zu Durchfall kommt, noch weniger. Jugendliche und Erwachsene können bis zu 500 Milligramm einnehmen, je nach Darmverträglichkeit.

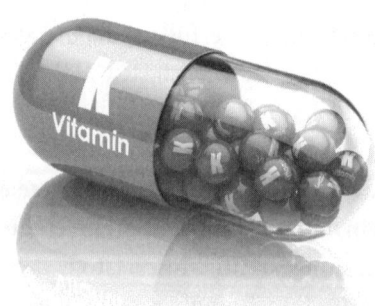

Vitamin K_2 ist am besten bekannt für seine Funktion bei der Regulierung der Blutgerinnung. Zu wenig davon kann zu übermäßigem Bluten führen, zu viel jedoch kann übermäßige Gerinnung auslösen. Zudem ist es – neben Vitamin D – ein essenzieller Nährstoff für die Kalziumabsorption sowie für die Bildung und Aufrechterhaltung starker Knochen und Zähne. Deshalb enthalten manche Vitamin-D-Ergänzungsmittel auch Vitamin K_2. Doch Sie müssen darauf achten, nicht zu viel Vitamin K_2 zu sich zu nehmen, weil sonst Ihr Blut zu sehr zum Gerinnen neigt.

In der Regel enthalten solche Kombinationspräparate zwischen 15 und 25 Mikrogramm Vitamin K_2 pro 1000 IE Vitamin D. Das ist in Ordnung, wenn Sie weniger als 5000 IE Vitamin D am Tag zu sich nehmen, denn man hat festgestellt, dass 100 bis 200 Mikrogramm Vitamin K_2 am Tag sicher sind. Ich habe jedoch schon Fälle gesehen, bei denen es innerhalb weniger Wochen zu exzessiver Blutgerinnung kam, wenn Menschen täglich 10 000 IE Vitamin D zusammen mit 250 Mikrogramm Vitamin K_2 einnahmen. Auch Nahrungsmittel liefern Vitamin K_2. Bei Kindern und Jugendlichen zwischen 2 und 19 Jahren liegt die tägliche Vitamin-K_2-Zufuhr durch die Nahrung bei durchschnittlich 66 Mikrogramm; erwachsene Frauen nehmen am Tag im Schnitt 111 Mikrogramm zu sich und Männer 138 Mikrogramm.[151] Aus diesem Grund empfehle ich, dass Kinder ihre Vitamin-K_2-Zufuhr aus Nahrungsergänzungsmitteln auf höchstens 50 Mikrogramm am Tag beschränken; das Limit für Jugendliche liegt bei 100 Mikrogramm am Tag und das für Erwachsene bei 150 Mikrogramm täglich – unabhängig davon, wie viel Vitamin D sie zu sich nehmen.

Der antivirale Mineralstoff

Cr

Zn

Zinkmangel

Zink ist ein Spurenelement, das sich überall im menschlichen Körper befindet und für die Aktivität von mehr als hundert Enzymen verantwortlich ist, die für das Leben unabdingbar sind. So ist Zink beispielsweise an der Proteinsynthese, an der DNA-Synthese und an der Zellteilung beteiligt. Es unterstützt das normale Wachstum und die normale Entwicklung während Schwangerschaft, Kindheit und Jugend und ist für den Geschmacks- und Geruchssinn erforderlich. Zink ist eine wichtige Komponente der Superoxiddismutase (SOD) – einem starken Antioxidans, das in unserem Körper produziert wird und unsere Zellen vor der zerstörerischen Aktivität von freien Radikalen schützt. Zudem ist Zink von Bedeutung, um uns vor Verletzungen und Krankheiten zu bewahren. Es ist an der Wundheilung beteiligt und essenziell für die richtige Immunfunktion. Ein Zinkmangel beeinträchtigt all diese und noch viele weitere Funktionen.

Seit den 1960er-Jahren ist Zinkmangel bekannt und wird mit Hautanomalien, Hypogonadismus, kognitiver Beeinträchtigung, Wachstumsverzögerung und unausgewogenen Immunreaktionen (Allergien und Autoimmunerkrankungen) in Verbindung gebracht. Ein Zinkmangel kann sogar zum Tod führen, meist als Resultat einer unkontrollierten Infektion.

Um einen stabilen Zinkstatus aufrechtzuerhalten, muss täglich Zink zugeführt werden, weil der Körper kein spezialisiertes System zur Zinkspeicherung hat. Zink ist in vielen Nahrungsmitteln enthalten, am meisten liefern aber Fleisch, Fisch, Schaltiere, Hülsenfrüchte, Nüsse, Samen und Eier. Die meisten Obst- und Gemüsesorten sind schlechte Quellen dieses lebenswichtigen Mineralstoffs. Die empfohlene Tagesdosis an Zink, die vom Food and Nutrition Board der National Academies of Medicine aufgestellt und von den meisten

Ländern übernommen wurde, liegt bei 11 Milligramm für Männer und 8 Milligramm für Frauen ab 14 Jahren sowie bei bis zu 12 Milligramm für Schwangere und 13 Milligramm für stillende Mütter. Die durchschnittliche Ernährung selbst in wohlhabenden Ländern liefert nur etwa 10 Milligramm Zink pro Tag, wodurch viele Menschen gefährdet sind, insbesondere in weniger reichen Ländern. Das größte Risiko tragen schwangere Frauen, kleine Kinder, Senioren und Menschen, deren Ernährung arm an tierischem Protein und reich an hochverarbeiteten, verzehrfertigen Produkten ist, denen ein Großteil des Zinks entzogen wurde.

Von Zinkmangel sind rund 2 Milliarden Menschen überall auf der Welt betroffen, darunter schätzungsweise 40 Prozent der über 60-Jährigen in den USA. In anderen wohlhabenden Ländern ist ein ähnlich hoher Prozentsatz der Senioren betroffen. Da Zink erwiesenermaßen wichtig für die Regulierung der Entzündungsreaktion und der Reaktion auf oxidativen Stress ist, stehen vermutlich viele chronische Krankheiten bei älteren Menschen mit einem Zinkmangel in Zusammenhang. Erkrankungen wie rheumatoide Arthritis, Diabetes, Atherosklerose, eingeschränkte kognitive Funktion, altersbedingte Makuladegeneration (AMD) sowie ein erhöhtes Risiko für Infektionen wie zum Beispiel saisonale Infektionen und Epidemien können zumindest teilweise auf einen Zinkmangel zurückzuführen sein.[152, 153, 154, 155]

Virenhemmende Wirkung

Zink spielt im Immunsystem eine zentrale Rolle. Es beeinflusst zahlreiche Aspekte, von der Barriere der Haut, die Keime vor dem Eindringen in den Körper hindert, der Bildung von Immunzellen (weißen Blutkörperchen), deren Reifung und Differenzierung, bis hin zur

Zellzyklusprogression und der Entwicklung von Immunität gegen spezifische Mikroben.[156] Ein Zinkdefizit kann deshalb die körpereigene Abwehr von Infektionen ernsthaft schwächen, die Krankheit verlängern und ihren Schweregrad erhöhen. Deshalb ist eine ausreichende Zinkzufuhr nötig, damit das Immunsystem so funktioniert, wie es sollte, und den Körper vor Infektionen schützt.

Mitte der 1980er-Jahre fand man heraus, dass der Verzehr von mehr Zink, als normalerweise für eine gute Gesundheit als nötig gilt, zur Abwehr viraler Infektionen beitragen kann. Eine 1984 veröffentlichte placebokontrollierte Doppelblindstudie zeigte, dass Zink-Lutschtabletten die Dauer einer Erkältung verkürzen.[157] In dieser Studie konsumierten die Probanden nach einer anfänglichen Zweifachdosis über den Tag verteilt alle 2 Stunden eine Lutschtablette mit 23 Milligramm Zink; insgesamt nahmen sie täglich 300 Milligramm Zink zu sich. Die Schwere der Symptome ließ in der mit Zink behandelten Gruppe innerhalb weniger Stunden nach. 11 Prozent der behandelten Probanden wurden innerhalb von 12 Stunden symptomfrei, nach 24 Stunden waren es 24 Prozent. Am Ende des 7-tägigen Experiments waren 86 Prozent der mit Zink behandelten Teilnehmer symptomfrei, aber nur 46 Prozent aus der Placebogruppe.

Andere Forscher, die bestrebt waren, diese Studie zu wiederholen, kamen zu unterschiedlichen Resultaten. Einige gelangten zu dem Ergebnis, dass Zink die Dauer einer Erkältung verkürzt, andere nicht. Dieser Unterschied wurde auf verschiedene Faktoren zurückgeführt, darunter die Form des verwendeten Zinks (Zinkgluconat, Zinksulfat etc.), die Methode der Verabreichung (Lutschtablette, Kapsel, Sirup, Nasenspray, Gel), die Dosis und deren Verteilung über den Tag (ein- oder mehrmals täglich) und sogar die Ernährung der Probanden. Insgesamt wiesen die Resultate darauf hin, dass Zink-Lutschtabletten, -Sirups und -Tabletten die Dauer einer Erkältung um 3 bis

4 Tage verkürzen können, wenn sie innerhalb von 24 Stunden nach den ersten Symptomen eingenommen werden.[158]

Zink-Lutschtabletten oder zinkhaltige Sirups werden häufig bei Erkältungen und anderen Infektionen der oberen Atemwege empfohlen, weil sie sich vorübergehend an die Schleimhäute im Mund und im Hals heften, sodass das Zink in direkten Kontakt mit dem Virus in diesen Regionen kommt. Doch zinkhaltige Nasensprays und Gele, die sich ebenfalls an die Schleimhäute heften, haben sich als nicht sehr effektiv erwiesen. Wird Zink mithilfe einer Tablette in den Blutkreislauf eingebracht, gelangt der Mineralstoff nicht nur in die Nasengänge und den Hals, sondern in den gesamten Körper, wo er andere Infektionen bekämpfen kann, darunter jene in den unteren Atemwegen, die zu Lungenentzündung führen können.

Zwar erleiden Kinder jedes Jahr die überwiegende Mehrheit der Erkältungen, tödlich sind diese jedoch selten. Selbst die Influenza verläuft selten tödlich, obwohl sie den Körper so schwächen kann, dass eine Sekundärinfektion auftritt, die zu Lungenentzündung führt. Lungenentzündungen sind weltweit die Todesursache Nummer eins unter Kindern und für 15 Prozent aller Todesfälle bei Kindern unter 5 Jahren und für 19 Prozent aller Todesfälle bei Kindern in Ländern mit niedrigem Pro-Kopf-Einkommen verantwortlich.[159, 160] Eine Zinksupplementierung kann nachweislich die Rate von Lungenentzündungen und Todesfällen bei Kindern reduzieren. Die Menge an Zink muss nicht hoch sein – 10 Milligramm einmal täglich oder sogar nur einmal wöchentlich bieten Kindern unter 5 Jahren deutlichen Schutz.[161] Es wird angenommen, dass die regelmäßige Einnahme von Zinkpräparaten in einer Dosis zwischen 11 und 15 Milligramm pro Tag auch Erwachsene zusätzlich schützen könnte. Viele der Todesfälle, die Covid-19 zugeschrieben werden, waren in Wirklichkeit die Folge einer Lungenentzündung. Studien haben gezeigt, dass Covid-

19-Patienen mit Zinkspiegeln unter 50 µg/dl bei der Einlieferung ins Krankenhaus ein um 2,3-mal höheres Risiko hatten, in der Klinik zu sterben, als Patienten mit Zinkspiegeln von 50 µg/dl oder höher.[162]

Wie Sie aus Kapitel 4 wissen, kapern Viren unsere Zellen und verwandeln sie in Virus-Replikationsfabriken, wodurch mehr Viren produziert und weitere Zellen infiziert werden. Zink unterstützt nicht nur die gesunde Immunfunktion, sondern nimmt auch aktiv an der Abwehr des Virus teil. Dabei tötet Zink das Virus nicht, sondern hindert es daran, sich zu vermehren. Wenn Zink in die Zelle eindringt, unterbricht es die Fähigkeit des Virus, sich selbst zu replizieren, und hält es davon ab, sich auszubreiten. Das gibt den weißen Blutkörperchen Zeit, zirkulierende Viren zu beseitigen, ohne dass weitere Viren dazukommen, mit denen sie fertigwerden müssen. In der Folge werden Dauer und Schweregrad der Infektion deutlich gemindert.

Zink hemmt die Replikation vieler Virusarten. Es beeinträchtigt nachweislich sowohl Rhino- als auch Coronaviren, die Erkältungen verursachen, sowie Coronaviren, die SARS und Covid-19 verursachen, und viele andere Viren, darunter Coronaviridae, Picornavirus, Papillomavirus, Metapneumovirus, Herpes-simplex-Virus, Varizella-Zoster-Virus, Respiratorisches Synzytial-Virus, Humanes Immundefizienz-Virus (HIV) und Hepatitis-C-Virus.[163,164,165,166,167,168]

Ein Zinkpräparat kann dazu beitragen, das Risiko, sich eine Erkältung oder andere Atemwegserkrankungen einzufangen, zu reduzieren, wenn es regelmäßig eingenommen wird. Das gilt ganz besonders für Kinder. Studien haben nachgewiesen, dass Kinder zwischen 6 und 10 Jahren, die mindestens 5 Monate lang täglich 10 bis 15 Milligramm Zink einnehmen, deutlich weniger Erkältungen haben als Kinder, die ein Placebo bekommen.[169] Das lässt darauf schließen, dass die Menge an Zink, die Kinder – und vermutlich auch die meisten Erwachsenen – aus ihrer Ernährung erhalten, nicht ausreicht, um eine gesunde Immunfunktion zu unterstützen.

Zink gibt es in unterschiedlichen Formen. Am effektivsten sind Zinksulfat, -gluconat und -citrat. Sichere und ausreichende Zinkmengen für die verschiedenen Altersgruppen beziehungsweise Lebensumstände sind folgende:

Empfohlene Tagesdosis für Zink

unter 1 Jahr	→	3–5 mg	Bitte beachten Sie:
1–10 Jahre	→	10 mg	Diese Dosierungen sind
ab 11 Jahre	→	15 mg	etwas höher als die aktuell empfohlenen
Schwanger-schaft	→	20 mg	Tagesdosierungen des Food and Nutrition
Stillzeit	→	25 mg	Board.

Da langfristig erhöhte Zinkspiegel im Blut die Kupferabsorption beeinträchtigen können, kann die Einnahme von Zinkpräparaten über eine lange Zeitspanne ohne Kupfersupplementierung zu einem Kupfermangel führen. Kupfer ist für die Bildung roter Blutkörperchen wichtig, und ein Defizit kann eine Anämie verursachen. Einige Zinkpräparate enthalten Kupfer, um dies zu verhindern. Wenn Sie regelmäßig Zinkpräparate einnehmen, sollten Sie pro 15 Milligramm Zink 2 Milligramm Kupfer zu sich nehmen.

Ein Problem von Zink besteht darin, dass es von unseren Zellen nicht leicht aufgenommen wird. Dass es in die Zellen gelangt, ist aber sehr wichtig, denn dort geht die Virenreplikation vonstatten. Deshalb kann die Wirkung eingeschränkt sein, wenn man einfach nur ein Zinkpräparat einnimmt. Doch die Kombination mit bestimmten Arzneimitteln und sogar Nahrungsmitteln, die den Eintritt des Zinks in die Zellen erleichtern, kann dessen virenhemmende Wirkung deutlich erhöhen. Diese Substanzen, Zink-Ionophore genannt, öffnen im Grunde eine Tür in der Zellmembran, sodass mehr Zink hineingelangt. Zink fließt in die infizierte Zelle und stoppt die Virenreplikation.

Eine ganze Reihe von Medikamenten können als Zink-Ionophore fungieren, darunter das verschreibungspflichtige Malariamittel Hydroxychloroquin, das sich in der Behandlung von Covid-19 als sehr effektiv erwiesen hat. Deshalb wird es immer in Kombination mit Zink empfohlen, um diese Krankheit zu behandeln. Aber Sie brauchen gar kein verschreibungspflichtiges Medikament, um Zink in Ihre Zellen zu bekommen. Es gibt ein paar Nahrungsmittel, besser gesagt Nahrungsmittelbestandteile, die ebenfalls als Zink-Ionophore

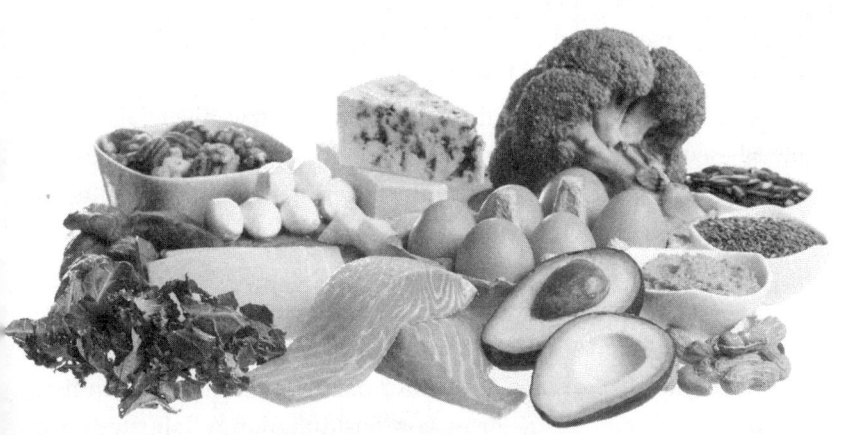

Resveratrol und Quercetin werden
am besten absorbiert, wenn sie mit fetthaltigen
Speisen konsumiert werden

wirken. Die beiden bemerkenswertesten – und zudem leicht erhältlichen – sind Resveratrol und Quercetin. Beide sind selbst starke Virenhemmer und haben sich gegen Influenza- und Erkältungsviren wie Coronaviren als effektiv erwiesen.[170, 171, 172]

Resveratrol und Quercetin sind natürliche Substanzen, die in einer ganzen Reihe von Pflanzen vorkommen, einschließlich vieler Obst- und Gemüsesorten. Beide haben eine starke antioxidative und entzündungshemmende Wirkung. Wie Studien gezeigt haben, besitzen sie zahlreiche hilfreiche biologische Eigenschaften, die zur Prävention und Behandlung von Krebs, Herz-Kreislauf-Erkrankungen, Diabetes, Arthritis und neurodegenerativen Krankheiten eingesetzt werden können. Beide sind fettlöslich und werden deshalb am besten absorbiert, wenn sie mit fetthaltigen Speisen konsumiert werden.

Während einer Viruserkrankung kann die Einnahme relativ großer Mengen an Zink – bei Erwachsenen 100 Milligramm oder mehr – den Schweregrad und die Dauer der viralen Atemwegserkrankung verringern. Doch durch Hinzufügen von Zink-Ionophoren wie Resveratrol oder Quercetin kann das Virus innerhalb weniger Tage komplett beseitigt werden, wenn die Behandlung schon bei den ersten Anzeichen der Infektion beginnt. Je länger man damit wartet, umso schwerer ist es, das Virus auszumerzen.

Um eine akute Infektion zu behandeln, müssen Sie Zink und Resveratrol oder Quercetin in therapeutischen Mengen zu sich nehmen, die viel höher sind, als die, die Sie normalerweise täglich einnehmen würden. Zink gibt es in Form von 50-Milligramm-Tabletten und Resveratrol beziehungsweise Quercetin in Form von 500-Milligramm-Kapseln. Jugendliche und Erwachsene nehmen täglich mit den Mahlzeiten 75 bis 100 Milligramm Zink mit 2000 Milligramm

Resveratrol oder Quercetin ein (es ist nicht nötig, beides zu nehmen), aufgeteilt auf drei Dosierungen. Die Mahlzeiten sollten Fett enthalten, damit das Resveratrol oder Quercetin richtig absorbiert wird, aber wenig Ballaststoffe aus Vollkorngetreide oder Bohnen, da diese Art von Ballaststoffen die Zinkaufnahme behindern kann. Nehmen Sie diese Ergänzungsmittel ein, bis die Symptome verschwunden sind (etwa 7 Tage, je nach Art des Virus), und setzen Sie die Einnahme dann noch 1 Tag weiter fort. Ist die Infektion vorüber, reduzieren Sie die Zinkzufuhr auf die Dosierung in der Tabelle oben.

Zink – Ionophore

Während der Covid-19-Pandemie hat sich gezeigt, dass Zink die Wirksamkeit bestimmter Medikamente erhöht, die sich im Kampf gegen das Coronavirus als nützlich erwiesen – allen voran Hydroxychloroquin und Ivermectin. Beide sind Antiparasitika, die auch virenhemmende Eigenschaften haben und nachweislich wirksam gegen Influenza- und Coronaviren sind. Diese antivirale Wirkung wird noch verstärkt, wenn die Medikamente mit Zink kombiniert werden. Das liegt daran, dass beide Medikamente starke Zink-Ionophore sind und als solche den Mineralstoff in die infizierten Zellen ziehen und die Virenreplikation hemmen.

Hydroxychloroquin

Hydroxychloroquin wird aus der Rinde des Chinarindenbaums gewonnen, der in Peru, Ecuador und Bolivien heimisch ist. Heiler der Inka zerstießen die Rinde zu Pulver und behandelten damit Fieber, Schüttelfrost und Durchfall – Symptome, die im Allgemeinen mit

Infektionskrankheiten einhergehen. Das Rindenpulver wurde mit gesüßtem Wasser vermischt, um seinen starken, bitteren Geschmack zu mildern. Es war sehr effektiv gegen Malaria, unter der die frühen europäischen Siedler litten. Im 16. Jahrhundert führten jesuitische Missionare, die nach Spanien zurückkehrten, die Chinarinde in Europa ein.

Zu jener Zeit war die Malaria in den Sümpfen und Mooren in vielen Teilen Europas vorherrschend. Die Chinarinde, häufig auch Perurinde genannt, wurde zu einer der wertvollsten Waren, die von Südamerika nach Europa verschifft wurden.

1820 wurde der aktive Inhaltsstoff der Chinarinde isoliert und Chinin genannt. Chinin sollte zu einem der am häufigsten verwendeten Arzneimittel aller Zeiten werden und Millionen von Leben retten. Im Laufe der Jahre bemerkten Ärzte oftmals, dass es auch einige bakterielle und virale Infektionen lindern konnte. Im 19. Jahrhundert wurde aus Chinin eine Tablette entwickelt, um Fieber zu behandeln – einschließlich Scharlach (bakterielle Infektion), Gelbfieber und Influenza (beides virale Infektionen) sowie Malaria (parasitäre Infektion).

In den 1940er-Jahren wurde ein Derivat von Chinin – Chloroquin – entwickelt, das im Zweiten Weltkrieg bei den im Pazifik kämpfenden Truppen eingesetzt wurde. Einige bekamen nach der Einnahme von Chloroquin jedoch unangenehme Nebenwirkungen, am häufigsten Kopfschmerzen, Übelkeit, Tinnitus und Schwindel. Anfang der 1950er-Jahre konnte durch eine Modifizierung Hydroxychloroquin hergestellt werden, das frei von den meisten dieser Nebenwirkungen war und bis heute das am häufigsten eingesetzte Mittel gegen Malaria ist. Hydroxychloroquin wird nun schon über 70 Jahre verwendet und hat eine nachgewiesene Sicherheitsbilanz. Die WHO zählt es zu den unentbehrlichen Arzneimitteln.

Hydroxychloroquin

Ärzte begannen, mit anderen Anwendungsgebieten von Hydroxy-chloroquin zu experimentieren, und entdeckten in den 1950er-Jahren seinen Wert für die Behandlung von Autoimmunkrankheiten. 1956 wurde es für die Behandlung von Lupus zugelassen, und inzwischen wird es sowohl bei Lupus als auch bei rheumatoider Arthritis einge-setzt. Ärzte fanden heraus, dass das Medikament bei ihren Patienten auch das Risiko für Diabetes, Krebs und Herz-Kreislauf-Erkrank-ungen wie Herzinfarkte und Schlaganfälle reduzierte.[173, 174]

2005 stellte man fest, dass Hydroxychloroquin ein wirkungsvolles Virostatikum gegen das Coronavirus war, das die SARS-Epidemie der Jahre 2002 bis 2003 verursacht hatte. Als 2020 die Covid-19-Pan-demie ausbrach, überlegten Ärzte, ob es nicht auch gegen dieses neu-artige Coronavirus, SARS-CoV-2, effektiv sein könnte, vor allem in Kombination mit Zink.[175, 176] Erste Studien in Frankreich sowie klini-sche Ergebnisse von zahlreichen Ärzten weltweit bewiesen, dass es erfolgreich das neue Coronavirus bekämpfen konnte.

Im Anschluss an diese Berichte begannen Forscher des Henry Ford Health System mit einer qualitativ hochwertigen Studie. Diese kam zu dem Ergebnis, dass die Behandlung mit Hydroxychloroquin die Todesrate unter Klinikpatienten mit Covid-19 deutlich reduzierte.

Die groß angelegte Studie analysierte 2541 Patienten, die zwischen dem 10. März und dem 2. Mai 2020 in die sechs Henry-Ford-Kliniken eingeliefert wurden. 26,4 Prozent der Covid-19-Patienten, die nach der Standardmethode behandelt wurden, starben. Wenn dem Behandlungsplan jedoch Hydroxychloroquin hinzugefügt wurde, sank die Todesrate auf nur noch 13 Prozent – die Sterblichkeit wurde also auf die Hälfte reduziert. Nebenwirkungen oder irgendwelche anderen Folgen wurden nicht bekannt.

»Unsere Analyse zeigt, dass die Verabreichung von Hydroxychloroquin dazu beitrug, Leben zu retten«, sagte der Neurochirurg Dr. Steven Kalkanis, Geschäftsführer der Henry Ford Medical Group sowie Senior-Vizepräsident und akademischer Leiter des Henry Ford Health System. »Als Ärzte und Wissenschaftler suchen wir in den Daten nach Erkenntnissen. Und die Daten hier zeigen eindeutig, dass es einen Nutzen für die Anwendung des Medikaments bei kranken Klinikpatienten gibt.«[177]

Didier Raoult, ein französischer Mikrobiologe und Experte für Infektionskrankheiten sowie Gründer und Direktor der Forschungsklinik Institut Hospitalo-Universitaire Méditerranée Infection, berichtete, dass eine Kombination aus Hydroxychloroquin und Azithromycin (einem Antibiotikum, mit dem Sekundärinfektionen behandelt werden), sofern diese sofort nach der Diagnose verabreicht wurde, bei 91,7 Prozent der Patienten zur Genesung führte und dazu, dass in den Nasenabstrichen das Coronavirus nicht mehr nachgewiesen werden konnte.[178]

Dr. Vladimir Zelenko berichtet, dass die 5-tägige Behandlung mit einer Kombination aus Hydroxychloroquin, Azithromycin und Zinksulfat zu einer fast 100-prozentigen Genesungsrate bei Covid-19 führt, wenn sie innerhalb von 5 Tagen nach den ersten Symptomen begonnen wird. In einer klinischen Studie wies Zelenko nach, dass es unter den Patienten, die diese Dreifachkombination aus Hydroxychloroquin, Azithromycin und Zink erhielten, zu fünfmal weniger Todesfällen kam als bei den Patienten, die konventionell behandelt wurden.[179]

Als die ersten Ärzte von den erstaunlichen Erfolgen mit Hydroxychloroquin bei der Behandlung von Covid-19 berichteten, taten viele andere Ärzte und Beamte des öffentlichen Gesundheitswesens die Behauptung ab, dass ein preiswertes generisches Malariamittel hilfreich gegen die Viruserkrankung sei. Stattdessen propagierten sie den Einsatz des neu zugelassenen Virostatikums Remdesivir. Eine umfassende Therapie mit Remdesivir kostete das Zehnfache, verhinderte weder Klinikaufenthalte noch Todesfälle und musste über 5 aufeinanderfolgende Tage im Krankenhaus mittels Infusion verabreicht werden. Im Vergleich dazu kann Hydroxychloroquin für die Anwendung zu Hause verschrieben werden, um Schweregrad und Krankheitsdauer zu verringern und Krankenhauseinweisungen zu verhindern – und das ohne die für Remdesivir typischen Nebenwirkungen. Hydroxychloroquin wird seit Langem schon gegen Malaria, Arthritis und Lupus eingesetzt und wirkt gegen Viren, Bakterien, Krebs, Diabetes und Herz-Kreislauf-Erkrankungen.

Obwohl sich Hydroxychloroquin allein als hilfreich bei der Behandlung von Coronaviren erwiesen hat, wird seine Fähigkeit, virale Infektionen zu bekämpfen, stark verbessert, wenn es mit Zink kombiniert wird. Hydroxychloroquin ist ein viel stärkeres Zink-Ionophor als Resveratrol oder Quercetin, muss aber vom Arzt verschrieben werden. Bei den meisten Atemwegsinfektionen reichen Resveratrol oder Quercetin aus, bei ernsthaften Infektionen, die Krankenhausaufenthalte nötig machen, sollte jedoch Hydroxychloroquin bevorzugt werden.

Ivermectin

Ivermectin ist ein von der FDA zugelassenes Breitspektrum-Anti-parasitikum, das aus einer Art von Bodenbakterien (*Streptomyces avermitilis*) gewonnen wird. Ivermectin gehört wie Penicillin und Aspirin zu einer sehr erlesenen Gruppe von Medikamenten, die von sich behaupten können, den größten positiven Einfluss auf die Gesundheit und das Wohlbefinden der Menschheit gehabt zu haben. Jedes dieser Arzneimittel wurde zunächst aus natürlichen Quellen gewonnen und brachte seinen Entwicklern den Nobelpreis für Medizin ein.

Seit seiner Entdeckung und Isolierung aus Bodenbakterien in den 1970er-Jahren ist Ivermectin von unschätzbarem Wert gegen innere wie äußere Parasiten und wertete das Leben von Milliarden Menschen und Tieren überall auf der Welt auf. Das ursprünglich 1981 in der Veterinärmedizin eingeführte Medikament tötet eine Vielzahl an Parasiten, die Haus- und Nutztiere befallen, und ist die weltweit meistverkaufte Tierarznei. Schnell stellte sich heraus, dass es für die Bekämpfung von zwei der weltweit verheerendsten und entstellendsten menschlichen Krankheiten – Onchozerkose (Flussblindheit) und lymphatische Filariose (Elephantiasis) –, die die arme Bevölkerung in den Tropen seit Jahrhunderten plagen, perfekt geeignet ist. Das 1987 für die Behandlung von Menschen zugelassene Medikament ist effektiv gegen eine Vielzahl von Parasiten, die die Haut (zum Beispiel Läuse, Zecken und Krätzemilben), den Verdauungstrakt (zum Beispiel Spul- und Bandwürmer) und Organe (zum Beispiel Herz- und Lungenwürmer) befallen. Ivermectin tötet jedoch nicht nur Parasiten, sondern gilt auch als Breitspektrum-Virostatikum, das gegen Dutzende von Viren wirksam ist, von Influenza, Dengue- und Gelbfieber bis hin zum West-Nil-Fieber.[180] Darüber hinaus fand man heraus, dass Ivermectin die Vermehrung bestimmter Krebszellen hemmt und deren programmierten Zelltod ankurbelt. Das legt nahe, dass

Ivermectin ein Antikrebsmittel mit großem Potenzial sein könnte.[181] Ständig werden neue Einsatzgebiete dieses Medikaments gefunden.

Ivermectin wird weltweit seit fast 50 Jahren extensiv eingesetzt und steht auf der WHO-Liste der unentbehrlichen Arzneimittel. Es hat kaum Nebenwirkungen und gilt als eines der sichersten Medikamente der Welt. Deshalb wird es auch gern als »Wundermittel« bezeichnet.[182] William C. Campbell und Satoshi Ōmura, die dieses Medikament entdeckten und entwickelten, erhielten 2015 dafür den Nobelpreis. Da das Patent für das Medikament längst abgelaufen ist, kann es inzwischen von jedem hergestellt werden, wodurch es sehr preiswert ist. Eine vollständige Behandlungskur kostet nur ein paar Dollar.

Ivermectin hat eine starke antivirale Aktivität gegen Atemwegsviren wie das Influenzavirus und kürzlich auch das für Covid-19 verantwortliche Coronavirus unter Beweis gestellt. Eine von Experten begutachtete Studie unter Leitung von Forschern der Monash University im aus-tralischen Melbourne fand heraus, dass schon eine einzige Dosis des Medikaments das Coronavirus in weniger als 48 Stunden abtöten kann. Die Wissenschaftler berichteten über »eine 99,8-prozentige Reduktion der zell-assoziierten RNA (bei der Ivermectin-Behandlung). Nach 48 Stunden stieg dieser Effekt auf eine circa 5000-fache Reduktion der viralen RNA bei den mit Ivermectin behandelten Probanden im Vergleich zu den Kontrollpersonen. Das wies darauf hin, dass die Ivermectin-Behandlung innerhalb von 48 Stunden zum effektiven Schwund von so gut wie allem viralem Material führte.«[183]

Durch Ivermectins lange Geschichte der sicheren und wirksamen Anwendung und aufgrund der sich abzeichnenden Beweise für seinen Wert bei der Bekämpfung des Coronavirus fingen viele Ärzte an, es im Kampf gegen Covid-19 einzusetzen – mit Erfolg. Der australische Arzt Dr. Thomas Borody verwendet es regelmäßig in seiner

Klinik und ist der Meinung, dass Ivermectin allein die Covid-19-Pandemie hätte beenden können. Laut Dr. Borody ist Ivermectin, wenn es zusammen mit Zink und Doxycyclin (einem Antibiotikum als Schutz vor Sekundärinfektionen) eingenommen wird, erstaunlich effektiv bei der Behandlung des Coronavirus.

Auch in den USA verzeichneten Ärzte mit dem Medikament Erfolge. Ärzte in Broward County in Florida meldeten eine fast 100-prozentige Erfolgsrate, als sie ihre Coronavirus-Patienten mit Ivermectin behandelten. »Wenn ich diese Menschen früh genug behandeln kann«, sagt Dr. Jean-Jacques Rajter, »habe ich eine fast 100-prozentige Reaktionsrate. Es geht ihnen allen besser.«[184]

Dr. Borody sagt, das Medikament könne wie eine Art Impfstoff wirken, um einer Infektion vorzubeugen, wenn es alle paar Wochen eingenommen wird. Im Gegensatz zu Vakzinen könne es aber Covid-19 tatsächlich heilen. Wenn jemand erst einmal infiziert ist, können Impfstoffe die Krankheit nicht heilen, aber Ivermectin kann das.

Wenn Sie die Wahl zwischen einem neu entwickelten Vakzin und Ivermectin hätten – was würden Sie wohl nehmen? Die aktuellen Impfstoffe gegen Covid-19 bieten nur geringen Schutz, und ihre Wirkung lässt schon nach ein paar Monaten nach. Fängt man sich die Infektion auf natürlichem Wege ein und lässt sich umgehend mit Ivermectin behandeln, kann der Körper Antikörper gegen das Coronavirus produzieren und so eine langfristige Immunität dagegen aufbauen, sodass man niemals eine Coronavirus-Impfung braucht. Das ist eine beunruhigende Nachricht für die Impfstoffhersteller, die aggressiv von der Anwendung von Ivermectin abraten, wie sie es auch bei Hydroxychloroquin getan haben.

Für ansonsten gesunde Menschen ist die Behandlung von Covid-19 mit Ivermectin und die Entwicklung lang anhaltender Immunität ein besserer Weg, als sich jedes Jahr mit einer doppelten Dosis impfen zu lassen. Für ältere Menschen mit Vorerkrankungen kann Ivermectin als Prophylaxe dienen – ohne die mit Impfstoffen verbundenen Nebenwirkungen.

Wie Hydroxychloroquin ist Ivermectin ein starkes Zink-Ionophor und kann bei der Behandlung von Virusinfektionen am effektivsten wirken, wenn es mit Zink kombiniert wird. Es muss von einem Arzt verschrieben werden. Ärzte haben festgestellt, dass es genauso wirksam ist wie Hydroxychloroquin, wenn nicht sogar noch wirksamer. Tatsächlich wird es in einem von der Covid-19 Critical Care Working Group (FLCCC) entwickelten Behandlungsplan zusammen mit Zink als bevorzugte Therapie bei Covid-19 genannt.[185]

Gegen die meisten saisonalen Infektionen bietet eine Kombination aus Zink und Resveratrol/Quercetin sowie Vitamin D und C für gewöhnlich ausreichend Schutz. Ivermectin kann wie Hydroxychloroquin für Hochrisikopatienten mit Vorerkrankungen sinnvoll sein. Sie brauchen zwar ein ärztliches Rezept dafür, aber einnehmen können sie es zu Hause.

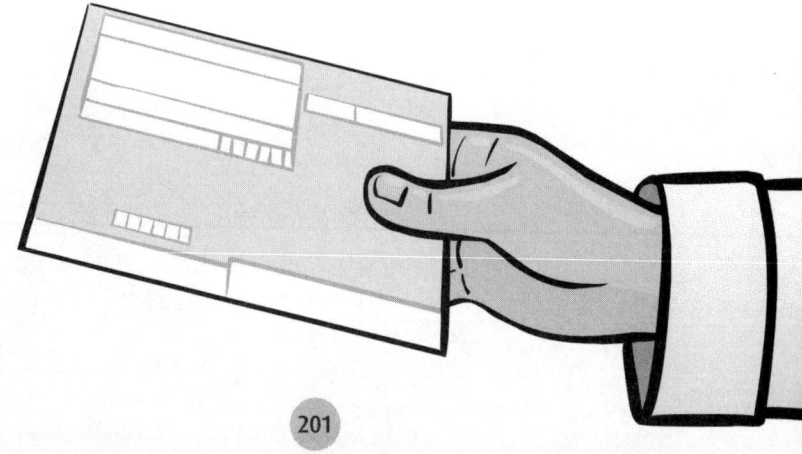

Ascorbinsäure

Ein essenzieller Nährstoff

Ascorbinsäure, auch als Vitamin C bekannt, ist ein wasserlöslicher Nährstoff, der für unser Leben und unsere Gesundheit unerlässlich ist. Mit wenigen Ausnahmen können Säugetiere aus Glukose selbst Ascorbinsäure synthetisieren. Die Ausnahmen sind Meerschweinchen und Primaten, darunter auch der Mensch. Hunde, Katzen und andere Säugetiere können deshalb keinen Vitamin-C-Mangel haben. Wir hingegen müssen unser gesamtes benötigtes Vitamin C aus unserer Nahrung aufnehmen. Ein Mangel an diesem wichtigen Vitamin kann zu Gewebedegeneration, Stoffwechsel- und Immundysfunktion und sogar zum Tod führen. Ein schweres Vitamin-C-Defizit führt zu Skorbut – einer Krankheit, die mit Zahnfleischbluten, Zahnausfall, brüchigen Knochen, Gelenkschmerzen, Muskelschwund und -schwäche, spontanen Blutergüssen, nicht heilenden Wunden, Anämie und Schmerzen einhergeht. Schlussendlich führt sie zum Tod aufgrund von Infektionen, Herzversagen oder Schlaganfall.

In der Antike war Skorbut eine mysteriöse Erkrankung ohne bekannte Ursache und Heilmöglichkeit. Hippokrates und die alten Ägypter erkannten die Symptome bereits um 1550 v. Chr. Über den größten Teil der Menschheitsgeschichte hinweg war die Krankheit relativ selten, am häufigsten trat sie bei Soldaten auf langen Feldzügen und bei Menschen auf, die lange Strecken über Land reisten. Nach der Entdeckung Amerikas und mit dem wachsenden Interesse an der Erkundung der Welt entwickelte sich Skorbut zur Plage unter Seeleuten. Auf langen Seereisen waren die Vorräte an Vitamin-C-reichem Obst und Gemüse bald aufgebraucht, und die Seeleute ernährten sich für den Rest der Reise von Vitamin-C-armem Fleisch und Getreide. Zwischen 1500 und 1800 forderte Skorbut mehr Matrosenleben als

Stürme, Schiffbrüche, Kampfhandlungen und alle anderen Krankheiten zusammen. Insgesamt tötete er schätzungsweise 2 Millionen Seeleute, ehe herausgefunden wurde, dass der Verzehr von Zitrusfrüchten vor der Krankheit schützen konnte.

Vitamin C hat viele lebenswichtige Funktionen im Körper. Es ist essenziell für die Bildung von Kollagen, der Proteinmatrix, auf der unsere Knochen und Zähne aufgebaut sind und die unsere Gewebe und Organe zusammenhält. Wenn Sie sich verletzen, bildet Kollagen den Klebstoff, der die Wunde versiegelt und eine Narbe bildet. Kollagen verleiht Geweben und Organen Stärke und Elastizität. Das ist besonders in den Arterienwänden wichtig, die sich mit jedem Herzschlag ausdehnen und zusammenziehen müssen.

Vitamin C spielt für die Gesundheit des Herz-Kreislauf-Systems eine entscheidende Rolle. Ein Mangel führt zum Verfall der Blutgefäße. Kapillaren unter der Haut brechen spontan und führen zu Unterblutungen. Es kommt leicht zu Blutungen – besonders im Zahnfleisch, einem der klassischen Symptome von Skorbut. Arterien werden geschädigt, was zu Blutgerinnseln und zum schnellen Wachstum von atherosklerotischen Plaques führt. Muskeln, darunter der Herzmuskel, degenerieren, wodurch sich die Anfälligkeit für Herzinfarkte erhöht. Ein Vitamin-C-Mangel kann zu Schäden am Kreislaufsystem führen, lange bevor Anzeichen für Skorbut zu sehen sind. Ein chronischer Vitamin-C-Mangel verursacht alle Anzeichen, Symptome und Folgen, die mit Herzerkrankungen in Verbindung stehen.

Am bekanntesten ist Vitamin C für seine antioxidativen Eigenschaften und für seine Fähigkeit, andere Antioxidantien, zum Beispiel Vitamin E, zu revitalisieren, wenn sie ihre antioxidativen Kapazitäten durch die Bekämpfung freier Radikale eingebüßt haben. Ein Großteil der Schäden und Beschwerden durch Infektionen und Toxine gehen auf oxidativen Stress zurück, der von freien Radikalen verursacht wird, die aus diesen Quellen entstehen. Wenn wir in diesen Zeiten die Zufuhr jenes Vitamins erhöhen, kann dies viel Schmerz und Unbehagen lindern und die Genesung beschleunigen.

Vitamin C ist essenziell für die Verstoffwechslung von Aminosäuren, die für die Produktion bestimmter Hormone – allen voran Thyroxin und Norepinephrin – erforderlich sind. Thyroxin wird von der Schilddrüse freigesetzt und reguliert unseren Stoffwechsel. Die Stoffwechselrate erhöht sich unter extremem Stress und löst Fieber aus, um Infektionen zu bekämpfen und Gewebereparatur und -heilung zu fördern. Ein Vitamin-C-Mangel bremst den Stoffwechsel, wodurch wiederum der Heilprozess unterdrückt und die Genesung verzögert wird.

Die Nebennieren enthalten mehr Vitamin C als alle anderen Organe im Körper. Bei emotionalem oder körperlichem Stress setzen die Nebennieren große Mengen an Vitamin C frei. Vitamin C ist für die richtige Funktion unserer Immunzellen erforderlich. Weiße Blutkörperchen beinhalten 20-mal mehr Vitamin C als andere Zellen. Während einer Infektion fährt der Körper die Produktion weißer Blutkörperchen hoch, um den Eindringling abzuwehren. In der Folge erhöht sich der Bedarf an Vitamin C, weil Millionen neuer weißer Blutkörperchen gebildet werden, um in den Kampf einzusteigen.

Da Vitamin C in unserem Körper in keinem nennenswerten Maß gespeichert wird, kann großer Stress aufgrund von Infektionen, Drogenkonsum, Kontakt zu Umwelt- und Industriegiften sowie Umweltverschmutzung unseren Vitamin-C-Vorrat erschöpfen.

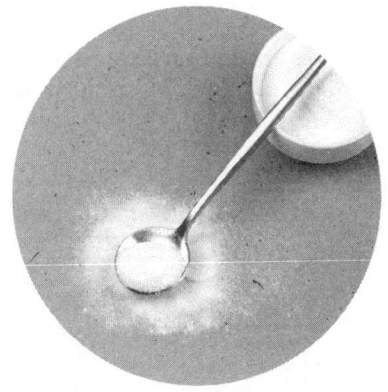

Die Ergebnisse zahlreicher Tierversuche und klinischer Human-studien belegen, dass Vitamin C nicht nur die Immunfunktion unterstützt, sondern aktiv an der Bekämpfung von Viren beteiligt ist. Nachdem es von den Zellen absorbiert wurde, verhindert es die virale Replikation, indem es die Proteinhülle, die von der Virusnuk-leinsäure produziert wird, aufnimmt und so den Aufbau neuer Viren verhindert. Die Wirtszellen dehnen sich aus, platzen und sterben, aber es sind keine aktiven Viren vorhanden, die neue Zellen infizie-ren könnten. Vitamin C unterdrückt nachweislich die virale Repli-kation einer Reihe von respiratorischen und nicht respiratorischen Viren, darunter das Influenza-A-Virus, das Rhinovirus, das Corona-virus, das Herpes-simplex-Virus (HSV-1), das Epstein-Barr-Virus und das Poliovirus Typ 1.[186,187,188,189,190]

Zudem scheint Vitamin C die Produktion von Interferon anzuregen, das in unseren Zellen die Aktivierung antiviraler Abwehrmechanis-men ankurbelt, wodurch sie der Infektion standhalten können.[191]

Vitamin-C-Bedarf

Im Laufe der Jahre hat sich die empfohlene Tagesdosis für Vitamin C aufgrund des verlagerten Fokus – weg von der Skorbutprävention hin zur Prävention chronischer Krankheiten wie Krebs und Herz-Kreis-lauf-Erkrankungen – erhöht.

Die Europäische Behörde für Lebensmittelsicherheit sowie Ernäh-rungsgesellschaften in Deutschland, Österreich und der Schweiz legen den Tagesbedarf an Vitamin C wie folgt fest:

Empfohlene Tagesdosis für Vitamin C

Personengruppe		mg/Tag
Kinder 0–1 Jahr	→	20
Kinder 1–14 Jahre	→	20–85
Männliche Jugendliche 15–18 Jahre	→	105
Weibliche Jugendliche 15–18 Jahre	→	90
Männer ab 19 Jahren	→	110
Frauen ab 19 Jahren	→	95
Schwangere	→	105
Stillende	→	125
Raucher	→	155
Raucherinnen	→	135

Quelle: *https://pubmed.ncbi.nlm.nih.gov/26227083/*.

Vitamin C kommt reichlich in den meisten frischen Obst- und Gemüsesorten vor. Eine halbe Tasse (85 Gramm) aufgeschnittene Erdbeeren oder Brokkoli liefert etwa 50 Milligramm Vitamin C – etwa die Hälfte des Tagesbedarfs eines Erwachsenen. Vitamin C ist hitzeempfindlich und wird beim Kochen deutlich reduziert. Obwohl einige Nahrungsmittel reich an Vitamin C sind, zerstört das Erhitzen 25 bis 100 Prozent davon.[192] Industriell verarbeitete, in Dosen gefüllte oder abgepackte Lebensmittel enthalten leider sehr wenig dieses wichtigen Nährstoffs. Auch tiefgekühlte Früchte und Gemüse sind Vitamin-C-arm, weil sie in der Regel vor dem Einfrieren blanchiert (also erhitzt) werden, um alle Enzyme unwirksam zu machen. Fleisch liefert kaum Vitamin C, und Getreide wie Weizen und Reis enthalten gar kein Vitamin C. Die einzige Möglichkeit, ausreichend hohe Mengen aus unserer Nahrung zu ziehen, ist der Verzehr von rohem Obst und Gemüse. Da Vitamin C wasserlöslich ist, wird alles, was der Körper nicht sofort verbraucht, mit dem Harn ausgeschieden – deshalb müssen wir es täglich zu uns nehmen.

Ein Vitamin-C-Mangel, der so gravierend ist, dass er Skorbut verursacht, kommt in wohlhabenden Ländern relativ selten vor, aber Menschen, die nicht regelmäßig genügend frische Produkte zu sich nehmen, entwickeln subklinische Mangelerscheinungen. Sie bekommen vielleicht gerade noch genügend Vitamin C, um voll entfaltete Skorbutsymptome zu verhindern, aber ihr Körper leidet und degeneriert allmählich. Arterien verfallen, es bilden sich Plaques, eine Insulinresistenz entsteht, die Immunfunktion wird schlechter, das Zahnfleisch geht zurück, Gelenke schmerzen, das Krebsrisiko steigt usw. Ein moderater Vitamin-C-Mangel kann durch alle möglichen Degenerationserscheinungen zu einem langsamen Tod führen. Tatsächlich können eine zu niedrige Vitamin-C-Zufuhr oder subklinischer Skorbut gefährlicher sein als Skorbut an sich, weil der Betroffene sich des Problems nicht bewusst ist und deshalb nichts dagegen unternimmt. Eine höhere Zufuhr als offiziell empfohlen geht mit einem geringeren Risiko für chronische Krankheiten wie Herz-Kreislauf-Erkrankungen, Schlaganfall, Krebs und Stoffwechseldysfunktion einher. Eine Metaanalyse von vierzehn Studien kam zu dem Ergebnis, dass eine Vitamin-C-Zufuhr von etwa 450 Milligramm am Tag das Sterberisiko für alle Krankheiten deutlich reduziert.[193]

Es ist eigentlich recht einfach, ausreichend Vitamin mit der Nahrung zu bekommen, um gegen Skorbut vorzubeugen. Schon 10 Milligramm täglich reichen aus. Doch Skorbut vorzubeugen heißt noch längst nicht, gesund zu sein. Die Menge an Vitamin C, die nötig ist, um diese schwere Mangelerkrankung zu verhindern, reicht nicht aus, um zu guter Gesundheit zu gelangen, diese aufrechtzuerhalten oder generell gegen Krankheiten vorzubeugen.

Die meisten Menschen haben einen chronischen Vitamin-C-Mangel – nicht so ausgeprägt, dass sie offensichtliche Anzeichen von Skorbut entwickeln, aber doch zu einem Grad, der eine langsame Degeneration fördert, die durch subklinischen Skorbut verursacht wird. Eine bevölkerungsbezogene Querschnittstudie an fast 150 Patienten in einem großen Lehrkrankenhaus in Kanada ergab beispielsweise, dass 60 Prozent der Patienten suboptimale Vitamin-C-Blutspiegel aufwiesen und 19 Prozent einen Vitamin-C-Mangel hatten – mit ähnlichen Werten wie bei Skorbut.[194] Es ist ganz klar, dass Vitamin C ein Nährstoff ist, von dem jeder die ausreichende Zufuhr sicherstellen sollte. Wenn Sie jedoch akut krank sind, wird Vitamin C noch wichtiger.

Unter Stress ist unser Vitamin-C-Bedarf erhöht. Stress führt dazu, dass wir Vitamin C rasch verbrauchen, deshalb benötigen wir mehr, zuweilen sehr viel mehr, um bei guter Gesundheit zu bleiben. Wenn wir eine Erkältung oder eine andere Krankheit haben, hilft die zusätzliche Einnahme von Vitamin C, das Immunsystem zu stärken. Menschen, die rauchen, Alkohol trinken oder bestimmte medizinische Probleme haben, brauchen mehr Vitamin C als andere. Rauchen erhöht den oxidativen Stress, der wiederum den Bedarf an Antioxidantien erhöht. Alkohol verstärkt den Vitamin-C-Verlust um fast 50 Prozent, deshalb haben regelmäßige und schwere Trinker einen erhöhten Bedarf. Krankheiten (chronische wie akute), physischer und emotionaler Stress oder Verletzungen sowie der Kontakt mit Giftstoffen und Umweltverschmutzung erhöhen allesamt unseren Vitamin-C-Bedarf über die empfohlene Tagesdosis hinaus. Besonders hilfreich ist

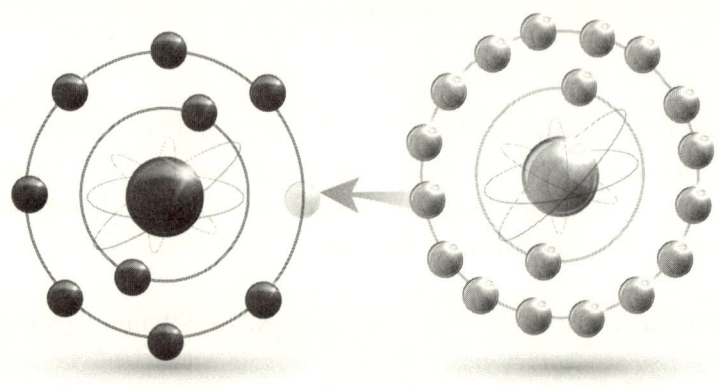

**Freies Radikal
mit fehlendem Elektron**

**Antioxidans spendet
fehlendes Elektron**

Vitamin C für schwer kranke Menschen – vor allem wenn sie an einer Virusinfektionen leiden –, die in der Regel niedrigere Vitamin-C-Spiegel aufweisen als gesunde Menschen. Neben dem täglichen Verzehr reichlich Vitamin-C-reicher Lebensmittel kann eine Vitamin-C-Supplementierung Ihre Immunfunktion ankurbeln und in Zeiten von Krankheit oder Verletzung die Heilung beschleunigen.

Die offiziell empfohlene Tagesdosis ist für gesunde Menschen, die sich ausgewogen und Vitamin-C-reich ernähren, ausreichend. Um jedoch Krankheiten zu verhindern oder zu bekämpfen oder nach Verletzungen oder Krankheiten den Heilungsprozess zu beschleunigen, können höhere Tagesdosen ungemein hilfreich und sogar therapeutisch sein. Tiere, die ihre eigene Ascorbinsäure synthetisieren, produzieren weit mehr als die mickrige, offiziell empfohlene Menge, wodurch sie widerstandsfähiger gegen Krankheiten sind als wir – trotz ihrer zumeist unhygienischen Lebensbedingungen. Denken Sie nur daran, dass Hunde zum Beispiel Fleisch und verdorbene Lebensmittel fressen, die tagelang der Witterung ausgesetzt oder im Dreck vergraben waren – Nahrung, die von Fliegen und anderen Insekten und auch Bakterien, Viren und anderen potenziell schädlichen Mikroorganismen kontaminiert ist –, und trotzdem werden sie nicht krank. Wir hingegen könnten bei einer solchen Ernährung nicht überleben. Einer der Gründe für die Widerstandsfähigkeit dieser Tiere ist die relativ große Menge an Vitamin C, die sie produzieren. Eine Ziege von der Größe eines Menschen kann beispielsweise unter Stress bis zu 100 Gramm (100 000 Milligramm!) Vitamin C am Tag bilden.[195] Menschen produzieren gar keines, aber wir haben die gleichen Säugetierzellen wie eine Ziege und denselben Bedarf an Ascorbinsäure. Die von der Deutschen Gesellschaft für Ernährung empfohlene Tagesdosis für erwachsene Menschen ist auf einen Wert festgelegt, der tausendmal niedriger ist als dieser. Um denselben Ascorbinsäurespiegel zu erreichen wie andere Säugetiere, müssten wir jedoch weit mehr als 100 Milligramm Vitamin C am Tag konsumieren. Idealerweise sollte unsere tägliche Zufuhr in Gramm statt in Milligramm bemessen werden. Wenn wir unseren Bedarf nach den Mengen berechnen, die andere Säugetiere herstellen, müssten wir in stresslosen Zeiten täglich 2 bis 4 Gramm und bei Stress offensichtlich mehr zu uns nehmen.

Die optimale Tagesdosis an Vitamin C ist deutlich höher als die empfohlene Standardmenge. Unter Berücksichtigung der oben genannten Fakten kann man eine überarbeitete beziehungsweise angepasste optimale Tagesdosis berechnen, die unter verschiedensten Gegebenheiten besser vor Mangel und degenerativen Erkrankungen schützt. Sie ist zwar nicht offiziell von einer bestimmten Regierung oder Gesundheitsorganisation anerkannt, stellt aber eine bessere Richtlinie für die optimale Vitamin-C-Zufuhr dar. Die angepasste Tagesdosis ist deutlich höher als die Standarddosis, aber auch diese Mengen sind nicht schädlich. Die tägliche Zufuhr von größeren Mengen als den unten aufgeführten hat sich als sicher und gut verträglich erwiesen und weist nur geringe Toxizität auf. Selbst wenn Vitamin C direkt in den Blutkreislauf injiziert wird, haben sich weitaus größere Mengen als unbedenklich erwiesen.

Angepasste empfohlene Tagesdosis für Vitamin C

Personengruppe		mg/Tag
Kinder 1–3 Jahre	→	200
Kinder 4–8 Jahre	→	300
Kinder 9–13 Jahre	→	500
Männliche Jugendliche 14–18 Jahre	→	800
Weibliche Jugendliche 14–18 Jahre	→	700
Männer ab 19 Jahren	→	1000
Frauen ab 19 Jahren	→	800
Schwangere	→	1000
Stillende	→	1400
Raucher	→	1400
Raucherinnen	→	1200

Die überarbeitete Tagesdosis wird zur Krankheitsprävention empfohlen. Die therapeutische Menge zur Behandlung von Virusinfektionen wäre das 5- bis 10-Fache davon; sie sollte in mehreren Gaben über den Tag verteilt eingenommen werden, bis die Symptome abgeklungen sind. Ein erwachsener, nicht rauchender Mann sollte ungefähr 3 bis 7 Tage lang alle 1 bis 2 Stunden 1000 Milligramm einnehmen.

Glukose und Vitamin C

Das Verhältnis von Zucker (Glukose) zu Vitamin C hat einen enormen Einfluss auf unsere Gesundheit. Die Zucker und Stärken in unserer Nahrung werden unabhängig von ihrer Quelle in Glukose umgewandelt und in den Blutkreislauf freigesetzt. Dies bezeichnen wir allgemein als Blutzucker. Während die Glukose durch unseren Körper zirkuliert, wird sie mithilfe des Hormons Insulin nach und nach von unseren Zellen absorbiert und verstoffwechselt, um Energie zu gewinnen.

Wenn Sie nicht täglich frisches Obst und Gemüse oder Vitamin-C-Präparate zu sich nehmen, haben Sie wahrscheinlich – wie die meisten heutzutage – einen Mangel an diesem Vitamin. Zu allem Übel raubt der Konsum von Zucker, ob natürlich oder verarbeitet, dem Körper auch noch Vitamin C.[196] Die chemische Struktur von Glukose ist der von Vitamin C sehr ähnlich. Insulin ist erforderlich, um sowohl Glukose als auch Vitamin C in unsere Zellen zu transportieren. Deshalb muss Vitamin C mit der Glukose um das verfügbare Insulin konkurrieren, um Einlass in die Zellen zu bekommen.[197] Im Allgemeinen befindet sich viel mehr Glukose als Vitamin C in unserem Blutkreislauf und gewinnt immer den Wettkampf. Doch dieser Prozess kann umgekehrt werden, wenn eine hohe Dosis Vitamin C zugeführt wird und gleichzeitig wenig Zucker und raffinierte Kohlenhydrate konsumiert werden. Nach der Aufnahme hat Vitamin C nur eine kurze Lebensdauer in unserem Blutkreislauf und wird rasch von den Nieren entfernt und ausgeschieden. Je nach der zugeführten Menge hat Vitamin C eine Halbwertszeit von 30 Minuten bis zu ein paar Tagen, und größere Mengen werden am schnellsten dezimiert.[198] Eine Ernährung mit vielen Lebensmitteln, die reich an Zucker und raffinierten Kohlenhydraten sind, welche im Körper in Glukose umgewandelt werden, fördert einen Vitamin-C-Mangel. Je höher die Zufuhr an Zucker und raffinierten Kohlenhydraten ist, umso ausgeprägter ist der Mangel. Unsere moderne Ernährung, die in der Regel arm an Vitamin-C-reichem Obst und Gemüse und überladen mit Zucker, Süßigkeiten und raffiniertem Getreide ist, schränkt unsere Fähigkeit, selbst das wenige Vitamin C in unserer Nahrung zu absorbieren, deutlich ein.

Diabetiker sind besonders anfällig für Vitamin-C-Defizite, weil sie einen chronisch hohen Glukosespiegel im Blut haben, der den Zugang des Vitamins in die Zellen hemmt. Selbst wenn sie fasten, ist ihr Blutzucker erhöht. Ist der Diabetes von einer Insulinresistenz verursacht – was bei Diabetes Typ 2 der Fall ist –, sind die Zellen im Körper resistent gegen die Tätigkeit des Insulins geworden und absorbieren Glukose nicht leicht, was den Blutzucker steigen und lange Zeit auf erhöhtem Niveau bleiben lässt. Ein Mensch mit Insulinresistenz hat auch eine Vitamin-C-Resistenz und kann entsprechend auch Vitamin C nicht gut absorbieren. Folglich wird ein Großteil des aufgenommenen Vitamin C schließlich aus dem Körper gespült. Das könnte ein Grund sein, warum Atherosklerose, Parodontitis, eine erhöhte Anfälligkeit für Infektionen und langsam heilende Wunden – klassische Anzeichen eines chronischen Vitamin-C-Mangels – typisch für Diabetiker sind. Und es könnte erklären, warum unter Diabetikern Herzinfarkte die Todesursache Nummer eins sind. Viele Ärzte haben inzwischen erkannt, dass die koronare Herzkrankheit mehr durch einen Vitamin-C-Mangel (hauptsächlich aufgrund eines übermäßigen Zuckerkonsums) beeinflusst wird als durch einen hohen Cholesterinspiegel oder eine Ernährung, die reich an gesättigten Fetten ist. Tatsächlich haben in den letzten Jahren zahlreiche Studien – darunter Metaanalysen, die auf Daten aller zuvor publizierten Studien zu diesem Thema basierten – gezeigt, dass nicht der Konsum gesättigter Fette das Risiko für Herzerkrankungen erhöht, sondern der übermäßige Verzehr von Zucker.[199, 200, 201, 202]

Atemwegsinfektionen

Seit Vitamin C in den 1930er-Jahren erstmals isoliert wurde, wird es als Mittel zur Behandlung von Atemwegsinfektionen empfohlen. Doch erst in den 1970er-Jahren, als der zweimalige Nobelpreisträger Dr. Linus Pauling sein Buch *Vitamin C und der Schnupfen* herausbrachte, erlangte das Vitamin weite Beachtung als Mittel gegen Virusinfektionen. In seinem Buch schrieb Pauling, dass Vitamin C in Dosierungen weit über denen, die zur Prävention von Skorbut erforderlich sind – die sogar zehn- bis zwanzigmal darüber liegen –, vor Erkältungen schützen und Symptome lindern könnte. Er bot eine mögliche Lösung für eine der weltweit häufigsten Krankheiten und löste damit eine Lawine an Forschungsarbeiten aus.

Die Rolle von oral verabreichtem Vitamin C bei der Prävention und Behandlung von Erkältungen ist umstritten, seit Paulings Buch erschien. Viele Studien wurden durchgeführt, um Paulings Erkenntnisse zu bestätigen, jedoch mit unterschiedlichen Ergebnissen. Einige Studien scheinen Paulings Behauptungen zu bestätigen, andere hingegen konnten kaum oder gar keine Wirkung des Vitamins C feststellen. Eine der Ursachen für die widersprüchlichen Resultate waren die in manchen Studien verwendeten niedrigen Vitamin-C-Dosen. Skorbut konnte schon mit 10 Milligramm täglich verhindert werden, und die offiziell empfohlene Tagesdosis lag im Jahr 1970 bei täglich 45 Milligramm. Pauling bestand darauf, dass mindestens 1000 Milligramm (1 Gramm) täglich nötig seien, um Infektionen zu verhindern, und 5000 Milligramm (5 Gramm), um sie zu behandeln.

Ein weiteres Problem, das die Studienergebnisse beeinflusst haben könnte, war die Ernährung der Probanden. Es ist bekannt, dass Zucker und Stärke aus der Nahrung die Vitamin-C-Aufnahme in die Zellen beeinflussen. Probanden, deren Ernährung großzügige Mengen an Zucker, Süßigkeiten und einfachen Kohlenhydraten (verarbeitetes Getreide und stärkehaltiges Gemüse) enthielt, absorbierten das benötigte Vitamin C nicht so gut, dass es therapeutische Wirkung hatte. Das Problem wurde noch dadurch verschärft, dass Probanden, die insulinresistent waren (Typ-2-Diabetiker und Prädiabetiker), das Vitamin ebenfalls nicht richtig absorbierten und deshalb keine positiven Ergebnisse erzielen konnten, die normalerweise mit der in diesen Studien verwendeten Menge an Vitamin C zu erwarten gewesen wären.

Trotz dieser Mängel ergaben die meisten Studien, dass der Einsatz von Vitamin C einen positiven Effekt hat. Die Verabreichung von zusätzlichem Vitamin C zu Beginn einer Erkältung konnte – je nach Dosierung – dazu beitragen, den Schweregrad und die Dauer zu reduzieren.

2018 analysierten Forscher die Daten aus neun qualitativ hochwertigen placebokontrollierten Doppelblindstudien über die orale Verabreichung therapeutischer Vitamin-C-Dosen bei der Behandlung von Erkältungen. Ihre Metaanalyse schloss mit der Empfehlung »einer kleinen täglichen Dosis Vitamin C (nicht mehr als 1,0 Gramm/Tag), um die Immunität anzukurbeln, und einer größeren Vitamin-C-Dosis während der Erkältung (normalerweise 3,0–4,0 Gramm/Tag) zur besseren Wiederherstellung der Gesundheit«.[203] Die Erkenntnisse der Studie ähneln sehr Paulings Empfehlungen für ansonsten gesunde, nicht diabetische Personen.

Zwar findet der Zusammenhang zwischen Vitamin C und Erkältungen die größte Aufmerksamkeit, das Vitamin scheint aber auch zum Schutz vor anderen Atemwegserkrankungen von Wert zu sein. Eine bevölkerungsbezogene Studie analysierte bei mehr als 19 000 Probanden zwischen 40 und 79 Jahren die Verbindung von Vitamin-C-Blutspiegeln und Atemwegserkrankungen. Sie begleitete die Teilnehmer im Durchschnitt 16,5 Jahre lang. Wie die Forscher herausfanden, wiesen die Probanden mit der höchsten Vitamin-C-Konzentration im Blut eine um 15 Prozent niedrigere Wahrscheinlichkeit auf, Atemwegserkrankungen zu entwickeln, und ein um 46 Prozent geringeres Risiko, an Lungenkrebs zu sterben, als die Probanden mit den niedrigsten Vitamin-C-Blutspiegeln.[204]

Vitamin C hilft nicht nur, Erkrankungen der oberen Atemwege zu vermeiden und zu bekämpfen, sondern kann auch dazu beitragen, mit der Infektion einhergehende schwerwiegende Komplikationen zu verhindern. Relativ milde Infektionen der oberen Atemwege können lebensbedrohlich werden, wenn sich im unteren Atemtrakt eine Sekundärinfektion entwickelt, die zur Lungenentzündung führen kann. Da Menschen mit Skorbut häufig an Lungenentzündung sterben, liegt ein Zusammenhang zwischen Vitamin C und Infektionen der unteren Atemwege nahe. Ein schlechter Vitamin-C-Status erhöht bekanntermaßen das Risiko einer Lungenentzündung.[205] Studien fanden heraus, dass eine Vitamin-C-Supplementierung bei Menschen mit niedrigem Vitamin-C-Spiegel (was auf viele Menschen zutrifft) vor Lungenentzündung schützt. Studien, die die Anwendung von Vitamin C als Prophylaxe gegen Lungenentzündungen untersuchten, stellten bei den Probanden, die Vitamin C einnahmen (im Vergleich zu Probanden, die dies nicht taten), eine etwa 80-prozentige Abnahme der Häufigkeit von Lungenentzündungen fest.[206]

Vitamin C hat sich außerdem als wirksam gegen pandemische Viren erwiesen. Bereits in den ersten 2 Monaten nach Bekanntwerden der ersten Covid-19-Fälle im chinesischen Wuhan im Dezember 2019 wurden 50 Tonnen Vitamin C – also 50 Millionen 1-Gramm-Dosen – in die Stadt transportiert. Die Zahl der Neuaufnahmen auf den Intensivstationen sank drastisch. Im Jahr 2020 war die Covid-19-Todesrate in Wuhan und tatsächlich in ganz China 100- bis 300-mal niedriger als in Nordamerika, Europa und fast allen anderen Ländern der Erde.

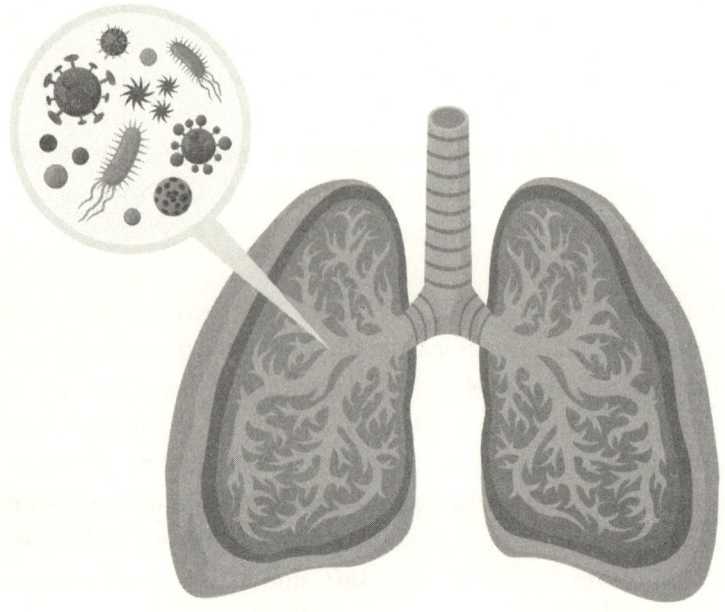

Schon eine Supplementierung von gerade einmal 200 Milligramm am Tag kann signifikanten Schutz vor Lungenentzündung und anderen Atemwegsinfektionen bieten. Eine randomisierte Doppelblindstudie untersuchte 57 ältere Krankenhauspatienten mit akuten Atemwegsinfektionen (Bronchitis und Lungenentzündung). Diese relativ kleine Dosis führte selbst bei akuten Atemwegsinfektionen zu einem signifikanten Anstieg der Vitamin-C-Konzentration im Blut und in den weißen Blutkörperchen. Den Patienten, die Vitamin C bekamen, ging es deutlich besser als jenen, die ein Placebo erhielten. Dies traf besonders auf die am schwersten erkrankten Patienten zu, von denen viele bei der Aufnahme ins Krankenhaus sehr niedrige Vitamin-C-Werte hatten.[207]

Obwohl sich täglich 200 Milligramm als hilfreich erwiesen haben, gibt es Hinweise darauf, dass die Reaktion dosisabhängig ist. Eine

Linderung der Symptome, eine schnellere Genesung und ein geringeres Komplikationsrisiko sind am besten mit einer Zufuhr von 5 Gramm oder mehr zu erreichen.

Vitamin C wirkt am besten gegen Atemwegsinfektionen, wenn es schon bei den ersten Anzeichen einer Infektion eingenommen wird. In seinem Buch *Vitamin C und der Schnupfen* schreibt Pauling: »Es ist klug, immer ein paar 500-Milligramm-Tabletten Ascorbinsäure dabeizuhaben. Beginnen Sie beim ersten Anzeichen einer sich entwickelnden Erkältung, beim ersten Kratzen im Hals, sobald sich Schleim in der Nase bildet, beim ersten Muskelschmerz oder allgemeinen Krankheitsgefühl mit der Behandlung, indem Sie eine oder zwei 500-Milligramm-Tabletten schlucken. Dann fahren Sie mit der Behandlung fort, indem Sie jede Stunde eine oder zwei weitere Tabletten einnehmen.«

Wenn Sie Diabetes oder auch nur Prädiabetes oder eine Insulinresistenz haben, sollten Sie Ihre Vitamin-C-Zufuhr sowohl zur Vorbeugung als auch zur Behandlung erhöhen. Für Sie ist es hilfreich, wenn Sie Ihren Blutzuckerspiegel testen lassen. Insulinresistenz und Diabetes werden in der Regel durch die Messung der Glukose in einer Blutprobe diagnostiziert, nachdem man 8 oder mehr Stunden nüchtern war. Ein gesunder Nüchternblutzucker liegt zwischen 65 und 90 mg/dl (3,6 bis 5 mmol/l). Ein Nüchternblutzucker zwischen 91 und 99 mg/dl weist auf das Anfangsstadium einer Insulinresistenz hin, gilt aber noch als normal. Ein Nüchternblutzucker zwischen 100 und 125 mg/dl (5,6 bis 6,9 mmol/l) weist auf fortgeschrittene Insulinresistenz und Prädiabetes oder das Anfangsstadium eines Diabetes hin. Wenn der Nüchternblutzucker 126 mg/dl (7 mmol/l) erreicht oder übersteigt, signalisiert er eine schwere Insulinresistenz, und die Diagnose ist voll ausgebildeter Diabetes.

Insulinresistenz und Diabetes Typ 2 werden hauptsächlich durch schlechte Ernährung und Lebensgewohnheiten verursacht. Aufgrund der hohen Mengen an Zucker und raffinierten Kohlenhydraten in der Ernährung und dem geringen Konsum von vitaminreichem Obst und Gemüse haben Insulinresistenz und Diabetes im Laufe der Zeit stark zugenommen. In den letzten 60 Jahren ist die Inzidenz von Diabetes um 800 Prozent gestiegen.[208] Derzeit sind etwa 80 Prozent der Bevölkerung zu einem gewissen Grad insulinresistent und bräuchten deshalb eine höhere Dosis Vitamin C, um von dessen antiviralen Eigenschaften zu profitieren. Ein Mensch mit Diabetes oder Prädiabetes sollte in Erwägung ziehen, zur Vorbeugung zwei- bis dreimal täglich 1000 Milligramm Vitamin C zu sich zu nehmen. Während einer Erkältung läge die Dosis bei stündlich 1000 Milligramm.

Denken Sie daran: Vitamin C ist nicht schädlich, nicht einmal in großen Mengen.[209] Der Darm hat jedoch eine begrenzte Kapazität, Vitamin C zu absorbieren, und große Mengen können Durchfall und Übelkeit verursachen. Bei manchen Menschen führen schon 2 oder 3 Gramm, auf einmal eingenommen, zu diesen Symptomen, während andere drei- oder viermal so viel zu sich nehmen müssen, um irgendeine Wirkung zu spüren. Große Mengen werden besser vertragen, wenn sie auf mehrere kleine Gaben über den Tag verteilt werden. Auch zusammen mit etwas Nahrung eingenommen ist Vitamin C besser verträglich.

Wenn Sie große Dosierungen nicht vertragen, könnten Sie die Einnahme von liposomalem Vitamin C in Betracht ziehen. Diese Form von Vitamin C ist von Lipidpartikeln ummantelt und kann besser durch den Darm transportiert werden. Von liposomalem Vitamin C können Sie mehr zu sich nehmen als von normalem Vitamin C, ohne Verdauungsprobleme zu bekommen. Außerdem gelangt aufgrund der besseren Absorption mehr Vitamin C in den Blutkreislauf. Eine

10-Gramm-Dosis Vitamin C in liposomaler Form erhöht beispielsweise den Ascorbinsäurespiegel im Blut um 70 Prozent mehr als die gleiche Menge an normalem Vitamin C.[210] Wenn Sie Diabetes oder Prädiabetes haben und 10 Gramm oder mehr Vitamin C am Tag einnehmen möchten, wäre die liposomale Form die beste Wahl.

Intravenöse Verabreichung von Vitamin C

Die Vitamin-C-Menge, die oral eingenommen werden kann, ist durch die Darmverträglichkeit begrenzt. Doch wenn der Darm umgangen und das Vitamin direkt in den Blutkreislauf injiziert wird, steigt der Vitamin-C-Spiegel deutlich an und kann erstaunliche therapeutische Effekte ohne Nebenwirkungen bewirken. Mit Infusionen können bis zu 100 Gramm Vitamin C direkt in den Blutkreislauf eingebracht werden. Die orale Dosis ist im Allgemeinen auf weniger als 15 Gramm täglich begrenzt. Mit Infusionen kann dem Patienten nicht nur eine höhere Dosis verabreicht werden als oral, sondern durch die intravenöse Gabe steigt der Vitamin-C-Spiegel im Blut auch deutlicher an. Vitamin-C-Infusionen können die Ascorbinsäure-Konzentration im Blut 30- bis 70-mal mehr erhöhen als oral eingenommenes Vitamin C.[211] Wenn es intravenös verabreicht wird, gelangt das gesamte Vitamin C direkt in den Blutkreislauf, und nichts davon geht durch den Transport im Darm verloren – was bei der oralen Einnahme durchaus passiert. Bereits 1 Gramm intravenös verabreichtes Vitamin C erhöht den Blutspiegel weit mehr, als dies oral möglich wäre.

Schwere gesundheitliche Probleme wie Krebs, Diabetes und akute Infektionen dezimieren den Vitamin-C-Spiegel rapide, und der Bedarf an Vitamin C steigt mit dem Schweregrad der Erkrankung. In schweren Fällen kann dies Infusionen im Grammbereich erfordern, damit der Vitamin-C-Spiegel den gestiegenen Umsatz des Vitamins wieder wettmacht. Vitamin-C-Infusionen verbessern nicht nur die Immunfunktion enorm, sondern spielen auch eine aktive Rolle bei der Reinigung des Körpers von abnormalen Zellen (Krebs) und Fremdkörpern.

Pauling propagierte die Anwendung von Vitamin-C-Infusionen bei der Krebsbehandlung. Er führte klinische Studien durch, die nachwiesen, dass hohe Vitamin-C-Dosen die Lebensqualität deutlich verbesserten und die Überlebensspanne todkranker Krebspatienten erhöhten. Ähnliche Resultate erbrachten spätere Studien von Pauling und anderen über verschiedene Krebsarten, darunter Hirn-, Haut-, Brust-, Bauchspeicheldrüsen-, Eierstock-, Kolorektal- und Lungenkrebs, mit Vitamin-C-Dosen zwischen 500 Milligramm täglich und 100 Gramm dreimal die Woche.[212] Hohe Ascorbinsäurespiegel im Blut sind selektiv toxisch für Tumorzellen, nicht aber für normale Zellen.[213] Dr. Pauling behauptete, dass Vitamin C die Krebs-Sterberate um 75 Prozent senken könne.

Hoch dosiertes Vitamin C zerstört auch Viren und kann als Virostatikum fungieren. In den letzten Jahrzehnten wurden Vitamin-C-Infusionen erfolgreich bei der Behandlung zahlreicher viraler Infektionen eingesetzt. Hoch dosiertes Vitamin C hat sich bei der Abwehr schwerer Komplikationen durch Atemwegsinfektionen – zum Beispiel Lungenentzündung und ARDS – als höchst effektiv erwiesen. Vielleicht noch überzeugender sind die Daten, die den Einsatz von Vitamin C bei der Behandlung einer Sepsis – einer lebensbedrohlichen Erkrankung, die durch eine virale oder bakterielle Infektion entstehen kann und den ganzen Körper vergiftet – stützen. Eine Sepsis wütet im ganzen Körper, führt zu massiven Verletzungen zahlreicher Gewebe und Organe und häufig zum Tod.

Ein niedriger Vitamin-C-Spiegel erhöht das Risiko schwerwiegender Komplikationen, die häufig mit Atemwegsinfektionen einhergehen, enorm.[214] Das belegen Tierstudien eindeutig. Eine Studie etwa verglich die Effekte einer Supplementierung bei Mäusen mit Vitamin-C-Mangel, die mit dem Influenza-A-Virus infiziert worden waren. Die Mäuse hatten erhebliche Entzündungen und Virusinfiltrationen in der Lunge. Eine Woche, nachdem sie die Virusinfektion bekommen hatten, waren sämtliche Mäuse mit Vitamin-C-Defizit tot, aber alle Mäuse, die eine Vitamin-C-Supplementierung erhielten, überlebten. Die Supplementierung mit Vitamin C vor der Virusinfektion schützte die zuvor Vitamin-C-armen Mäuse vor dem Tod.[215] Diese Studie zeigte, dass sogar eine Nahrungsergänzung mit Vitamin C substanziellen Schutz vor potenziell tödlichen Virusinfektionen bieten kann. Sind jedoch bereits schwere Komplikationen eingetreten, könnte hoch dosiertes Vitamin C erforderlich sein, um die Infektion zu bewältigen. Komplikationen von Atemwegsinfektionen werden für gewöhnlich mit täglich bis zu 25 Gramm intravenös verabreichtem Vitamin C behandelt.

Wie sich in klinischen Studien gezeigt hat, reduzieren Vitamin-C-Infusionen die Anzahl der Todesfälle unter Klinikpatienten mit einer Sepsis. Eine Studie untersuchte 167 Patienten, die wegen einer sepsisinduzierten Lungenentzündung auf der Intensivstation behandelt wurden. Sie wurden willkürlich eingeteilt und erhielten 4 Tage lang entweder ein Placebo oder täglich 15 Gramm intravenöses Vitamin C. Bei dieser Dosierung, die noch dazu erst nach Ausbruch der Sepsis verabreicht wurde, waren die Entzündungen und Organschäden in beiden Gruppen ähnlich, da ein Großteil der Schäden bereits vor der Therapie eingetreten war. Doch 28 Tage später waren etwa 46 Prozent der Patienten in der Placebogruppe und weniger als 30 Prozent in der Vitamin-C-Gruppe gestorben. Zudem hatten die Patienten in der Vitamin-C-Gruppe eine höhere Anzahl von beatmungsfreien Tagen zu verzeichnen, sie wurden häufiger auf die Normalstation verlegt und konnten die Klinik im Durchschnitt 7 Tage früher verlassen als die Placebogruppe.[216]

In einer anderen Studie erhielten 47 Sepsis-Patienten 4 Tage lang viermal am Tag 6 Gramm intravenöses Vitamin C mit Hydrocortison und Thiamin (Vitamin B1). Eine Kontrollgruppe aus ebenfalls 47 Sepsis-Patienten wurde nach der Standardmethode behandelt. Rund 40 Prozent der Patienten in der Kontrollgruppe starben, jedoch nur 8 Prozent in der Vitamin-C-Gruppe. Zudem war in dieser im Vergleich zur Placebogruppe eine verbesserte Organfunktion zu verzeichnen.[217] Diese Studien demonstrieren, dass intravenös verabreichtes Vitamin C allein oder in Kombination mit anderen Therapien bei Patienten mit diagnostizierter Sepsis das Risiko für Organversagen und Tod senkt.

Als 2019 das Covid-19-Virus erstmals erschien, begannen chinesische Ärzte aufgrund mangelnder Alternativen, Patienten mit Vitamin-C-Infusionen zu behandeln, und sie verzeichneten erstaunliche Erfolge, selbst bei Patienten, die ARDS entwickelt hatten. ARDS ist eine der Haupttodesursachen infolge von Covid-19.[218] Eine randomisierte, placebokontrollierte Studie, die in Wuhan, dem Epizentrum der Pandemie, durchgeführt wurde, fand heraus, dass bei Krankenhauspatienten intravenös verabreichtes Vitamin C die Todesrate aufgrund von Covid-19 um 60 Prozent reduzierte.[219] Folglich wurden Vitamin-C-Infusionen in China zur Standardtherapie bei

Covid-19, was zu einer der weltweit niedrigsten Todesraten aufgrund des Coronavirus führte. Während der Pandemie im Jahr 2020 betrug die Sterblichkeitsrate in China gerade einmal 3 Personen pro Million, im Vergleich zu 347 pro Million in Deutschland, 694 in Polen, 1004 in den USA, 1015 in Großbritannien und 1063 in Spanien in derselben Zeitspanne.[220]

Wie eine Metaanalyse, die 1210 Patienten mit Atemwegsinfektionen aus verschiedenen klinischen Studien erfasste, bewies, senkte die Behandlung schwer kranker Patienten mit einer Tagesdosis zwischen 3 und 10 Gramm Vitamin C effektiv die Todesrate.[221] Zusammenfassend lässt sich sagen, dass all diese klinischen Versuche und Beobachtungen sowie viele weitere die Anwendung von hoch dosiertem intravenösem Vitamin C als Teil der Behandlung schwerwiegender Komplikationen aufgrund von Atemwegsinfektionen bestätigen.

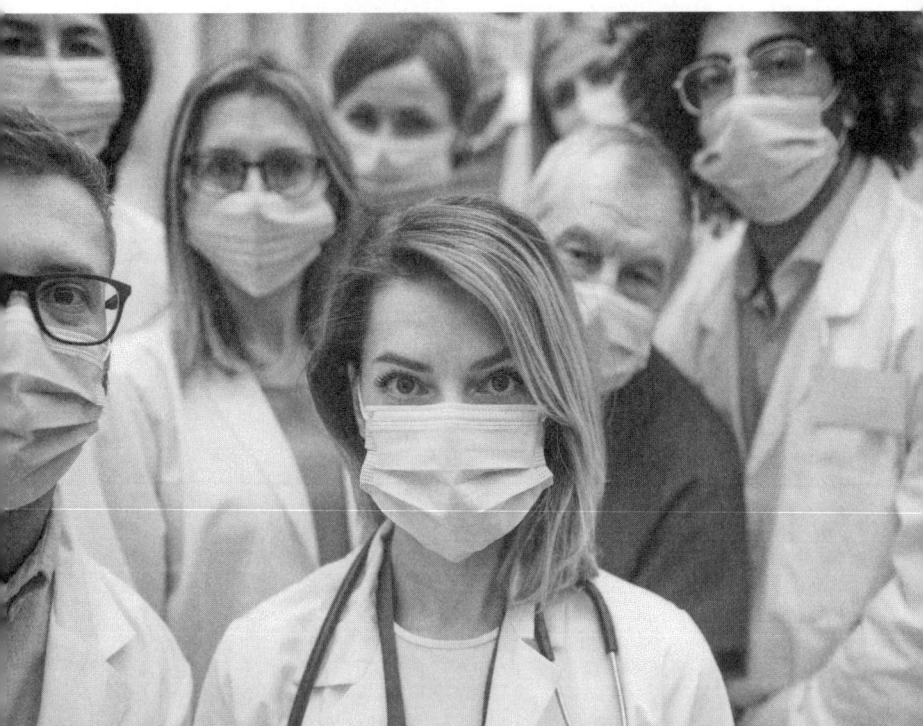

Mittelkettige Fettsäuren

Antimikrobielle Fettsäuren

Anfang der 1960er-Jahre beobachtete Dr. Jon J. Kabara, damals Professor für Chemie und Pharmakologie an der University of Detroit, dass bestimmte Fettsäuren das Wachstum von Mikroorganismen hemmen, die Lebensmittelvergiftungen und Infektionskrankheiten verursachen können. Über 30 Jahre lang untersuchten Kabara und seine Kollegen Hunderte verschiedener Lipide (Fette), sowohl natürliche als auch synthetische, mit dem Ziel, starke antimikrobielle Substanzen zu finden, die sicher genug für den Verzehr waren und somit Nahrungsmitteln, Medikamenten und Kosmetika beigefügt werden könnten, um das Schimmel- und Bakterienwachstum zu verhindern.

Bei seiner Suche entdeckte Kabara eine Klasse von Fettsäuren mit erstaunlich starker antimikrobieller Aktivität, die wirksamer war als jedes natürliche oder künstlich hergestellte Lipid, das er erforscht hatte. Fettsäuren sind die Grundbausteine von Fett. Die Fette und Öle, die natürlicherweise in Lebensmitteln vorkommen, bestehen aus Fettsäuren. Obwohl sie einander chemisch und strukturell sehr ähnlich sind, gibt es doch viele Arten von Fettsäuren. Die drei Hauptkategorien sind gesättigte, einfach ungesättigte und mehrfach ungesättigte Fettsäuren. Anhand der Länge der Kohlenstoffkette, die als Rückgrat des Fettsäuremoleküls dient, können sie auch in kurz-, mittel- und langkettige Fettsäuren eingeteilt werden. Die stärkste virenhemmende Wirkung haben mittelkettige Fettsäuren (*medium-chain fatty acids*, MCFAs). Menschliche Muttermilch ist die ergiebigste Quelle für diese speziellen Fettsäuren, die essenziell sind, um uns in den ersten Lebensmonaten, in denen unser Immunsystem noch reifen muss, vor Infektionen zu schützen.

Die lang-, mittel- und kurzkettigen Fettsäuren in der Muttermilch und anderen Nahrungsmitteln liegen in Form von Triglyceriden vor.

Triglyceride sind einfach drei Fettsäuren, die ein Glycerinmolekül miteinander verbindet. Wenn man Fette verzehrt, werden die Fettsäuren während des Verdauungsprozesses nacheinander vom Glycerinmolekül abgelöst. So werden Triglyceride allmählich in Diglyceride (zwei Fettsäuren am Glycerin), Monoglyceride (eine Fettsäure am Glycerin) und in drei freie Fettsäuren und ein Glycerinmolekül aufgespalten. Anders als die Triglyceride und Diglyceride weisen die Monoglyceride und die Fettsäuren antimikrobielle Eigenschaften auf. Deshalb haben die mittelkettigen Fettsäuren in der Muttermilch, die in Form von mittelkettigen Triglyceriden (*medium-chain triglycerides,* MCTs) vorliegen, keine antimikrobielle Wirkung, solange der Körper sie nicht in Monoglyceride und einzelne mittelkettige Fettsäuren umwandelt.

Beim Verdauungsprozess werden die MCTs in der Muttermilch in drei MCFAs – Capryl-, Caprin- und Laurinsäure – und ihre Monoglyceride – Monocaprylin, Monocaprin und Monolaurin – umgewandelt, die alle stark antimikrobiell wirken. Laurinsäure ist die stärkste Fettsäure, und ihr Monoglycerid, also Monolaurin, besitzt die stärkste allgemein antimikrobielle Wirkung.

1966 zeigten Kabara und seine Kollegen, dass MCFAs und ihre Monoglyceride die Lipidmembran oder -hülle, die viele potenziell schädliche Mikroorganismen umgibt, aufreißen, wodurch diese auseinanderbrechen und absterben. Diese Fettsäuren konnten also Bakterien, Hefepilze und umhüllte Viren inaktivieren. Während sie für diese Mikroorganismen tödlich wirken, sind sie für menschliche Zellen vollkommen harmlos. Tatsächlich verwenden unsere Zellen sie sogar als Nahrungsquelle; sie absorbieren sie und verwandeln sie in Energie, um Zellfunktionen anzutreiben. Im Gegensatz zu synthetischen oder gereinigten Pharmazeutika, die immer auch Nebenwirkungen haben, rufen MCFAs keinerlei schädliche Reaktionen hervor.

»In der Geschichte der Medizin findet man nur selten Substanzen, die derart nützliche Eigenschaften besitzen und dennoch keine Toxizität aufweisen oder gar schädliche Nebenwirkungen hervorrufen«, sagt Dr. Kabara.[222]

Fette und Öle sind in den meisten unserer Nahrungsmittel reichlich enthalten, aber MCFAs kommen nicht so häufig vor. Erstmals wurden sie als Bestandteil der menschlichen Muttermilch identifiziert. Und dass die Muttermilch von Menschen und anderen Säugetieren antimikrobielle Eigenschaften besitzt, ist schon lange bekannt.[223,224] Anfangs schrieb man dies den Antikörpern und anderen immunologischen Komponenten der Muttermilch zu. Die Forschung von Dr. Kabara und anderen enthüllte jedoch, dass es die mittelkettigen Fettsäuren in der Milch sind, die diesen antimikrobiellen Breitspektrumschutz liefern.[225]

Ursprünglich war Säuglingsnahrung so zusammengestellt, dass sie alle Nährstoffe enthielt, die für das Wachstum und die normale Entwicklung des Kindes für nötig gehalten wurden. Doch es fehlte ihr der Schutz vor Infektionen, den die Muttermilch gewährte. Es wurde beobachtet, dass gestillte Babys im ersten Lebensjahr weniger ernsthafte Magen-Darm- und Atemwegsinfekte hatten als diejenigen, die mit Säuglingsnahrung gefüttert wurden.[226] Um Säuglingsnahrung der Muttermilch ähnlicher zu machen, musste eine MCFA-Quelle hinzugefügt werden. Abgesehen von Milch gibt es nur wenige gute natürliche Quellen für diese antimikrobiellen Fettsäuren. Die bei Weitem reichhaltigste natürliche Quelle liefert die Kokosnuss. Kokosöl besteht hauptsächlich aus MCTs – ja es enthält sogar noch viel mehr davon als Muttermilch – und ist eine exzellente handelsübliche Quelle für diese wertvollen Fettsäuren. Die mittelkettigen Fettsäuren im Kokosöl sind identisch mit jenen in der Muttermilch. Wenn also einer Säuglingsnahrung Kokosöl untergemischt wird, bietet sie den gleichen Infektionsschutz wie menschliche Mutter-milch.[227] Deshalb werden alle Säuglingsnahrungen – in Kliniken wie im freien Verkauf – mit Kokosöl oder MCTs angereichert. Tatsächlich fügt man sie im Krankenhaus auch der Sondennahrung für künstlich ernährte Patienten hinzu, um den Nährstoffgehalt zu erhöhen und die Patienten mit ernsthaften Krankheiten oder nach schweren Ein-griffen vor Infektionen zu schützen. Die Anreicherung des Kranken-hausessens kann nachweislich dazu beitragen, das klinische Ergeb-nis zu verbessern und die Genesungszeit zu verkürzen.[228, 229] Wenn Sie schon einmal im Krankenhaus über eine Magensonde oder eine Infusion ernährt wurden, wurden Ihnen sehr wahrscheinlich damit auch MCFAs als Teil Ihrer Behandlung verabreicht.

Wie Studien gezeigt haben, können MCFAs Bakterien abtöten oder deaktivieren, die Karies, Parodontitis, Nebenhöhleninfektionen, Infektionen im Hals- und Rachenbereich, Lungenentzündung, Tuberkulose, Magengeschwüre, Kolitis, Harnwegsinfektionen, infektiöse Arthritis, Meningitis und andere Erkrankungen verur-sachen.[230, 231, 232, 233, 234, 235]

Eine schwerwiegende Komplikation, die mit viralen Atemwegsin-fektionen einhergehen kann, ist die bakterielle Lungenentzündung. Klinische Studien haben nachgewiesen, dass Kokosöl als Ergänzung der Standard-Antibiotikatherapie die Symptome der Lungenentzün-dung schneller lindern kann als die Antibiotikatherapie allein.

In einer Studie wurde die antimikrobielle Wirkung des Kokosöls an vierzig Kleinkindern zwischen 3 Monaten und 5 Jahren, die im Kran-kenhaus behandelt wurden, getestet. Diese litten unter ambulant er-worbener Pneumonie, das heißt, sie hatten sich die Lungenentzün-dung außerhalb der Klinik zugezogen. Alle Kleinkinder bekamen Infusionen mit dem Antibiotikum Ampicillin. Die Hälfte von ihnen –

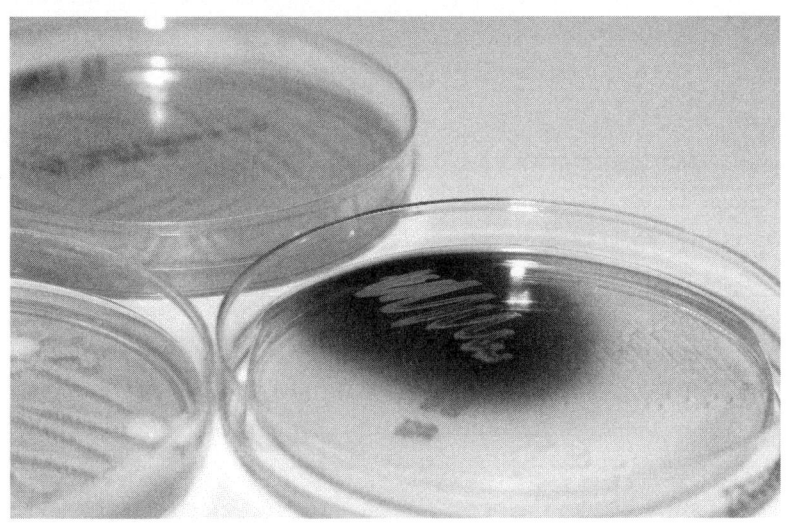

die Testpersonen – bekamen zusätzlich ein orales Kokosölprodukt in einer Dosierung von 2 Milliliter pro Kilogramm Körpergewicht. Das Öl wurde 3 Tage lang einmal täglich verabreicht. Der Fortschritt, den die kleinen Patienten machten, wurde ausgewertet und verglichen. Bei der Kokosölgruppe ging die Genesung deutlich schneller voran als bei der Kontrollgruppe. Nach den 3 Tagen war bei 60 Prozent der Kleinkinder aus der Kontrollgruppe noch immer ein pfeifendes Geräusch beim Atmen zu hören, bei der Kokosölgruppe hingegen nur bei 25 Prozent. Die Atemfrequenz normalisierte sich bei der Kokosölgruppe signifikant früher als bei der Kontrollgruppe – 32 Stunden gegenüber 48 Stunden. Auch die Körpertemperatur war bei der Kokosölgruppe schneller wieder auf dem Normalniveau – 18,8 Stunden gegenüber 24,6 Stunden. Und die Patienten der Kokosölgruppe konnten früher das Krankenhaus verlassen – nach 76 Stunden gegenüber 92 Stunden.[236]

Ein wachsendes Problem bei der Antibiotikatherapie ist Arzneimittelresistenz. Bakterien werden häufig resistent gegen Antibiotika, wodurch es schwierig wird, wirksame Medikamente zu finden. Einige Bakterien, häufig als »Superbugs« oder »Superbazillen« bezeichnet, sind gleich gegen mehrere Antibiotika resistent und können sehr tödlich werden. Der gegen Methicillin resistente *Staphylococcus aureus* (MRSA) etwa ist ein Bakterientyp, der gegen mehrere Antibiotika resistent ist. Er verursacht häufig Hautinfektionen und Lungenentzündungen, und wenn er sich in den Blutkreislauf ausdehnt, führt er zur Sepsis. Unbehandelt kann eine MRSA-Infektion sehr schwer verlaufen und zu Amputation, Lungenversagen, multiplem Organversagen und Tod führen.

Ein Charakteristikum von MCFAs ist, dass Bakterien gegen sie nicht resistent werden können. MCFAs töten deshalb arzneimittelresistente Organismen ebenso ab wie nicht resistente Organismen. Es wurde gezeigt, dass MCFAs erwiesenermaßen *Staphylococcus-aureus-*Bakterien abtöten, selbst den medikamentenresistenten MRSA.[237, 238]

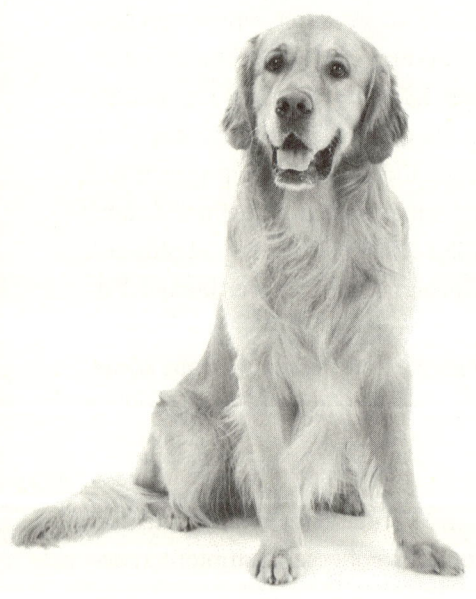

Viele Menschen berichten bei der Behandlung verschiedener Infektionen mit Kokosöl oder einer Kombination aus Kokosöl und Antibiotika sowohl bei sich selbst als auch bei ihren Haustieren von guten Ergebnissen. Einige der beachtlichsten Berichte stammen von Tierhaltern. Hier ist eine solche Geschichte, erzählt von der Besitzerin einer Golden-Retriever-Hündin, bei der MRSA diagnostiziert wurde:

»Im Dezember 2011 war meine Hündin draußen zum Spielen und schnitt sich an der Unterseite einer Pfote. Ich bemerkte es nicht, bis sie anfing, sich die Pfote zu lecken, um sie zu heilen, doch diese war bereits infiziert. Ich ging mit ihr zum Tierarzt, der eine 28-tägige Antibiotikatherapie einleitete. Ich pflegte die Pfote, indem ich sie zwei- bis dreimal am Tag in Epsom-Salz badete, Antibiotikasalbe auftrug und einen frischen Verband anlegte. Als die 28-tägige Antibiotikakur zu Ende war, war die Pfote noch immer infiziert. Erneut verordnete der Arzt eine 14-tägige medikamentöse Therapie. Auch danach stellte ich keinerlei Reaktion auf das Antibiotikum fest und ging erneut zum Tierarzt. Er beschloss, von der betroffenen Geweberegion eine Kultur anzulegen. Es erwies sich als MRSA! Ich war in Panik. Mir blieb nur eine Option: ihr die einzige bekannte Antibiotikadosis zu verabreichen, mit der die Infektion behandelt werden konnte. Ich wurde aber gewarnt, dass dies für den Hund tödlich sein könnte. Ich habe die Behandlung abgelehnt.«

Die Hundehalterin hielt an ihrem örtlichen Laden für Tiernahrung und sprach mit der Besitzerin – in der Hoffnung, sie hätte einen Rat.

»Sie riet mir, Kokosnussöl auszuprobieren, weil es bekanntlich heilen kann. Ich überlegte nur eine Sekunde und wusste, dass ein natürliches Heilmittel großartig wäre, wenn es denn tatsächlich helfen würde. Ich kann nur sagen: Es hat geholfen! Ich war erstaunt, dass die Pfote meiner Hündin nach gerade einmal 3 bis 4 Tagen schon viel besser aussah und zu heilen begann. Der Tierarzt war ebenso verblüfft. Inzwischen verwende ich Kokosöl und Kokoschips ständig für unsere Hunde. Rylee, mein Golden Retriever, ist heute eine gesunde und sehr glückliche 3-jährige Hündin mit viel Temperament und Spielfreude.«[239]

Ein natürliches Virostatikum

Anders als Antibiotika, die nur gegen Bakterien wirksam sind, können MCFAs auch Viren, Pilze und einige Parasiten abtöten. Diese Fettsäuren merzen nachweislich Hefepilze und Pilze aus, die Fuß- und Nagelpilz, Ringwürmer und Candidiasis (Soor und vaginale Hefepilzinfektionen) verursachen.[240, 241, 242]

Sie haben auch eine starke antivirale Wirkung und töten Viren, die Influenza, Masern, Herpes, Mononukleose, Hepatitis A und C hervorrufen, sowie viele andere Viren, die Menschen und Tiere infizieren.[243] Sie können sogar das Aidsvirus HIV abtöten. Studien haben gezeigt, dass bei Zugabe von MCFAs zu menschlichem, mit HIV infiziertem Blut und Sperma das Virus effektiv abgetötet wird. Dr. Halldor Thormar und seine Kollegen an der University of Iceland – die zu den Ersten gehörten, die die HIV-tötenden Eigenschaften von MCFAs nachwiesen – berichten, dass MCFAs in Form eines Hydrogels zur äußerlichen Anwendung »in vitro hoch viruzid sind und binnen einer Minute eine um mehr als 100 000-fache Inaktivierung von Viren in menschlichem Sperma bewirken«. Auf der Grundlage ihrer Forschung wurden Vaginalcremes und -gele auf der Basis mittelkettiger Monoglyceride entwickelt, die selbst angewendet werden können, um die Übertragung der HIV-Infektion bei Frauen deutlich zu mindern.[244, 245, 246, 247, 248]

Sogar wenn bereits eine systemische Infektion besteht, kann Kokosöl von großem Wert sein. Wie sowohl klinische Studien als auch Erfahrungsberichte von HIV-Patienten zeigen, verbessert die Einnahme von Kokosöl oder MCFAs den Ernährungszustand, reduziert das Auftreten von Durchfall, erhöht die Anzahl weißer Blutkörperchen, senkt die virale Last, steigert das Energieniveau, lindert oder beseitigt Sekundärinfektionen und sorgt für ein besseres Allgemeingefühl.[249, 250, 251, 252, 253]

Kokosöl lässt sich zusammen mit der Standard-Virostatikatherapie einsetzen; Studien belegen sogar, dass diese Kombination die Nebenwirkungen der hochaktiven antiretroviralen Therapie (HAART) mindert, mit der HIV-Patienten behandelt werden.[254]

HIV ist besonders schwer zu behandeln, weil es das Immunsystem attackiert, indem es die weißen Blutkörperchen infiziert, die den Körper vor Infektionen schützen sollen. Ist man erst einmal damit infiziert, bleibt HIV das ganze Leben lang im Körper. Wie Herpes oder Windpocken kann das Virus jahrelang oder sogar das ganze Leben lang ruhen – solange das Immunsystem in der Lage ist, es in Schach zu halten.

Wenn das Immunsystem beeinträchtigt ist, können sich andere Viren sowie Bakterien und Pilze breitmachen und den Körper infizieren. Diese Sekundärinfektionen sind es, die die größten Schmerzen und Leiden und schließlich den Tod von Aidserkrankten verursachen. Deshalb bekommen HIV-Patienten wahre Medikamentencocktails aus Antibiotika, Virostatika und Antimykotika. Antikrebs-

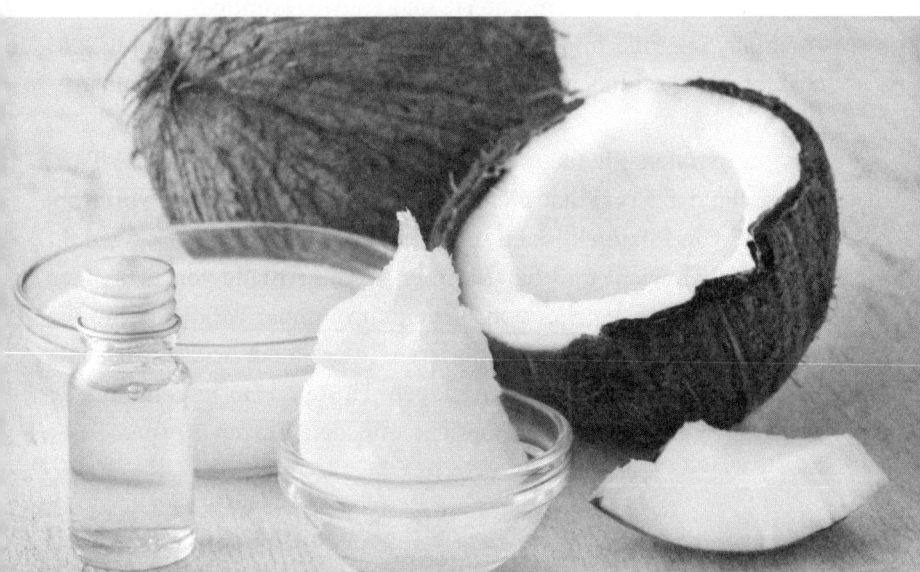

mittel werden auch noch daruntergemischt, weil das geschwächte Immunsystem häufig die Krebsentwicklung zulässt. Unerwünschte Reaktionen und toxische Nebenwirkungen sind da gang und gäbe.

Das Wissen über die Wirkung von Kokosöl auf HIV kursiert in der Aids-Community, seit Dr. Thormar in den frühen 1990er-Jahren anfing, Studien zu diesem Thema zu veröffentlichen. Seitdem sind Erfolgsmeldungen von HIV-infizierten Menschen zu hören, die ihre virale Last senken und ihren allgemeinen Gesundheitszustand verbessern konnten, indem sie Kokosöl oder andere Kokosprodukte in ihre Ernährung aufnahmen.

Die Geschichte von Aidspatient Tony V., 38, stellt eine dieser Erfolgsstorys dar. Kokosöl änderte sein Leben und gab ihm neue Hoffnung. Ende der 1990er-Jahre arbeitete Tony als Kellner und Florist in Saudi-Arabien. Dort zog er sich die Krankheit zu, die sein Leben verändern sollte. 2002 kehrte er in seine philippinische Heimat zurück. Er war niedergeschmettert, als er erfuhr, dass er sich mit HIV angesteckt hatte.

Im Laufe der Zeit verschlechterte sich Tonys Gesundheitszustand allmählich. Sekundärinfektionen wüteten in seinem Körper. Im Juli 2003 brachten ihn zahlreiche gesundheitliche Probleme ins Krankenhaus.

Die antiviralen Medikamente, die er einnahm, konnten das Fortschreiten der Krankheit nicht aufhalten. Sein Körper war von Kopf bis Fuß von Pilzinfektionen und nässenden Wunden überzogen. Er verlor an Gewicht und hatte immer wieder Anfälle von Erbrechen und Durchfall, begleitet von Fieber, chronischer Müdigkeit, oraler Candidiasis und mehreren anderen Infektionen wie chronischer Lungenentzündung mit hartnäckigem Husten. Hautinfektionen bedeckten seinen Kopf, sein Gesicht und den ganzen Körper. Seine

Haare fielen büschelweise aus. Wenn er nach draußen ging, trug er eine Perücke, um die kahlen Stellen auf seinem Kopf zu verbergen. Seine Ärzte diagnostizierten bei ihm Aids im Endstadium und sagten, er würde keine 3 Monate mehr leben und er sollte seine Angelegenheiten regeln.

Bei der Entlassung aus dem Krankenhaus bekam er Rezepte mit, um die Infektionen in Schach zu halten, die nach wie vor an seinem Körper zehrten. Aber weil er zu schwach war, um zu arbeiten, konnte er sich die Medikamente nicht leisten. Gefühle der Hoffnungslosigkeit umfingen ihn. »Ich fühlte mich wie eine Kerze, die zu flackern beginnt und dann erlischt«, erzählt er.

Weil er sich die Medikamente nicht leisten konnte und völlig verzweifelt war, wandte er sich Hilfe suchend an das Gesundheitsministerium. Man verwies ihn an Dr. Conrado Dayrit, einen der Co-Autoren der ersten klinischen Studien über die Heilwirkung von Kokosöl bei HIV-infizierten Patienten, die ein paar Jahre zuvor im San-Lazaro-Krankenhaus auf den Philippinen durchgeführt worden waren.

Dr. Dayrit erzählte ihm von den heilenden Kräften von Kokosöl und wies Tony an, das Öl dreimal täglich auf die Wunden und Infektionen auf seiner Haut aufzutragen und jeden Tag 6 Esslöffel davon einzunehmen. Zunächst war Tony skeptisch, ob Kokosöl wirklich einen Effekt auf seine Gesundheit haben würde. An einem Fuß hatte er eine kleine, hartnäckige Wunde, die einfach nicht heilen wollte. Er experimentierte und gab jeden Tag etwas Öl darauf. Nach 3 Tagen war die Wunde komplett verheilt. Durch dieses Resultat ermutigt begann er, das Kokosölprogramm ernst zu nehmen.

Innerhalb kurzer Zeit waren an Tonys äußerer Erscheinung erkennbare Veränderungen zu sehen. Als er die Heilung bemerkte, die sich auf seiner Haut zeigte, fing er an, in dem Öl regelrecht zu »baden«, indem er es dreimal am Tag auf seinen ganzen Körper auftrug. Die Hautinfektionen verschwanden.

Als Tony für seine regelmäßige Blutuntersuchung ins Krankenhaus kam, war das medizinische Personal erstaunt. »Sie waren begeistert und konnten nicht verstehen, was da passiert war«, erzählt Tony. »Sie fragten mich, was ich denn einnähme, und ich sagte ihnen, ich verwende Kokosöl.« Sie konnten nicht glauben, dass etwas so Einfaches wie Kokosöl das Virus und Infektionen besser abtötet als ihre Medikamente. Die Sozialarbeiter und das medizinische Personal, die mit diesem Fall zu tun hatten und sehr beeindruckt von der raschen Besserung waren, begannen alle, selbst Kokosöl für alle möglichen Gesundheitszwecke zu verwenden.

Tonys Fortschritte waren beachtlich. In weniger als 8 Monaten waren all seine Sekundärinfektionen verschwunden, und seine Haut war komplett geheilt. Das leichte Fieber und die Pneumonie-Symptome waren verschwunden. Er litt nicht mehr an Candidiasis, chronischer Müdigkeit, Durchfall oder Erbrechen. Seine Haare wuchsen dicht und voll nach, und er warf die Perücke weg, unter der er die kahlen Stellen und Hautläsionen versteckt hatte. Sein Energielevel stieg, er wurde richtig enthusiastisch und schaute positiv nach vorne. Von seinem Aussehen hätte man nicht darauf schließen können, dass er wenige Monate zuvor buchstäblich auf dem Sterbebett gelegen und an Aids zu sterben gedroht hatte. Tony wird das Virus vermutlich nie wieder vollständig loswerden, aber er ist jetzt in der Lage, ein normales Leben zu führen und ganz gewöhnlichen Alltagsaktivitäten nachzugehen.

9 Monate nach seiner Diagnose machte Tony seine Geschichte öffentlich. »Die Ärzte können nicht sagen, wie lange ich noch zu leben habe«, sagte er. »Als ich die Diagnose bekam, prophezeiten mir meine

Ärzte, ich würde keine 3 Monate mehr leben. Nun, hier bin ich. Ich bin noch immer da.« Inzwischen sind 15 Jahre vergangen, und er weilt noch immer unter den Lebenden.

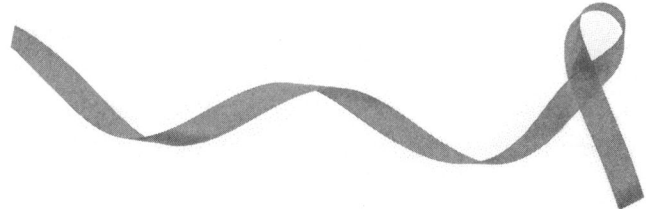

Die Viren, die am anfälligsten für die tödliche Wirkung der MCFAs im Kokosöl sind, sind diejenigen, die von einer Lipidhülle ummantelt sind. Kommen MCFAs in Kontakt mit diesen Viren, werden sie in deren äußere Membran absorbiert, wodurch sie sie destabilisieren bis zu dem Punkt, an dem die Membran reißt und der Organismus abgetötet wird. HIV hat eine Lipidhülle und ist deshalb anfällig für die Wirkung der MCFAs.

Studien haben gezeigt, dass MCFAs nicht nur HIV abtöten, sondern eine ganze Reihe von lipidumhüllten Viren, die eine Vielzahl von Krankheiten verursachen, einschließlich Atemwegserkrankungen wie die durch Coronaviren ausgelösten (SARS, HCoV), Influenza A und B, das humane Parainfluenzavirus, das Respiratorische Synzytial-Virus (RSV) und das Metapneumovirus, welche allesamt an den saisonal auftretenden Atemwegserkrankungen beteiligt sind, die jeden Winter grassieren.[255]

Da MCFAs Viren ohne Lipidhülle nicht töten, haben sie keine direkte abtötende Wirkung auf andere Atemwegsviren wie das Rhinovirus, das Adenovirus und das Enterovirus, die Erkältungen verursachen. Auch auf die Magen-Darm-Viren Rotavirus und Norovirus wirken sie nicht direkt ein, da auch diese keine Hülle haben.

Der antimikrobielle Effekt der MCFAs auf ein Virus, ein Bakterium oder eine andere Mikrobe hängt von der Zusammenstellung der Zellwand dieses Organismus ab, die je nach Spezies und sogar je nach Stamm variiert. Das ist gut so. Sie möchten zum Beispiel sicherlich nicht, dass sie die Bakteriophagen abtöten, die Ihre Schleimhäute besiedeln und Sie vor bakteriellen Infektionen schützen. Und Sie möchten auch nicht, dass sie die guten Bakterien abtöten, die in Ihrem Verdauungstrakt leben. Im Gegensatz zu Breitspektrum-Antibiotika töten MCFAs nicht alle Bakterien. Sie sind wählerischer. Sie töten die Bakterien, die uns am meisten zu schaffen machen, sind aber für die nützlichen harmlos. Dadurch sind sie wertvoll für ein gesundes Mikrobiom in unserem Verdauungstrakt. Ein essenzieller Zweck der MCFAs in der Muttermilch besteht darin, unerwünschte Mikroben im Verdauungstrakt des Säuglings zu beseitigen, während die guten Mikroben gedeihen können und vorherrschend sind – so entsteht ein gesundes Darmmikrobiom. MCFAs können beispielsweise Störenfriede wie *Chlamydia trachomatis, Neisseria gonorrhoeae, Staphylococcus aureus, Helicobacter pylori, Candida albicans* und den Parasiten *Giardia* abtöten, lassen aber *Lactobacillus*-Bakterien, von denen man annimmt, dass sie einen gesunden Verdauungstrakt unterstützen, in Ruhe.[256]

Obwohl MCFAs nicht alle Mikroben abtöten, die potenziell Krankheiten verursachen, können sie indirekt dazu beitragen, nahezu jede Infektion zu verhindern und zu behandeln. MCFAs stimulieren die körpereigene Produktion weißer Blutkörperchen und kurbeln dadurch die Immunfunktion an.[257,258] Weiße Blutkörperchen sind die wichtigsten Arbeitskräfte unseres Immunsystems, sie bekämpfen potenziell gefährliche fremde Eindringlinge und zerstören kanzeröse Zellen. Der Konsum von Kokosöl schützt zudem nachweislich den Thymus und die Milz – zwei Drüsen, die an der Immunregulierung beteiligt sind – vor Schäden durch eine medikamentöse Therapie.[259]

Kokosöl und
Herz-Kreislauf-Erkrankungen

Der Großteil der Fettsäuren im Kokosöl, darunter auch die MCFAs, ist gesättigt. Deshalb fragen sich einige Menschen, ob es denn unbedenklich sei, Kokosöl zu verzehren, weil sie fürchten, ihr Risiko für Herzerkrankungen zu erhöhen. Dieses Thema wird in der Medizin seit mehreren Jahren heiß diskutiert.

Viele Ärzte und Ernährungsexperten rühmen Kokosöl für seine zahlreichen Vorteile für die Gesundheit. Dr. Jon Kabara zufolge, der über 30 Jahre damit verbrachte, die Wirkung von MCFAs auf die menschliche Gesundheit zu untersuchen, hat es keine negativen Auswirkungen. Der Bestsellerautor Dr. Joseph Mercola (*Gesunde Fette*) sagt, Kokosöl sei das gesündeste Speisefett überhaupt. Der Neurologe Dr. David Perlmutter, Autor von *Dumm wie Brot*, empfiehlt Kokosöl zur Verbesserung der Hirngesundheit. Dr. Mark Hyman beschreibt es in seinem Bestseller *Iss Fett, werde schlank* als gesundes Nahrungsmittel und Hilfsmittel zur Gewichtsabnahme.

Auf der anderen Seite gibt es Ärzte, die behaupten, dass sein hoher Gehalt an gesättigten Fettsäuren das Kokosöl ungesund macht. Gesättigte Fette, sagen sie, würden den Cholesterinspiegel erhöhen, der wiederum das Risiko für Herzerkrankungen ansteigen lasse. Der Großteil der Fette in unserer Ernährung sollte ihres Erachtens aus mehrfach ungesättigten Pflanzenölen bestehen, weil diese erwiesenermaßen das Gesamtcholesterin senken. Für sie dreht sich alles um Cholesterin.

Einige gesättigte Fette erhöhen den Gesamtcholesterinspiegel tatsächlich, aber sie neigen dazu, auch das HDL-Cholesterin – das sogenannte »gute« Cholesterin, das nachweislich das Risiko für

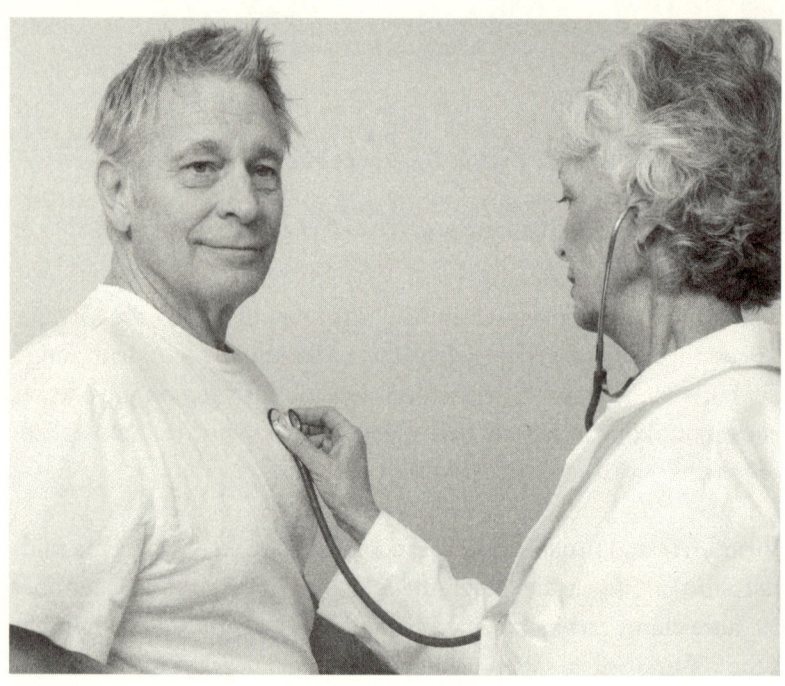

Herzerkrankungen senkt – anzuheben. Der Anstieg des Gesamt-
cholesterins geht sogar zum Teil auf den Anstieg des HDL zurück –
und das ist gut.

Verbessert Kokosöl also die Cholesterinwerte oder verschlechtert es
sie? Um all die Rhetorik der gegnerischen Standpunkte zu durchdringen, beschlossen die Produzenten der Fernsehserie *Trust Me,
I'm a Doctor* der British Broadcasting Corporation (BBC), eine Studie zu finanzieren, die dem Thema auf den Grund gehen sollte. Das
Trust-Me-Team bat Dr. Kay-Tee Khaw und Dr. Nita Forouhi, beides
angesehene Forscherinnen der University of Cambridge, diese Studie
durchzuführen.

Die Studie war so konzipiert, dass sie feststellen konnten, welche
Auswirkung der Verzehr unterschiedlicher Fette auf den Cholesterinspiegel hatte. Es wurden drei verschiedene Fette verglichen: Kokosöl,

das zu 92 Prozent gesättigt ist; ungesalzene Butter, die zu 66 Prozent ungesättigt ist; und Olivenöl, das nur zu 14 Prozent gesättigt und zu 77 Prozent einfach ungesättigt ist.

94 freiwillige Probanden zwischen 50 und 75 Jahren ohne eine Vorgeschichte mit Diabetes oder Herzerkrankungen wurden für die Teilnahme an der Studie rekrutiert und nach dem Zufallsprinzip in drei Gruppen unterteilt. Jede Gruppe sollte jeweils eines der drei Fette in ihre Ernährung aufnehmen. 4 Wochen lang sollten sie täglich 50 Gramm des jeweiligen Fettes zu sich nehmen – das entspricht etwa 3 Esslöffeln und 450 Kalorien. Falls gesättigtes Fett schädlich wäre, hätte diese fettreiche Ernährung dies sicher gezeigt.

Ehe die Probanden mit ihrer neuen fettreichen Ernährung begannen, wurde ihnen Blut abgenommen, um die Ausgangswerte zu bestimmen, dabei konzentrierte man sich vor allem auf LDL- und HDL-Cholesterin. LDL-Cholesterin, häufig als »schlechtes« Cholesterin bezeichnet, macht den Großteil des Cholesterins in unserem Blut aus.

Wie erwartet, stieg bei der Buttergruppe der LDL-Spiegel im Durchschnitt um etwa 10 Prozent an, ihr HDL-Spiegel stieg um 5 Prozent. Insgesamt ergibt sich dadurch eine zu vernachlässigende Auswirkung auf das Risiko einer Herzkrankheit.

Bei der Olivenölgruppe war ein geringer, unbedeutender Rückgang des LDL-Cholesterins zu verzeichnen, aber eine 5-prozentige Erhöhung des HDL-Cholesterins – diese Ergebnisse stützen den Ruf des Olivenöls als gesundes Fett.

Die große Überraschung für die Forscher war Kokosöl. Es führte nicht nur zu keinerlei Anstieg des LDL-Spiegels, sondern auch zu einer deutlichen Erhöhung des HDL-Spiegels um satte 15 Prozent.[260]

Ihren Cholesterinspiegeln nach zu urteilen hatten die Probanden, die das Kokosöl konsumierten, ein signifikant niedrigeres Risiko, einen Herzinfarkt oder Schlaganfall zu erleiden – ein noch geringeres Risiko als die Olivenölgruppe.

Dr. Khaw gab zu, dass sie nicht verstand, warum Kokosöl bessere Werte lieferte als Olivenöl. »Ich habe wirklich keine Ahnung«, sagte sie. »Vielleicht liegt es daran, dass das meiste gesättigte Fett im Kokosöl Laurinsäure ist, und Laurinsäure kann andere biologische Auswirkungen auf die Blutfette haben als andere Fettsäuren. Da Beweise dafür hauptsächlich von Tieren stammen, war es faszinierend, den Effekt bei frei lebenden Menschen zu sehen.«[261] Auf der Grundlage früherer Studien haben Harvard-Wissenschaftler festgestellt, dass Kokosöl und insbesondere Laurinsäure den HDL-Spiegel deutlicher erhöht als jedes andere Speisefett.[262]

Die Cambridge-Studie erbrachte weitere Beweise dafür, dass Menschen, die Kokosöl zu sich nehmen, ein geringeres Risiko für Herzerkrankungen haben – trotz gegenteiliger Behauptungen derjenigen, die ihre Vorurteile gegen Kokosöl ausschließlich auf den Gehalt an gesättigten Fettsäuren stützen und nicht auf die tatsächliche Wissenschaft.

Dies ist nicht die einzige Studie, die zeigt, dass Kokosöl das Risiko für Herzerkrankungen senkt. Wie Tierstudien ganz klar bewiesen haben, besitzt Kokosöl das Potenzial, Atherosklerose zu reduzieren und Herz-Kreislauf-Erkrankungen zu verhindern und sogar zu heilen.[263, 264]

Klinische Humanstudien ergaben, dass Kokosöl selbst nach dauerhaftem Verzehr keine Herz-Kreislauf-Erkrankungen fördert.[265]

Andere Humanstudien zeigten, dass Kokosöl alle gängigen Risikofaktoren reduziert, die mit Herz-Kreislauf-Erkrankungen in Verbindung gebracht werden – wie zum Beispiel den Taillenumfang, den Body Mass Index, den Blutdruck, das Cholesterinverhältnis, den Triglyceridspiegel, den Blutzucker und Entzündungen.[266, 267, 268, 269, 270, 271]

Zusammengenommen bestätigen diese Studien deutlich die kardioprotektiven Eigenschaften von Kokosöl. Kein Medikament, kein Nahrungsergänzungsmittel, keine Heilpflanze und keine fettarme Diät kommt den herzschützenden Effekten nahe, die Ihnen der regelmäßige Verzehr von Kokosöl bietet. Wäre Kokosöl ein pharmazeutisches, im Chemielabor entwickeltes Produkt, würde es als das weltweit effektivste kardioprotektive Mittel aller Zeiten beworben werden. Aber da es ein Naturprodukt ist, das nicht patentiert und finanziell ausgeschlachtet werden kann, und es in Konkurrenz zu einer Vielzahl von hochprofitablen Medikamenten steht, wird es als gefährlich verurteilt.

Quellen für mittelkettige Fettsäuren

Kokosöl ist die reichhaltigste Quelle von MCFAs in der Form mittelkettiger Triglyceride. Es besteht zu 63 Prozent aus MCFAs. Die zweitreichhaltigste Quelle ist Palmkernöl, das zu 53 Prozent aus MCFAs besteht. Als Nächstes folgt die Butter mit 8 Prozent MCFAs. Jede Säugetiermilch liefert mittelkettige Triglyceride, mit am meisten die menschliche Muttermilch. In fettarmen und fettfreien Milchprodukten sind sie nicht enthalten, da diese Fettsäuren bei der Verarbeitung beseitigt werden.

Kokosöl, die beste MCFA-Quelle, ist in allen Reformhäusern, bei Onlineanbietern und in den meisten Lebensmittelläden erhältlich.

Es gibt zwei Arten von Kokosöl: nativ und nicht nativ. Natives Kokosöl wird aus frischen Kokosnüssen gewonnen und minimal verarbeitet. Es riecht und schmeckt leicht nach Kokosnuss. Im Laden erkennen Sie es am Wort »nativ« auf dem Etikett. Nicht natives Kokosöl wird als »raffiniertes« oder »RBD«-Öl gekennzeichnet (»RBD« steht für *refined, bleached and deodorized«* – »raffiniert, gebleicht und desodoriert«). RBD-Öl wird in der Regel aus sonnengetrockneten Kokosnüssen (Kopra) hergestellt und durchläuft einen intensiveren Verarbeitungsprozess. Aus dem resultierenden Öl sind der Kokosduft und -geschmack vollständig entfernt worden, sodass es geschmacks- und geruchsneutral ist. Von nativem Kokosöl ist es leicht zu unterscheiden, weil auf dem Etikett nicht »nativ« steht. Da kann alles Mögliche stehen, etwa »expellergepresst«, »pur«, »biologisch« oder Ähnliches, aber keinesfalls »nativ«. Sie können beide Arten verwenden. Manch einer mag den Geschmack von Kokosnüssen nicht oder will nicht, dass alle Speisen danach schmecken, und nimmt lieber raffiniertes Öl.

Wenn Sie ein Glas Kokosöl im Laden kaufen, ist es vielleicht weiß und fest wie Backfett. Steht es dann zu Hause ein paar Tage im Vorratsschrank, kann es sich in eine farblose Flüssigkeit verwandeln. Das ist kein Grund zur Sorge. Mit dem Öl ist alles in Ordnung. Kokosöl hat einen relativ hohen Schmelzpunkt. Ab 24 Grad Celsius ist es eine klare Flüssigkeit, unterhalb dieser Temperatur erweist es sich als eine weiße, feste Masse. Kokosöl ist also, abhängig von der Temperatur, bei der es aufbewahrt wird, entweder flüssig oder fest. Das Öl ist sehr stabil und kann bei Zimmertemperatur gelagert werden. Qualitativ hochwertiges Kokosöl hält sich etwa 2 Jahre.

Beginnen Sie so bald wie möglich damit, Kokosöl in Ihre Ernährung einzubauen, damit Sie nach und nach lernen, wie Sie es am besten verwenden, und sich an den Geschmack gewöhnen können. Der beste

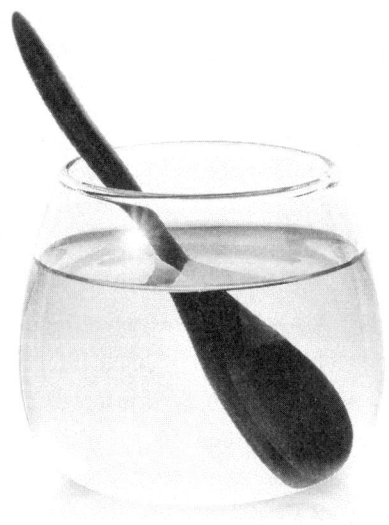

Kokosöl hat einen relativ hohen Schmelzpunkt

Weg, Kokosöl in Ihre Ernährung einzubinden, besteht darin, es bei der Zubereitung von Speisen genauso zu verwenden wie jedes andere Speiseöl. Statt es aber nur zusätzlich zu verwenden, sollten Sie die anderen Öle durch Kokosöl ersetzen. Kokosöl ist sehr hitzestabil und eignet sich deshalb sehr gut zum Kochen, Backen und Braten. Nehmen Sie es einfach immer, wenn Sie für ein Gericht Fett brauchen. Sie können es auch wie Butter als Aufstrich oder Geschmacksgeber einsetzen. Bestreichen Sie damit Brot oder Cracker, oder geben Sie es auf warmes Gemüse. Kokosöl passt zu fast jeder Art von Gericht. Geben Sie es zum Beispiel in Haferflocken, Reis, Suppen, Eintöpfe, Currys und Aufläufe sowie in Fleisch und Gemüse. Sie können es sogar in Heißgetränke rühren, diese müssen allerdings wärmer als 24 Grad sein, damit das Öl darin schmilzt. Wenn Sie es in ein kälteres Getränk geben, schwimmt es an der Oberfläche, härtet aus und bildet eine feste Schicht auf dem Getränk.

Sie können Kokosöl durchaus in einen eiskalten Smoothie geben, dann müssen Sie aber den Mixer anschalten, wenn Sie das geschmolzene Öl dazugießen. Dadurch wird das Öl in den kalten Smoothie gemischt und fällt nicht weiter auf. Gießen Sie das Kokosöl als letzte Zutat in den Mixer und lassen diesen etwa 10 Sekunden angeschaltet.

Ein weiteres Produkt, das reich an mittelkettigen Triglyceriden ist, ist MCT-Öl. Die meisten seiner antimikrobiellen Eigenschaften verdankt Kokosöl den mittelkettigen Fettsäuren und Monoglyceriden, die beim Abbau der mittelkettigen Triglyceride (MCTs) im Öl entstehen. Wenn MCTs gut sind, kann man annehmen, dass ein Öl, das noch mehr MCTs enthält als Kokosöl, noch besser ist. Deshalb wurde MCT-Öl kreiert. Während Kokosöl zu 63 Prozent aus MCTs besteht, ist MCT-Öl zu 100 Prozent aus MCTs gemacht. Manchmal wird es als »fraktioniertes Kokosöl« bezeichnet, und es wird tatsächlich aus Kokosöl oder Palmkernöl hergestellt. Die zehn Fettsäuren, aus denen Kokos- oder Palmkernöl besteht, werden separiert, und zwei der mittelkettigen Fettsäuren (Capryl- und Caprinsäure) werden wieder vermengt, um MCT-Öl zu gewinnen.

MCT-Öl ist geschmack- und geruchlos. Es hat einen viel niedrigeren Schmelzpunkt als Kokosöl – etwa 3 Grad Celsius. Dieses Öl bleibt sogar im Kühlschrank flüssig. Manche mögen das, weil sie es zur Zubereitung von kalten Speisen wie zum Beispiel Salatdressings oder Kaltgetränken verwenden können, ohne dass es wie Kokosöl fest wird. MCT-Öl ist aber kein gutes Kochöl, weil es einen niedrigen Rauchpunkt hat und leicht verbrennt. Des Weiteren kann das Öl bei übermäßigem Verzehr Übelkeit und Durchfall verursachen. Der größte Nachteil besteht darin, dass es keine Laurinsäure – die wichtigste MCFA zur Bekämpfung von Infektionen – enthält. Kokosöl besteht zu fast 50 Prozent aus Laurinsäure. Zudem enthält es eine weitere Fettsäure – eine langkettige Fettsäure namens Myristinsäure, die 18 Prozent des Kokosöls ausmacht und ebenfalls stark antimikrobiell wirkt. Obwohl MCT-Öl mehr MCTs besitzt als Kokosöl, sorgt das Fehlen von Laurin- und Myristinsäure dafür, dass es bei der Bekämpfung von Viren und anderen krank machenden Mikroorganismen dem Kokosöl unterlegen ist. Aus diesem Grund ist Kokosöl als Hilfsmittel gegen Virusinfektionen besser geeignet.

Eine andere Form von Kokosöl, die Sie möglicherweise im Handel sehen, ist »winterisiertes« oder »flüssiges« Kokosöl. Es handelt sich dabei um intensiv verarbeitetes Kokosöl, das destilliert wird, um die meisten der langkettigen Fettsäuren zu entfernen. Es ist dem MCT-Öl sehr ähnlich, nur etwas weniger raffiniert. Normales Kokosöl wird aus denselben Gründen bevorzugt, wie bereits beim MCT-Öl beschrieben.

Als Dr. Jon Kabara die antimikrobiellen Wirkungen der MCFAs untersuchte, entdeckte er, dass Laurinsäure die stärkste antimikrobielle Kraft besaß, und ihr Monoglycerid, Monolaurin, war sogar noch stärker. Diese Beobachtung brachte ihn dazu, ein Monolaurin-Nahrungsergänzungsmittel zu entwickeln, das er sich unter dem Markennamen Lauricidin patentieren ließ. Dieses Präparat wird in der Form von winzigen Presslingen angeboten, die man löffelweise mit einem Schluck Wasser einnimmt. Im Gegensatz zu anderen Nahrungsergänzungsmitteln wird Lauricidin hauptsächlich an Ärzte und andere medizinische Fachkräfte verkauft. Bei den meisten Herstellern von Nahrunsgsergänzungsmitteln oder in Reformhäusern ist es nicht erhältlich. Verbraucher bekommen es entweder über ihren Arzt oder können es online bestellen, beispielsweise direkt beim Hersteller – Med-Chem Labs, Inc. (*www.lauricidin.com*).

Die Verwendung von Kokosöl

Zur Vorbeugung von saisonalen Krankheiten empfiehlt sich eine Erhaltungsdosis von täglich 1 bis 2 Esslöffeln (15 bis 30 Milliliter) Kokosöl. Warten Sie nicht, bis Sie krank sind, ehe Sie anfangen, das Öl zu konsumieren. Kokosöl ist kein Medikament, es ist ein Lebensmittel mit medizinischen Eigenschaften und sollte regelmäßig verzehrt werden. Wenn Sie sich krank fühlen, sollten Sie eventuell mehr nehmen. Sie können das Öl beim Kochen verwenden oder danach in Ihre Speisen mischen, es zusammen mit den Mahlzeiten zu sich nehmen oder wie ein Tonikum oder eine Medizin löffelweise schlucken. Welche Tagesdosis Sie auch wählen, Sie sollten sie auf die drei Mahlzeiten aufteilen.

Beginnen Sie am Anfang langsam damit, Kokosöl in Ihre Ernährung einzubauen. Viele Menschen sind es nicht gewöhnt, so viel Fett zu konsumieren, und 2 oder 3 Esslöffel (30 bis 45 Milliliter) können kurzfristig zu Übelkeit oder Durchfall führen. Das liegt daran, dass die MCTs im Öl bei der Verdauung Wasser in den Darm ziehen. Es ist nicht gefährlich, kann aber unangenehm sein. Nicht jeder bekommt diese Symptome, aber beginnen Sie lieber mit einer kleinen Menge. Nehmen Sie anfangs nicht mehr als einen Esslöffel, und kombinieren Sie ihn mit einer Mahlzeit. Sie können diese Dosis auf zwei oder drei Mahlzeiten aufteilen. Wenn Sie keine Probleme bekommen, können Sie die Dosis auf 1½ oder 2 Esslöffel erhöhen. Treten auch dann keine Verdauungsprobleme auf, erhöhen Sie die Dosis weiter. Falls aber Symptome auftauchen, rudern Sie zurück und nehmen eine Menge, die Sie gut vertragen. Bleiben Sie dann 2 oder 3 Wochen bei dieser Dosis und versuchen Sie danach erneut, die Menge um ½ Esslöffel zu erhöhen. So können Sie sich allmählich bis auf 3 oder noch mehr Esslöffel am Tag steigern.

Wenn Sie krank sind und die Menge des Kokosöls erhöhen wollen, um die Infektion zu bekämpfen, können Sie das tun, indem Sie es mit einer guten Ballaststoffquelle kombinieren. Ich empfehle hierzu gemahlene Flohsamenschalen. Mischen Sie 2 Esslöffel (30 Milliliter) geschmolzenes Kokosöl mit etwa 180 ml warmer Brühe, Suppe oder Gemüse- oder Fruchtsaft und rühren ½ Teelöffel Flohsamenschalen ein. Die Flüssigkeit muss warm sein, damit das Kokosöl flüssig bleibt. Lassen Sie die Mischung ein paar Minuten ruhen, damit die Flohsamenschalen etwas Flüssigkeit absorbieren und weich werden. Die Zugabe der Flohsamenschalen verhindert Übelkeit oder Durchfall, die Sie sonst möglicherweise durch den Verzehr von so viel Öl bekommen könnten, weil sie überschüssiges Wasser im Verdauungstrakt absorbieren. Kommt es dennoch zu Durchfall, geben Sie das nächste Mal noch ¼ Teelöffel Flohsamenschalen mehr dazu. Zu viel Flohsamenschalen sollten allerdings nicht hinzugegeben werden, da sie die Flüssigkeit absorbieren und in ein Gel verwandeln würden, wodurch die Mischung unappetitlich wird. Gemahlene oder pulverisierte Flohsamenschalen sind in den meisten Reformhäusern und online erhältlich.

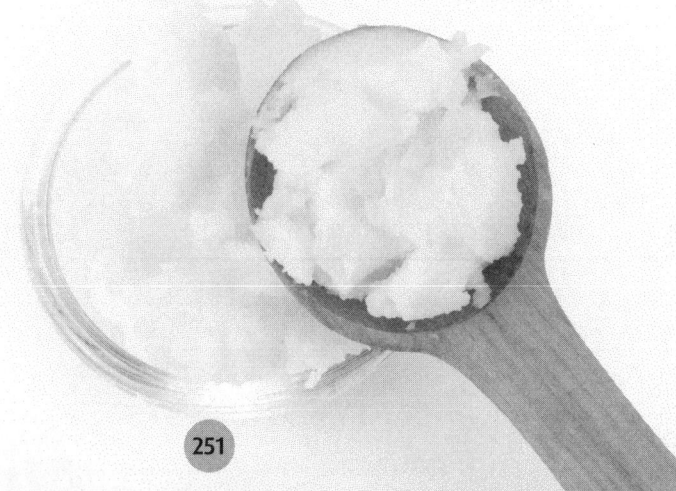

Freunde und Feinde des Immunsystems

Immunbooster

Die Basis für gute Gesundheit

Um sich vor Atemwegsinfektionen zu schützen, können Sie nicht auf Medikamente oder Impfstoffe vertrauen. Sie sind nicht darauf ausgerichtet, den Körper zu heilen, sondern lediglich darauf, die Symptome der Infektion zu lindern. Für die Heilung ist der Körper selbst verantwortlich. Es ist Ihr Immunsystem, das Sie vor Infektionen bewahrt und diese aus Ihrem Körper entfernt. Manchmal können Medikamente diesen Prozess unterstützen, aber Ihr Immunsystem verrichtet den Löwenanteil der Arbeit, um Sie zu schützen und gesund zu machen.

Damit Ihr Immunsystem seinen Job richtig erledigen kann, braucht es eine Vielzahl an Nährstoffen. In diesem Buch haben Sie bereits einige der wichtigsten Immunbooster kennengelernt, es gibt aber noch Dutzende weitere, die alle zu einer starken Immunantwort beitragen. Sie erhalten nicht alle diese Nährstoffe über Nahrungsergänzungsmittel, sondern müssen einige auch über die Nahrung zu sich nehmen.

Der erste Schritt, um Infektionen zu verhindern beziehungsweise zu bekämpfen, ist eine gesunde Ernährung, die Sie mit allen Nährstoffen versorgt, die Ihr Körper braucht, um sich gegen Krankheiten zu schützen. Eine gute Ernährung ist die Basis guter Gesundheit. Fehlen Ihrer Grundernährung wichtige Nährstoffe oder beinhaltet sie Produkte, die diese Nährstoffe zerstören oder Gewebedegeneration und vorzeitiges Altern fördern, nützen Nahrungsergänzungsmittel kaum etwas. Ohne eine gute Ernährung neigen Sie zur Mangelernährung oder, und das ist wahrscheinlicher, zu subklinischer Mangelernährung, die die Voraussetzungen für chronische Krankheiten schafft und Sie anfälliger für Infektionen macht. Leider ist eine unzureichende Nährstoffzufuhr weitverbreitet und führt zu verminderter Widerstandskraft gegen Virusinfektionen.[272]

Wenn Sie saisonalen Infektionen vorbeugen möchten oder sich nach einer grippeähnlichen Erkrankung schnell wieder erholen wollen, sollten Sie als Erstes Nahrungsmittel zu sich nehmen, die die Gesundheit unterstützen, und kalorienreiche, nährstoffarme Produkte streichen, die die Gesundheit beeinträchtigen und die Immunfunktion schwächen. Die am wenigsten nahrhaften Produkte sind im Allgemeinen jene, die hochverarbeitet und voller Zusatzstoffe sind. Das sind die Fertiggerichte, die Sie direkt aus der Packung oder der Dose verzehren können. Zu den gesundheitsfördernden, nährstoffreichen Nahrungsmitteln hingegen gehören frische ganze Früchte, Gemüse, Nüsse, Getreide, Milchprodukte, Eier und Fleisch, die höchstens minimal verarbeitet und raffiniert und ohne chemische Zusatzstoffe hergestellt werden. Idealerweise stammen die Lebensmittel aus biologischem Anbau.

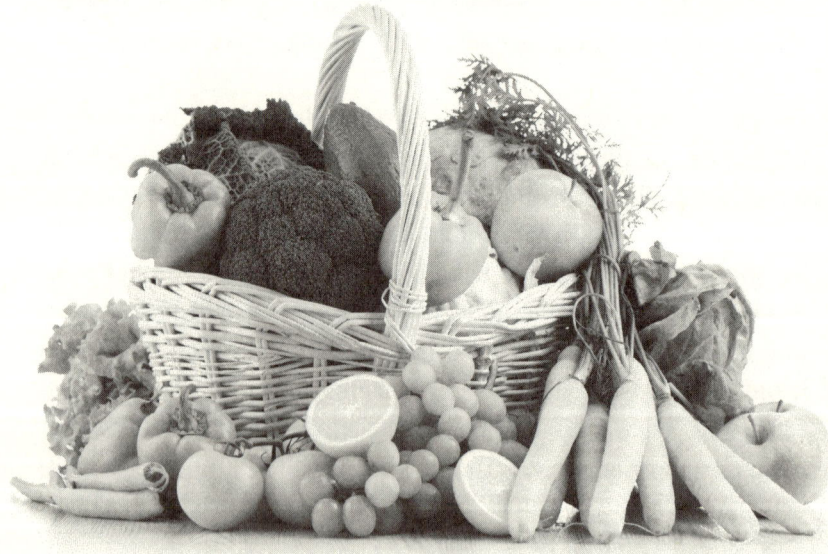

Eine gesunde Ernährung sollte alle Vitamine, Mineralstoffe und andere lebenswichtige Nährstoffe liefern, die Sie für ein starkes Immunsystem brauchen. Doch die Ernährung der allermeisten Menschen ist suboptimal und lässt viele wichtige Nährstoffe vermissen. Sie konsumieren entweder zu viele hochverarbeitete Lebensmittel und Süßigkeiten oder nicht ausreichende Mengen der richtigen Nahrungsmittel (frische Produkte), nicht genügend ballaststoffreiche Produkte oder solche, die auf nährstoffarmen Böden angebaut wurden, oder aber Speisen, deren Zubereitungsart ihnen den Großteil der Nährstoffe entzogen hat. Häufig ist auch das, was manche für eine gesunde Ernährung halten, nicht optimal – zum Beispiel eine vegane oder fettarme Ernährung.

Aus diesen Gründen ist es klug, in Ihre Ernährung ein Nahrungsergänzungsmittel mit aufzunehmen, das mehrere Vitamine und Mineralstoffe liefert und Sie mit der empfohlenen Tagesdosis der wichtigsten essenziellen Nährstoffe versorgt. Bedenken Sie aber, dass ein Nahrungsergänzungsmittel kein Ersatz für eine gesunde Ernährung ist, es ergänzt sie lediglich und stellt sicher, dass Sie wenigstens ein Minimum der essenziellen Nährstoffe zu sich nehmen. Die meisten Multivitaminpräparate enthalten zwar nicht die in den vorhergehenden Kapiteln empfohlenen Mengen an bestimmten Nährstoffen, wie zum Beispiel Vitamin D und C, aber genug aus einem breiten Nährstoffspektrum, um zu gewährleisten, dass Sie keinen Mangel erleiden. Jeder Mangel an einem essenziellen Nährstoff kann die Effizienz Ihres Immunsystems ernsthaft beeinträchtigen.

Die meisten Menschen haben, auch wenn sie vielleicht glauben, sich zumindest einigermaßen gesund zu ernähren, einen Mangel an mehreren Nährstoffen, wodurch sie anfälliger für Krankheiten sind und im Falle einer Infektion stärker darunter leiden. Niedrige Werte von

Nährstoffen wie Vitamin A, C, D, E, B6 und B12, Zink und Selen werden mit ungünstigen klinischen Verläufen während viraler Infektionen in Verbindung gebracht. Zum Beispiel zeigte eine koreanische Studie, die den Ernährungsstatus von Covid-19-Patienten untersuchte, einen signifikanten Mangel an Vitamin D und Selen. 76 Prozent der Patienten hatten einen Vitamin-D-Mangel und 42 Prozent einen Selenmangel.[273] Beide Nährstoffe sind für eine gute Immunfunktion unerlässlich.

Die Bedeutung von Vitamin D wurde in Kapitel 6 im Detail erörtert; aber auch andere Nährstoffe, wie eben Selen, sind wichtig. Eine in Deutschland durchgeführte Studie zeigte, dass bei Menschen, die Covid-19 überlebten, die Selenspiegel im Blut signifikant höher waren als bei jenen, die starben.[274] Auch eine andere Studie stellte fest, dass die Genesungsrate von chinesischen Covid-19-Patienten deutlich mit dem Selenspiegel zusammenhing.[275] Ein Selenmangel verstärkt nachweislich die Virulenz und das Fortschreiten von Atemwegsinfektionen.[276]

Auch Vitamin A spielt bei der Bekämpfung von Infektionen eine wichtige Rolle. Unter anderem ist es essenziell für gesunde Schleimhäute, die Mund, Nasennebenhöhlen, Bronchien, Lunge und Darm auskleiden. Bei einer Atemwegsinfektion ist die Schleimbildung erhöht. Wenn Sie husten oder sich die Nase putzen, trägt der Schleim die infektiösen Mikroben mit hinaus. Es hat sich gezeigt, dass Kinder selbst mit geringem Vitamin-A-Defizit zwei- bis dreimal häufiger Atemwegs- und andere Erkrankungen bekommen als Kinder mit normalem Vitamin-A-Spiegel.[277] Außerdem ist Vitamin A für das Wachstum der Lymphdrüsen erforderlich, in denen Antikörper produziert werden. Bei den Lebensmitteln findet sich Vitamin A nur in tierischen Erzeugnissen – in Fleisch, Milchprodukten und Eiern. Doch Sie können es auch aus dem Beta-Carotin in Obst und Gemüse beziehen.

Wird Beta-Carotin konsumiert, kann es in Vitamin A umgewandelt werden, aber nur, wenn gleichzeitig Fett verzehrt wird. Vitaminpräparate, die Vitamin A in Form von Beta-Carotin enthalten, müssen mit einer Fettquelle eingenommen werden.

Das Nahrungsergänzungsmittel, das Sie wählen, sollte alle oben genannten Nährstoffe enthalten. Viele davon, darunter die Vitamine A, D und E sowie Beta-Carotin, sind fettlöslich und brauchen Fett für die richtige Absorption und Verwertung. Deshalb sollten sie zu den Mahlzeiten oder zumindest mit einer Fettquelle verzehrt werden.

Die Nährstoffabsorption optimieren

Beim Thema gesunde Ernährung denken viele automatisch an fettarme Diäten. Aber eine fettarme Ernährungsweise unterstützt weder die Gesundheit, noch kann sie effektiv überschüssiges Gewicht reduzieren. Fettarme Diäten werden zwar häufig zum Abnehmen angepriesen, doch für gewöhnlich halten die Ergebnisse nicht lange an. Tatsächlich zeigten Studien der Mayo Clinic, dass 95 Prozent der Menschen, die eine fettreduzierte Diät machen, danach innerhalb von 5 Jahren wieder ihr altes Gewicht aufweisen.[278] Das ist eine 95-prozentige Misserfolgsquote. Kohlenhydratarme und ketogene Diäten, die den Fettkonsum nicht einschränken, haben sich für die langfristige Gewichtsabnahme und eine bessere allgemeine Gesundheit als weit effektiver erwiesen.[279] Zudem sind fettarme Diäten generell ungesund und können sogar zu subklinischer Mangelernährung führen. Die meisten gesundheitsfördernden, Krankheiten bekämpfenden und antioxidativen Nährstoffe befinden sich im Fettanteil von pflanzlichen und tierischen Produkten. Diese fettlöslichen Nährstoffe sind essenziell für eine gute Gesundheit und für den Schutz des Körpers vor Infektionen. Fettlösliche Nährstoffe brauchen zur richtigen

Absorption eine zusätzliche Fettquelle. Ohne ausreichend Fett in der Nahrung können sie nicht ohne Weiteres absorbiert werden und werden meist einfach aus dem Körper gespült.

Werbung und Marketing-Propaganda haben unsere Meinung über Speisefette enorm beeinflusst und verzerrt. Uns wird gesagt, wir sollten unseren Fettkonsum aufs absolute Minimum reduzieren, um überschüssige Kilos zu verlieren und gesund zu werden beziehungsweise zu bleiben. Einige Fette werden außerdem als gut dargestellt, andere als schlecht. Gesättigte Fette bekommen die meiste Kritik ab, und man wirft ihnen vor, zu so gut wie jedem Gesundheitsproblem der Menschheit beizutragen. Mehrfach ungesättigte Pflanzenöle, Margarine und Backfett hingegen werden häufig als »gute« Fette gerühmt. Die Wahrheit ist, dass die meisten gesättigten Fette – und ganz besonders Kokosöl – mit das Gesündeste sind, das Sie zu sich nehmen können. Der Verzehr von zu viel mehrfach ungesättigten Pflanzenölen hingegen kann Ihrer Gesundheit schaden und Sie anfälliger für Infektionen machen.

Fett ist ein essenzieller Nährstoff. Es ist erforderlich, um gute Gesundheit zu erlangen sowie aufrechtzuerhalten und das Immunsystem zu stärken. Wir brauchen Fett, um den maximalen Nutzen aus anderen Nahrungsmitteln zu ziehen. Fette machen die Nährstoffe in unserem Essen besser bioverfügbar und verwertbar. Sie bremsen den Transport der Nahrung durch den Magen, wodurch sie länger in den Magensäuren und Verdauungsenzymen »badet«. In der Folge werden unseren Speisen mehr Nährstoffe – insbesondere Mineralstoffe, die normalerweise fest an andere Substanzen gebunden sind – entzogen und vom Körper aufgenommen.

Fettreduzierte Diäten sind tatsächlich schädlich, weil sie die vollständige Verdauung der Nahrung verhindern und die Nährstoffaufnahme

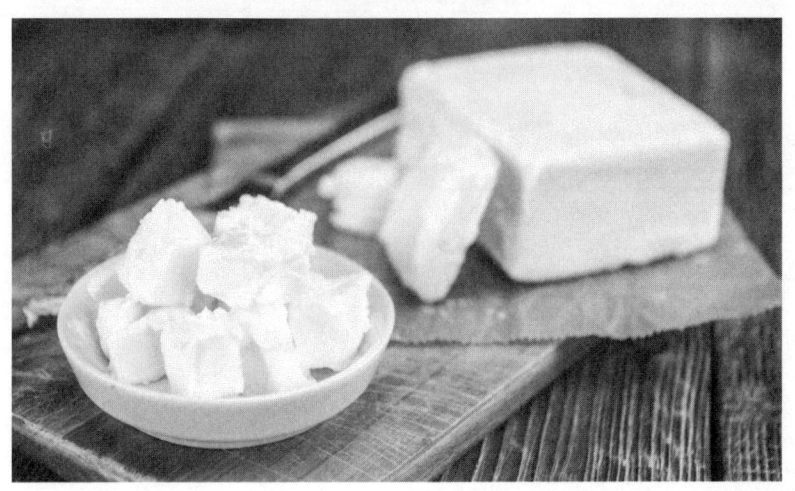

Fett ist ein essenzieller Nährstoff

einschränken, wodurch ein Vitamin- und Mineralstoffmangel geför-
dert wird. Kalzium beispielsweise braucht für die richtige Absorption
Fett. Deshalb leisten fettarme Diäten der Osteoporose Vorschub. Es
ist interessant, dass wir oftmals Fett so gut wie irgend möglich vermeiden und fettreduzierte Produkte – zum Beispiel fettfreie und fettarme Milch – bevorzugen, um Kalzium zu bekommen. Aber wenn
wir fettreduzierte Milchprodukte zu uns nehmen, wird das Kalzium
nicht effektiv absorbiert. Dies könnte einer der Gründe sein, warum
Menschen zwar Unmengen an Milch trinken und Kalziumpräparate
en masse einnehmen, aber trotzdem an Osteoporose leiden. Viele Gemüsesorten sind gute Kalziumlieferanten; um dieses jedoch zu ver-
werten, müssen Sie sie zusammen mit Butter oder Sahne oder anderen
fetthaltigen Produkten konsumieren.

Viele der fettlöslichen Vitamine fungieren als Antioxidantien, die uns
vor Schäden durch freie Radikale schützen. Wenn Sie die Fettmenge in
Ihrer Ernährung reduzieren, begrenzen Sie die Menge der antioxidativen Nährstoffe, die Sie vor den zerstörerischen Radikalreaktionen bewahren. Fettarme Diäten beschleunigen den Degenerations- und Alte-

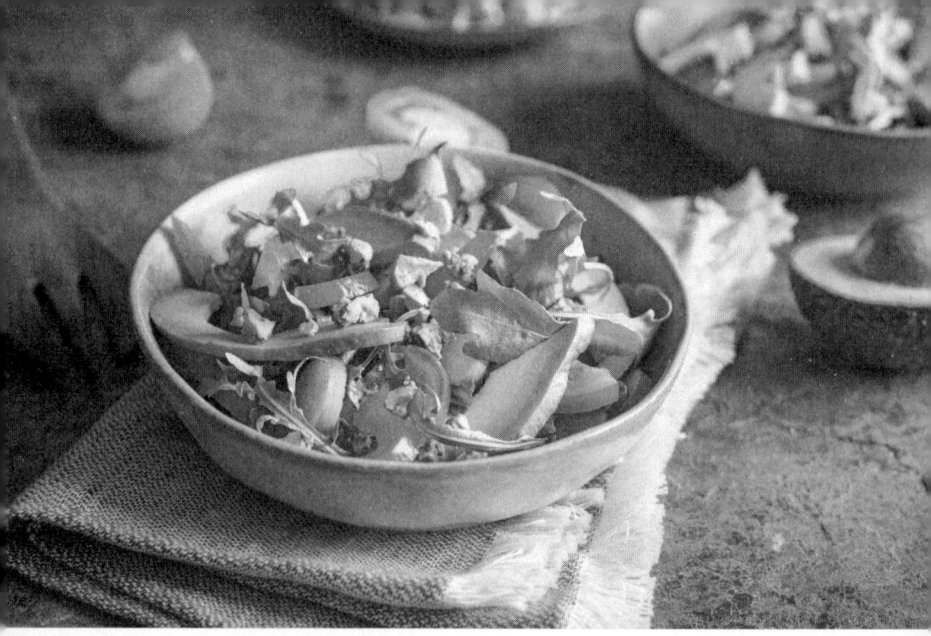

rungsprozess. Da verwundert es nicht, dass Menschen, die sich längere Zeit sehr fettarm ernähren, häufig blass und kränklich aussehen.

Carotinoide sind fettlösliche Nährstoffe, die in Obst- und Gemüsesorten vorkommen. Am bekanntesten ist Beta-Carotin, aber alle Carotinoide sind für ihre antioxidativen Eigenschaften bekannt. Viele Studien belegen, dass diese und andere fettlösliche Antioxidantien wie Vitamin A und E vor degenerativen Erkrankungen schützen und die Immunfunktion stärken.

Gemüse wie Brokkoli und Karotten enthalten Beta-Carotin, aber wenn Sie dazu kein Öl verspeisen, ziehen Sie nicht den ganzen Nutzen aus den fettlöslichen Vitaminen, den sie liefern. Sie können Früchte und Gemüse voll von Antioxidantien und anderen Nährstoffen verzehren, aber wenn Sie dazu kein Fett konsumieren, absorbieren Sie nur einen kleinen Teil dieser lebenswichtigen Nährstoffe. Die Einnahme von Vitamintabletten wird nicht viel helfen, weil auch sie für die optimale Absorption Fett benötigen. Eine fettarme Diät kann also in der Tat Ihrer Gesundheit schaden.

Doch wie viel Einfluss hat Fett wirklich auf die Nährstoffaufnahme? Sie wären überrascht. In einer Studie an der Ohio State University untersuchten Forscher die Absorption von drei Carotinoiden (Beta-Carotin, Lycopen und Lutein) aus mit Fett angereicherten Mahlzeiten. Als Fettquelle nahmen sie Avocados, weil diese einen relativ hohen Anteil an einfach ungesättigtem Fett haben. Vor und nach dem Essen wurden bei den Teilnehmern die Blutspiegel dieser drei Nährstoffe gemessen.

Im ersten Teil der Studie bekamen die Probanden eine Mahlzeit aus fettfreier Salsa und Brot. An einem anderen Tag aßen sie das Gleiche, nur diesmal mit Avocado in der Salsa, wodurch sich der Fettkaloriengehalt der Mahlzeit auf etwa 37 Prozent erhöhte. Die Fettzugabe erhöhte den Beta-Carotin-Spiegel um das 2,6-Fache und den Lycopenspiegel um das 4,4-Fache. Dies zeigte, dass bereits die Zugabe von etwas Fett zu einer Mahlzeit die Nährstoffabsorption verdoppeln, verdreifachen oder sogar vervierfachen kann.

Im zweiten Teil der Studie aßen die Teilnehmer Salat. Der erste Salat bestand aus Romanasalat, Babyspinat, geraspelten Karotten und einem fettfreien Dressing – der Fettgehalt lag bei ungefähr 2 Prozent. Nachdem Avocado dazugegeben wurde, sprang der Fettgehalt auf 42 Prozent. Der fettreichere Salat erhöhte den Luteinspiegel um das 7-Fache und den Beta-Carotin-Spiegel um das unglaubliche 18-Fache! Welch beachtlicher Anstieg des Nährstoffgehalts durch die einfache Zugabe einer Fettquelle zu erreichen ist! Bedenken Sie, dass nicht das Fett diese zusätzlichen Nährstoffe liefert, es versetzt den Körper vielmehr in die Lage, mehr Nährstoffe aus dem Salat zu ziehen.

In einer ähnlichen Studie gaben Forscher den Probanden Salate, deren Dressings einen unterschiedlichen Fettgehalt aufwiesen. Salat mit fettfreiem Dressing führte zu einer vernachlässigbaren Carotinoidabsorption, vollfettes Dressing hingegen brachte eine deutliche Steigerung mit sich. Die Wissenschaftler waren nicht nur erstaunt, wie eine Fettzugabe die Nährstoffabsorption verbesserte, sondern auch darüber, wie wenig Nährstoffe ohne Fett absorbiert wurden.

Wenn Sie also alle Nährstoffe erhalten wollen, die Ihnen eine Tomate, grüne Bohnen, Spinat oder jedes andere Gemüse oder fettarme Nahrungsmittel liefern kann, müssen Sie ein wenig Fett dazugeben. Der Verzehr von Gemüse ohne Fett ist im Grunde dasselbe, als würden Sie ein nährwertarmes Essen zu sich nehmen. Die Anreicherung Ihrer Ernährung mit einer guten Fettquelle ist wichtig, um den meisten Nährwert aus der Nahrung zu ziehen. Wenn Sie Ihre Speisen mit Fett essen, ist das so, als würden Sie ein starkes Multivitamin- und Mineralstoffpräparat hinzufügen. Aus all den genannten Gründen agieren Speisefette, allen voran gesättigte und einfach ungesättigte Fette, als Immunbooster.

Die Fettmenge, die Menschen zu sich nehmen, variiert auf der ganzen Welt enorm. Manche essen große Mengen Fett, während andere relativ wenig zu sich nehmen. In vielen traditionellen Ernährungsweisen machte Fett einst 60 bis 90 Prozent der Gesamtkalorien aus (und das meiste davon in Form gesättigter Fette). Einige pazifische Inselgemeinschaften nahmen bis zu 60 Prozent ihrer Gesamtkalorien als Fette zu sich, davon 50 Prozent als gesättigte Fette, zumeist von Kokosnüssen.[280] Obwohl diese Menschen große Mengen Fett konsumierten, waren ihnen Krankheiten wie Herz-Kreislauf-Erkrankungen, Diabetes und Alzheimer völlig unbekannt. Relativ isoliert lebende Bevölkerungen, die nach wie vor den Großteil ihrer Fettkalorien aus gesättigten und einfach ungesättigten Fetten ziehen, leiden nicht unter den degenerativen Erkrankungen, die in unserer modernen Gesellschaft, auf deren Speiseplan mehrfach ungesättigte Pflanzenöle dominieren, weitverbreitet sind.[281, 282]

Eine gesunde Verdauung

Die Speisen, die Sie zu sich nehmen, wirken sich nicht nur auf Ihre eigene Gesundheit, sondern auch auf die Gesundheit der Mikroorganismen aus, die in Ihrem Verdauungstrakt leben. Das Wohlbefinden dieser winzig kleinen Organismen scheint nicht von großer Bedeutung zu sein, hat aber einen direkten Einfluss auf Ihre Gesundheit. Denn diese Organismen spielen eine wichtige Rolle, um uns gesund und frei von Krankheiten zu halten. Die Gemeinschaft aus Mikroorganismen, Mikrobiom des Darms genannt, besteht aus 10 000 bis 30 000 höchst unterschiedlichen Arten von Bakterien, Viren und Pilzen.

Eine Störung dieser sorgfältig ausgewogenen Population aus Mikroben ist ein Faktor bei zahlreichen Gesundheitsproblemen, darunter Adipositas, Insulinresistenz und Diabetes, geschwächte Immunfunktion, Verdauungsstörungen (chronische Verstopfung, entzündliche Darmerkrankungen, Zöliakie), Lebensmittelallergien und -empfindlichkeiten, Ekzeme, wiederkehrender Hefepilzbefall und einige Krebsarten. Die Gesundheit unseres Verdauungssystems ist derart wichtig, dass es heißt, bis zu 90 Prozent aller bekannten Humanerkrankungen könnten auf einen ungesunden Darm zurückgeführt werden.

Unsere Ernährung hat großen Einfluss auf die Art der Organismen, die in unserem Verdauungstrakt leben, und damit auf unsere Verdauungsfunktion und allgemeine Gesundheit. Das, was wir essen, ist das, was unsere Mikroben essen. Wie wir haben auch diese Mikroorganismen Vorlieben: Manche bevorzugen Zucker und einfache Kohlen-

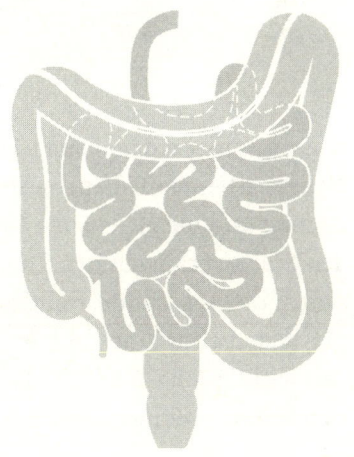

hydrate, andere komplexere Kohlenhydrate, unverdauliche Ballaststoffe oder andere Nahrungskomponenten. Die Population der Zuckerliebhaber gedeiht, wenn wir viel zuckerhaltige Produkte oder hochraffiniertes Getreide zu uns nehmen. Die Ballaststofffans wiederum sind am glücklichsten, wenn die Ernährung reich an Gemüse, Obst, Vollkorn, Nüssen und Samen ist. Zucker und raffinierte Stärke fördern das Wachstum unerwünschter Mikroben, die kaum einen Nutzen haben und Probleme verursachen können. Wenn die Ernährung große Mengen an Zucker und raffinierten Kohlenhydraten beinhaltet, gedeihen diese Mikroben und verdrängen nützlichere, der Gesundheit förderlichere Organismen, die komplexere Kohlenhydrate bevorzugen. Eine Ernährung mit viel Zucker und raffiniertem Getreide ist arm an Ballaststoffen, und das führt zu einem bedenklichen Ungleichgewicht im Darmmikrobiom.

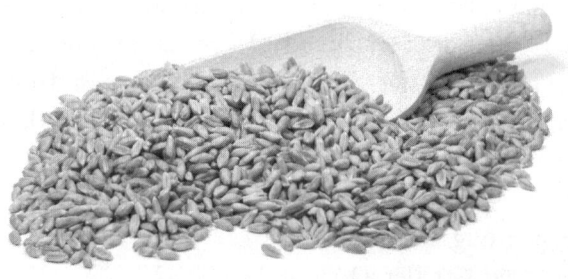

Ballaststoffe werden häufig als unverdaulicher und fast nutzloser Nahrungsbestandteil angesehen, doch sind sie für eine gesunde Verdauung und die allgemeine Gesundheit extrem wichtig. Sie lockern den Stuhl, verkürzen den Transport durch den Darmtrakt, verlangsamen die Absorption von Glukose, tragen zu einem ausgewogenen pH-Wert bei und absorbieren und entfernen bestimmte Giftstoffe. Am wichtigsten ist jedoch, dass sie Nahrung für unsere Darmbakterien liefern. Der menschliche Körper verfügt nicht über die Enzyme, die nötig sind, um Ballaststoffe aufzuspalten oder zu verdauen, wohl aber unsere Darmbakterien. Bakterien, die Ballaststoffe bevorzugen, ernähren sich davon, und bei diesem Prozess werden die Ballaststoffe in kurzkettige Fettsäuren (*short-chain fatty acids*, SCFAs) umgewandelt. Diese SCFAs dienen als Nahrung für die Zellschicht, die den Verdauungstrakt auskleidet (Epithel). Die meisten der Ballaststoffe liebenden Bakterien leben im Dickdarm. SCFAs sind die wichtigste Energiequelle der Epithelzellen im Dickdarm und decken 60 bis 70 Prozent ihres Energiebedarfs. Ein Mangel an Ballaststoffen kann die Populationen der SCFA-produzierenden Bakterien und in der Folge die Gesundheit des Darms selbst gravierend beeinträchtigen.

SCFAs sind für die Gesundheit unseres Darms und für die Integrität der Darmwand wichtig. Ohne sie würden die Epithelzellen im Verdauungstrakt zu degenerieren beginnen. Dies würde chronische Entzündungen und Gewebeabbau nach sich ziehen, wodurch wiederum ein löchriger Darm (»leaky gut«), Läsionen oder Geschwüre, Divertikulitis, Colitis ulcerosa, Morbus Crohn, Reizdarmsyndrom und andere Verdauungsstörungen entstehen könnten. Auch die Nährstoffabsorption könnte drastisch eingeschränkt werden, was zu Mangelernährung führt. Es gibt Hinweise darauf, dass viele Menschen mit entzündlichen Darmerkrankungen tatsächlich an einem mangelernährten Verdauungstrakt leiden.

Unsere moderne Ernährung weist einen beklagenswerten Mangel an Ballaststoffen auf. Zucker enthält keine Ballaststoffe, und auch raffiniertes Getreide ist nahezu völlig ballaststofffrei. Raffinierte Mehle und Zucker machen bei der durchschnittlichen Ernährung fast 60 Prozent der Kalorien aus. Die kleine Menge an Ballaststoffen in unserer Nahrung ist vielleicht ausreichend, um die Darmzellen vor dem Verhungern zu bewahren, aber nicht, um sie gesund zu erhalten. Eine Ernährung, die nicht genügend ballaststoffreiche Produkte enthält, kann zu verschiedenen Formen von Verdauungsbeschwerden und zu Mangelernährung führen.

SCFAs leisten weit mehr, als nur Nahrung für die Epithelzellen im Darm bereitzustellen. Neuere Forschungen haben ergeben, dass sie eine Schlüsselrolle bei der Vorbeugung und Behandlung von metabolischem Syndrom, Insulinresistenz und Diabetes, Verdauungsstörungen, Osteoporose, Nierenkrankheiten, Bluthochdruck und Dickdarmkrebs spielen. SCFAs senken den pH-Wert im Dickdarm (das heißt, sie erhöhen den Säuregrad im Dickdarm), der ein geeignetes Milieu für nützliche Bakterien bildet, die Darmwand vor der Bildung von Polypen schützt und die Absorption von Mineralstoffen verbessert. Sie stimulieren die Produktion von T-Helferzellen, Leukozyten und Antikörpern, die eine entscheidende Rolle beim Immunschutz spielen. Sie wirken entzündungshemmend und können dazu beitragen, von einer Überwucherung ungesunder Mikroben, Geschwüren, Verletzungen usw. ausgelöste Entzündungen im Verdauungstrakt zu lindern.

Bestimmte Medikamente, vor allem Antibiotika, können sich auf Ihr Darmmikrobiom verheerend auswirken. Antibiotika werden häufig bei Virusinfektionen verordnet, dabei sind sie gegen Viren nutzlos. Sie sind darauf ausgerichtet, Bakterien zu bekämpfen, nicht Viren. Ärzte verschreiben sie häufig nur, um die Eltern eines kranken Kindes zu beruhigen, weil sie sonst nichts anzubieten haben. In solchen Fällen ist das Antibiotikum nichts als ein Placebo und sorgt für emotionale Beruhigung, hat aber keinen medizinischen Wert. Auch älteren Patienten, die ein hohes Risiko für Lungenentzündungen und andere Komplikationen haben, verordnen Ärzte Antibiotika als Schutz vor möglichen bakteriellen Sekundärinfektionen, die den Weg in die Lunge finden könnten.

Manchmal können Bakterien die Nasennebenhöhlen und den Hals befallen und eine Infektion verursachen, die für eine Virusinfektion gehalten werden könnte. Eine bakterielle Rachenentzündung kann beispielsweise wie eine Virusinfektion mit Fieber und Halsschmerzen einhergehen. Tatsächlich werden über 80 Prozent aller Halsentzündungen durch Viren verursacht, und Antibiotika sind nicht erforderlich. Die einzige Methode, um hier sicherzugehen, ist eine Laboruntersuchung. Nur wenn Sie oder Ihr Kind wirklich eine durch eine Laboruntersuchung bestätigte bakterielle Halsentzündung haben, sollte der Arzt Antibiotika verschreiben.

Die Verordnung von Antibiotika bei einer viralen Infektion ist jedoch riskant, weil diese dann mehr schaden als nutzen können. Antibiotika neigen dazu, alle Bakterien im Verdauungstrakt zu vernichten, sowohl die unerwünschten als auch die erwünschten, was der Vermehrung von Viren und Hefepilzen Vorschub leistet. Candida-Infektionen resultieren häufig aus der Einnahme von Antibiotika; ohne die Konkurrenz von Bakterien wuchern auch andere Mikroorganismen im Verdauungstrakt. Eine der wichtigsten Funktionen der Darmbakterien ist die Modulation der systemischen Immunabwehr. Bestimmte Arten von Darmbakterien sind unerlässlich, um den Körper vor Virusinfektionen zu schützen. Diese Bakterien setzen eine ganze Kaskade von Signalen in Gang, welche die Freisetzung von Interferon durch die Immunzellen auslösen, die von Viren infizierte Zellen dazu veranlassen, sich selbst zu zerstören.[283]

Zudem schwächt die Abwesenheit bestimmter Arten von Darmbakterien die normale Reaktion der Immunzellen auf virale Infektionen sowie die Bildung und Freisetzung von Antikörpern. Tierstudien haben dies ganz klar demonstriert. Nach einer Antibiotikabehandlung wiesen Labortiere nachweislich eine höhere Morbidität und Mortalität auf, wenn sie mit Influenza infiziert wurden.[284] Die Einnahme von Antibiotika vor oder während einer viralen Atemwegsinfektion verlängert die Dauer der Infektion und kann sie möglicherweise verschlimmern. Probiotische Nahrungsergänzungsmittel enthalten gute Bakterien, die förderlich für eine gesunde Verdauungsfunktion sind. Wenn man Probiotika zusammen mit sowie nach einer Antibiotikakur einnimmt, tragen sie dazu bei, dass sich das Darmmikrobiom und die damit verbundene Immunfunktion schnell wieder erholen.

Wenn Sie vor Kurzem Antibiotika eingenommen haben oder diese häufig zu sich nehmen, kann Ihr Darmmikrobiom aus dem Gleichgewicht geraten sein. Auch wenn Sie unter Morbus Crohn, Colitis ulcerosa, Reizdarmsyndrom (*irritable bowel syndrome*, IBS), häufigen Hefepilzinfektionen oder Übergewicht leiden oder andere Verdauungsstörungen haben, ist Ihr Darmmikrobiom wahrscheinlich nicht ausgewogen, und Sie bekommen mehr Infektionen als der Durchschnitt. Die Einnahme von Probiotika und eine Ernährung mit mehr frischem Obst und Gemüse könnten hilfreich sein, um die Häufigkeit von Atemwegsinfektionen zu reduzieren.

Eine Metaanalyse von 23 Studien mit insgesamt über 62 000 Kindern – von Neugeborenen bis zu 18-jährigen Jugendlichen – ergab, dass probiotische Nahrungsergänzungsmittel (im Vergleich zu einem Placebo) die Anzahl der Atemwegsinfektionen und der Fehltage in der Schule beziehungsweise Kindertagesstätte deutlich verringerten.[285] Bei Erwachsenen, die ein relativ gesundes Verdauungssystem haben, beeinflussen Probiotika die Häufigkeit der Atemwegsinfektionen anscheinend nicht so deutlich, aber sie mindern durchaus den Schweregrad der Symptome und die Dauer der Erkrankung.[286,287] Die Einnahme von probiotischen Nahrungsergänzungsmitteln kann also eine weitere Möglichkeit sein, Ihr Immunsystem anzukurbeln und die Genesung von saisonalen Infektionen zu beschleunigen.

Wärmetherapie

Die Wärmetherapie – auch bekannt als Schwitzkur, da sie die Schweißbildung anregt – ist ein Prozess, der die Körperinnentemperatur ansteigen lässt, so wie Fieber es tut. Dieses künstlich herbeigeführte Fieber hat denselben heilenden Effekt wie der körpereigene Hitzemechanismus.

Die Wärmetherapie ist eine der ältesten Methoden medizinischer Behandlungen. Seit Jahrtausenden wissen Menschen um ihre starke gesundheitsfördernde Wirkung. Die alten Römer bauten kunstvoll gestaltete Bäder mit Saunas, kalten Tauchbecken und Schwimmbereichen. Vor ihnen praktizierten schon die Ägypter, Griechen und andere Mittelmeerkulturen verschiedene Arten der Wärmetherapie. Im Nahen Osten und in Nordafrika gehören Badehäuser nach wie vor fest zum muslimischen Leben. Das türkische Bad ist in Europa schon seit Jahrhunderten beliebt. Amerikanische indigene Gesellschaften

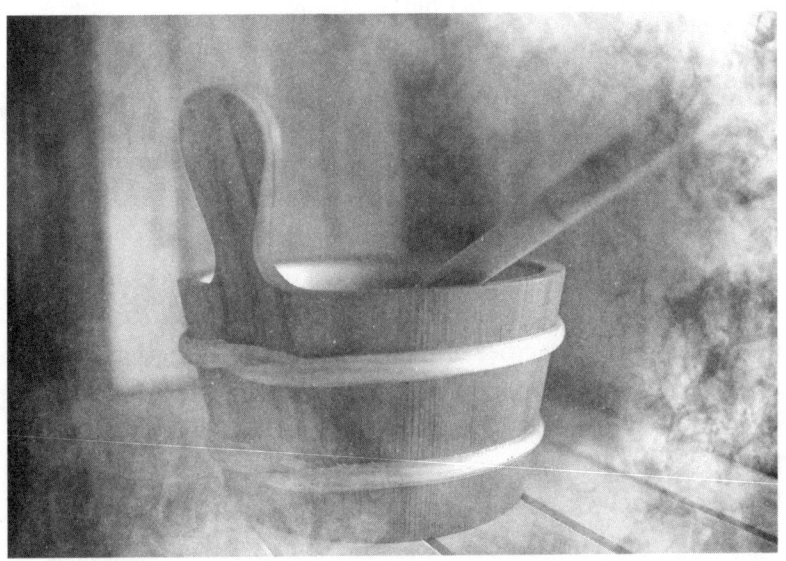

nutzten Schwitzhütten als Teil ihrer Reinigungspraktiken. Japan, Indien, Russland, Finnland und viele andere Länder haben lange Traditionen der Reinigung und Heilung in Dampfbädern und Saunen. Wie gesund es ist, die Körpertemperatur zu erhöhen, ist weltweit in vielen Kulturen bekannt. Auch heute bieten Fitnessstudios und Wellnesseinrichtungen therapeutische Bäder und Saunen an.

Vom altgriechischen Arzt Parmenides stammt der Satz: »Gib mir die Macht, Fieber zu erzeugen, und ich heile jede Krankheit.« Eine Wärmetherapie mithilfe von Dampfbädern und Saunen ist eine Möglichkeit, künstlich Fieber zu erzeugen.

Früher wurde künstliches Fieber fast immer herbeigeführt, um einen Patienten mit einer infektiösen Krankheit zu behandeln. Damals war es Allgemeinwissen, dass die Erhöhung der Körpertemperatur bis an den Punkt starker Schweißbildung dazu führt, dass der Patient »die Infektion ausschwitzt«. Und bei vielen viralen und bakteriellen Infektionen funktionierte das hervorragend.

Im Laufe der Zeit beobachteten Ärzte, dass Menschen, die an unterschiedlichen Beschwerden litten, nach einem von einer anderen Krankheit ausgelösten hohen Fieber geheilt wurden. Auf diese Weise entstand eine Behandlungsform gegen Krebs. Bei Krebspatienten, die eine Malariainfektion samt dem damit einhergehenden hohen Fieber überlebt hatten, war plötzlich auch der Krebs verschwunden. Damit begann die Krebsbehandlung mithilfe von Malaria, um das krebstötende Fieber herbeizuführen. Vor der Erfindung der Antibiotika wurden Menschen, die an Syphilis und anderen ansteckenden Krankheiten litten, häufig mit Malaria infiziert, um ihre Krankheit zu heilen – eine gefährliche Praxis, da die Malaria selbst tödlich enden konnte. Zum Glück gab es Chinin, um die Malaria zu heilen.

Seine Innentemperatur zu erhöhen, ist einer der wichtigsten Abwehrmechanismen des Körpers gegen eindringende Organismen und bei vielen Krankheiten für den Heilprozess unerlässlich. Bakterien und Viren, die die ansteckendsten Krankheiten verursachen, sind hitzeempfindlich. Bei 40 Grad Celsius geht beispielsweise die Wachstumsrate des Poliovirus um den Faktor 250 zurück. Normalerweise muss der Körper seine Temperatur nicht so stark erhöhen, um die meisten Infektionen zu bekämpfen. Schon der Anstieg um wenige Grad über normal bekämpft das Rhinovirus, Verursacher von Erkältungen, effektiv. Wärme kann auch eine Influenza wirksam unter Kontrolle bringen, auch all die neuen Influenzastämme, die von Zeit zu Zeit auftauchen und gegen die es keine Impfstoffe gibt. Weitere infektiöse Krankheiten, die auf Fieber ansprechen, sind Infektionen der unteren Atemwege und der Harnwege sowie ganz unterschiedliche Erkrankungen wie Windpocken, Gürtelrose, Herpes, Syphilis und Gonorrhö. So gut wie jedes krank machende Virus oder Bakterium ist empfindlich gegen Hitze im Bereich der menschlichen Gewebeverträglichkeit. Die medizinische Literatur ist voll von Berichten über den Einsatz der Wärmetherapie in der konventionellen Medizin als Hilfsmittel bei der Behandlung zahlreicher Krankheiten.

Von Fieber spricht man, wenn die Körpertemperatur über den Normalwert von 37 Grad Celsius ansteigt. Manchmal ist das Fieber leicht und erhöht die Körpertemperatur um nur 1 oder 2 Grad, aber bei einer Temperatur über 40 Grad spricht man von hohem Fieber. Mikroorganismen können in der Regel nur eine recht schmale Temperaturspanne tolerieren. Diese Spanne ist für gewöhnlich viel kleiner als das, was menschliches Gewebe aushält, ohne Schaden zu nehmen. Krankheiten verursachende Organismen, die bei normaler Körpertemperatur gedeihen, sterben entweder oder wachsen langsamer, wenn sie um wenige Grad höheren Temperaturen ausgesetzt sind. Dadurch gewinnt das Immunsystem Zeit, um seine Verteidigungskräfte zu mobilisieren und die Eindringlinge aus dem Körper zu entfernen.

Wärme stimuliert den Stoffwechsel und die zelluläre Aktivität. Steigt die Temperatur, werden die Körperfunktionen angekurbelt und arbeiten auf einem höheren Effizienzniveau, und der Heilprozess wird intensiviert. Wärme stimuliert auch die Produktion weißer Blutkörperchen, wodurch sich die Bildung von Antikörpern sowie von Interferon und Hitzeschockproteinen – einer Gruppe von Proteinen, die zum Schutz der Zellen vor Stress und zur Hemmung der viralen Replikation beiträgt – erhöht. Die Anzahl der weißen Blutkörperchen steigt bei künstlich herbeigeführtem Fieber um etwa 58 Prozent, wodurch die Immuneffizienz angekurbelt wird. Fieber weitet zudem die Blutgefäße, erhöht die Herzfrequenz und beschleunigt den Blut- und Lymphfluss durch den Körper. Dadurch werden heilende Nährstoffe, Sauerstoff, Antikörper, weiße Blutkörperchen und Hormone schneller verteilt, und die Beseitigung schädlicher Abfallprodukte und Toxine wird beschleunigt.

Wie Studien gezeigt haben, wirkt sich Fieber, ob natürlich oder künstlich herbeigeführt, heilsam auf viele Virusinfektionen aus. In zahlreichen Tierstudien wurde bei schweren Infektionen eine umgekehrte Korrelation zwischen Mortalität und Temperatur festgestellt. Bei einem solchen Experiment stieg die Überlebensrate von Mäusen mit einer von *Klebsiella pneumoniae* ausgelösten Bauchfellentzündung von 0 Prozent auf 50 Prozent an, wenn ihre Körpertemperatur künstlich auf Fieberniveau gebracht wurde. Klinische Humanstudien kamen zu ähnlichen Ergebnissen. Eine Untersuchung von Patienten mit ambulant erworbener Lungenentzündung ergab, dass jene mit Temperaturen über 37,8 Grad Celsius eine Sterblichkeitsrate von nur 4 Prozent aufwiesen – die Patienten, deren Temperatur niedrig gehalten wurde, hatten hingegen eine Sterblichkeitsrate von 29 Prozent.[288]

Sie können Fieber künstlich erzeugen, indem Sie sich in eine Sauna, ein Dampfbad oder in eine Badewanne mit warmem Wasser setzen. Die Idee dahinter ist, dass Ihnen warm genug wird, damit Ihre Körpertemperatur für rund 30 Minuten auf etwa 38 bis 40 Grad Celsius ansteigt. Wenn Sie an keiner ernsthaften chronischen Krankheit leiden, können Sie Ihre Körpertemperatur auf sichere Weise so weit erhöhen. Temperaturen über 41 Grad über einen längeren Zeitraum können jedoch zu Gewebeschäden führen. Kurzzeitig kann eine Temperatur von bis zu 40 Grad ausgehalten werden, ohne Schaden zu nehmen. Doch darüber hinaus sollten Sie Ihre Körpertemperatur nicht ohne medizinische Aufsicht erhöhen.

Vor und nach jeder Wärmebehandlung sollten Sie unbedingt jeweils ein Glas Wasser oder Kräutertee trinken. Durch das Schwitzen verlieren Sie viel Flüssigkeit, die Sie wieder ersetzen müssen, um eine Dehydrierung zu verhindern. Trinken Sie keine Limonaden, Säfte oder andere gesüßte Getränke, weil diese die Immunfunktion beeinträchtigen. Nach einem Wärmebad wird Ihr Körper völlig entspannt sein, und Sie werden wunderbar schlafen. Davon können Sie profitieren, wenn Sie die Wärmetherapie abends vor dem Schlafengehen einplanen.

Wärmebehandlungen können auf verschiedene Weisen durchgeführt werden. Die besten Wärmequellen sind vermutlich Saunen und Dampfbäder, die in Spas und Fitnessclubs angeboten werden. Die Hitze in einer Sauna gilt normalerweise als trocken, in einem Dampfbad als feucht bis nass. Diese Unterscheidung ist nur zum Teil korrekt. Zwar ist die Hitze in einer Sauna im Allgemeinen trocken, die Feuchtigkeit wird aber auf bis zu 40 Prozent erhöht. Ohne eine gewisse Feuchtigkeit könnte die heiße, trockene Saunaluft die Schleimhäute reizen. Die Hitze in Dampfbädern kommt, wie der Name schon sagt, von heißem Dampf und ist sehr feucht. Ihre Körpertempera-

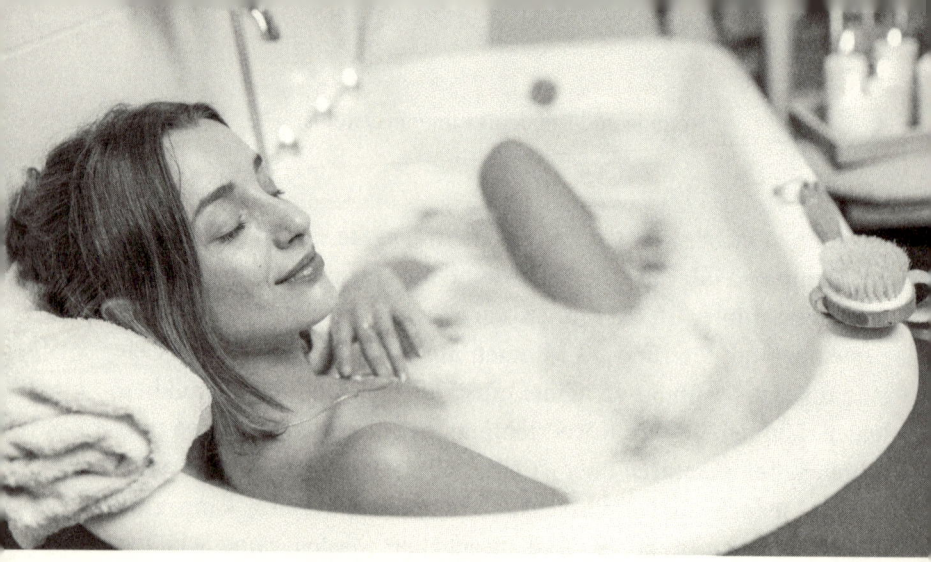

tur steigt jedoch unabhängig von der Feuchtigkeit, sodass es keinen Unterschied macht, welche Methode Sie wählen.

Wenn Sie genügend Geld übrig haben, können Sie sich eine portable Sauna oder Dampfsauna für zu Hause kaufen. Darin finden ein bis zwei Personen Platz, und sie funktioniert sehr gut. Für die meisten sind weder ein Wasseranschluss noch weitere Anbauteile erforderlich. Sie füllen einfach einen kleinen Tank mit Wasser und schalten das Heizgerät ein.

Künstliches Fieber lässt sich zu Hause, aber auch auf anderen preiswerten oder ganz kostenlosen Wegen herbeiführen. Sie brauchen nicht einmal Wasser. Sich hinlegen und mit mehreren warmen Decken zudecken war früher die am häufigsten praktizierte Methode, um Fieber zu erzeugen und eine Infektion zu bekämpfen. Heiße Kräutertees, die für innerliche Wärme sorgen, sollten die Wirkung der Decken noch verstärken. So zugedeckt sollten Sie die ganze Nacht verbringen. Diese Methode funktioniert, ist aber nicht wirklich angenehm.

Die komfortabelste Hitzequelle ist eine mit warmem Wasser gefüllte Badewanne. Ein warmes Bad kann genauso gut wirken wie eine

Sauna. Doch sich lediglich in die Wanne zu setzen oder eine warme Dusche zu nehmen, reicht nicht! Sie müssen vollständig untertauchen (natürlich mit Ausnahme des Kopfes), und das Wasser muss heiß genug sein, um Ihre Körpertemperatur ansteigen zu lassen. So können Sie Ihre Temperatur leicht um 2 bis 3 Grad erhöhen.

Drehen Sie das Wasser so heiß auf, wie Sie es vertragen. Setzen Sie sich in die Wanne, während das Wasser einläuft, und regeln Sie die Wassertemperatur so, dass Sie sie gut aushalten, damit Ihr Körper sich an die Temperatur gewöhnt. Messen Sie mit einem digitalen Fieberthermometer die Temperatur des Badewassers. Es sollte zwischen 39 und 40 Grad Celsius warm sein. Wenn die Wanne gefüllt ist, drehen Sie den Wasserzulauf ab und tauchen mit Ihrem ganzen Körper so weit wie möglich ein, den Kopf halten Sie über Wasser. Entspannen Sie sich und legen Sie Ihren Kopf auf ein Handtuch oder ein aufblasbares Kissen. Bleiben Sie für mindestens 30 Minuten in der Wanne. Während Sie sich im warmen Wasser entspannen, steigt Ihre Körpertemperatur allmählich an, bis sie fast die Temperatur des Wassers erreicht. Das dauert etwa 20 Minuten. Bis dahin hat sich das Badewasser etwas abgekühlt. Das ist okay, aber Sie können die Wassertemperatur auch anpassen und heißes oder kaltes Wasser nachlaufen lassen. Messen Sie immer mal wieder Ihre Körpertemperatur im Mund mit dem Fieberthermometer.

Falls Ihnen wegen der Hitze schwindlig wird oder Sie Kopfschmerzen bekommen, legen Sie ein kühles, feuchtes Handtuch auf Ihre Stirn. Wenn der Schwindel anhält oder Ihr Körper sich extrem erschöpft anfühlt, reduzieren Sie die Temperatur oder die Dauer des Bads. Menschen mit chronischen Krankheiten vertragen Wärme im Allgemeinen weniger gut. Bei tiefen Schnitt- oder anderen Verletzungen sollten Sie die Wärmetherapie nicht anwenden. Wärme fördert Entzündungen und die Produktion von Körperflüssigkeiten, wodurch es zu Schwellungen kommen kann. Falls Sie eine Verletzung haben, warten Sie wenigstens ein paar Tage, bis die Heilung einsetzt. Dann kann die Wärme den Heilprozess unterstützen.

Sie müssen nicht warten, bis Sie sich krank fühlen, um Schwitzbäder zu nehmen. Die Wärmetherapie kann auch Infektionen vorbeugen. Symptome von Infektionen, insbesondere von milden Infektionen, können nahezu unbemerkt bleiben, bis der Organismus den Körper vollständig übermannt hat und eine voll ausgebildete Infektion entstanden ist. Wenn man regelmäßig Fieber herbeiführt, auch ohne irgendwelche Symptome, werden angreifende Organismen abgetötet, ehe sie Fuß fassen können.

Flüssigkeiten und Feuchtigkeit

Virale Erkrankungen gehen häufig mit Dehydrierung einher, weil durch Nasenausfluss, Husten, Niesen, Erbrechen, Durchfall, Schwitzen und verminderte Essens- und Flüssigkeitszufuhr (wegen Appetitlosigkeit oder Bauchbeschwerden) Flüssigkeiten verloren gehen. Im Allgemeinen halten wir Dehydrierung für eine kleine Unpässlichkeit, und sie mag vielleicht nicht sehr bedrohlich wirken, aber wenn sie nicht behandelt wird, kann sie durchaus gefährlich werden.

Dehydrierung verursacht jedes Jahr Millionen von Todesfällen überall auf der Welt. Kinder sind stärker betroffen als Erwachsene, weil sie schneller austrocknen. Die Dehydrierung ist in vielen Teilen der Welt, in denen Sanitäreinrichtungen und Hygienestandards schlecht und Infektionsraten hoch sind, ein gravierendes Problem. Sie geht mit vielen infektiösen und lebensmittelbedingten Krankheiten wie Cholera oder grippeähnlichen Erkrankungen einher, die von Flüssigkeitsverlust durch Erbrechen und Durchfall gekennzeichnet sind.

Dehydrierung tötet – neben Lungenentzündungen – weltweit mehr Kinder als andere Krankheiten. Tatsächlich ist die Haupttodesursache von Cholera und anderen Durchfallerkrankungen eher die Dehydrierung als die Krankheit selbst. Auch Senioren sind anfälliger für eine Dehydrierung als die allgemeine Bevölkerung und trocknen im Krankheitsfall eher aus.

Darüber hinaus beeinträchtigt eine Dehydrierung die Immunfunktion, wodurch der Körper härter arbeiten muss, um eine Infektion zu bekämpfen.[289] Wenn Sie eine grippeähnliche Erkrankung haben, ist es wichtig, sicherzustellen, dass Sie gut hydriert bleiben. Allgemein wird Jugendlichen und Erwachsenen empfohlen, 6 bis 8 Gläser (à 240 ml) Wasser am Tag zu trinken, wenn sie nicht krank sind. Kinder brauchen weniger. Wenn Sie Fieber haben, sich übergeben müssen oder Durchfall haben, müssen Sie die Menge erhöhen. Falls Sie wegen des Erbrechens keine Flüssigkeit bei sich behalten, versuchen Sie, kleine Schlückchen Wasser zu nippen oder Eiswürfel zu lutschen. Neben Infusionen besteht die beste Methode zur Erhöhung der Flüssigkeitsaufnahme, wenn aufgrund des Erbrechens die orale Aufnahme nicht möglich ist, darin, Wasser mithilfe eines Klistiers in den Darm zu leiten. Der Darm absorbiert das Wasser, wodurch eine schwere Dehydrierung verhindert wird.

Anzeichen und Symptome einer Dehydrierung bleiben oftmals unbemerkt. Durst ist generell das auffälligste Zeichen einer Austrocknung, aber viele Menschen ignorieren ihren Durst oder stillen ihn mit Getränken, die den Körper nicht wirklich gut hydrieren, wie zum Beispiel Kaffee oder Limonade. Koffeinhaltige Getränke können sogar austrocknend wirken. Folglich sind viele Menschen chronisch leicht dehydriert und sind sich dessen nicht einmal bewusst. Dies sind die Frühsymptome einer Dehydrierung:

→ Durst

→ gerötetes Gesicht

→ kein oder wenig dunkelgelber Urin

→ Schwindel, der im Stehen schlimmer wird

→ Schwäche

→ Krämpfe in Armen oder Beinen

→ Schläfrigkeit oder Gereiztheit

→ Kopfschmerzen

→ Rückenschmerzen

→ trockene, rissige Lippen

→ Rissbildung oder Blutung in der Nasenschleimhaut

→ trockener Mund, trockene Zunge, zäher Speichel

→ trockene, schuppige Haut

→ Kinder weinen mit wenigen oder keinen Tränen und sind ungewöhnlich schläfrig oder reizbar

Ausreichend zu trinken, beugt nicht nur einer Dehydrierung vor. Wenn genügend Wasser im Körper ist, wird der Schleim, den der Körper bildet, dünnflüssiger, was Husten und Naseputzen erleichtert.

Auch die Luftfeuchtigkeit kann eine Verstopfung der Nasenneben-höhlen hervorrufen. Eine niedrige Luftfeuchtigkeit kann leicht den Schleim austrocknen, wodurch die Nebenhöhlen mehr verstopfen und das Atmen erschwert wird. Wenn die Luft in Ihrem Zuhause zu trocken ist, sollten Sie einen Luftbefeuchter verwenden. Auch die Dusche eine Weile auf warmer Temperatur laufen zu las-sen, kann nützlich sein. Manch-mal hilft es, sich ins Badezim-mer zu setzen und den warmen Duschnebel einzuatmen.

Immunkiller

Eine ganze Reihe von Produkten kann man mit Fug und Recht als »Immunkiller« bezeichnen, denn sie fördern Krankheiten. Drei Lebensmittelkategorien sollten Sie tunlichst meiden, wenn Sie bei guter Gesundheit bleiben wollen: hochverarbeitete Produkte, Süßigkeiten und mehrfach ungesättigte Pflanzenöle. Sie alle unterdrücken die Immunfunktion und entziehen dem Körper essenzielle Nährstoffe. Weitere Immunkiller sind Tabak, Alkohol und Drogen. Wenn Sie diese Dinge konsumieren, haben Sie ein deutlich erhöhtes Krankheitsrisiko, selbst wenn Sie Nahrungsergänzungsmittel oder Medikamente gegen Atemwegserkrankungen einnehmen.

Hochverarbeitete Lebensmittel

Der Weltgesundheitsorganisation WHO zufolge töten nicht übertragbare beziehungsweise chronische Krankheiten weltweit 41 Millionen Menschen im Jahr, das entspricht 71 Prozent aller Todesfälle.[290] Der allergrößte Teil dieser Todesfälle, etwa 80 bis 90 Prozent, geht auf ernährungsbedingte Krankheiten zurück – dazu gehören unter anderem Herz-Kreislauf-Erkrankungen, Diabetes, Adipositas und Krebs. Die Fallzahlen dieser Krankheiten sind in den letzten Jahrzehnten sprunghaft angestiegen, weil sich Ernährungsmuster geändert und industriell hergestellte Lebensmittel die gesünderen, zu Hause gekochten Speisen aus frischen, vollwertigen Produkten ersetzt haben.

Eine in der Zeitschrift *BMJ Open* publizierte Studie fand heraus, dass fast 60 Prozent der in den USA verspeisten Nahrungsmittel hochverarbeitete Fertigprodukte sind. Als hochverarbeitet gelten laut dieser Studie Produkte, die mehrere Zutaten und Zusätze wie Aromastoffe, Farbstoffe, Süßungsmittel, Emulgatoren oder Ähnliches enthalten. Die Zutaten dieser Produkte sind in der Regel hochraffiniert und -verarbeitet und haben kaum oder gar keinen Nährwert. Der übermäßige Konsum hochverarbeiteter Lebensmittel führt zu einer ungesunden Ernährung, der es an essenziellen Vitaminen, Mineralstoffen, Antioxidantien, Ballaststoffen und anderen wichtigen Nährstoffen fehlt, wodurch der Körper mangelernährt ist. Diese Arten von Lebensmitteln werden meist in Schachteln, Dosen und Plastik oder Zellophan verpackt verkauft und sind so konzipiert, dass sie direkt verzehrt werden können oder vor dem Servieren nur erhitzt werden müssen. Die Forscher fanden auch heraus, dass bei diesen hochverarbeiteten Produkten im Durchschnitt 20 Prozent der Kalorien aus Zucker stammen und dass diese Lebensmittel an die 90 Prozent des zugesetzten Zuckers in der US-amerikanischen Ernährung liefern.[291] Diese Situation ist jedoch nicht auf die USA beschränkt. Die meisten westlichen Länder haben ähnliche Ernährungsgewohnheiten.

So wie der Verzehr hochverarbeiteter Nahrungsmittel im Laufe der Jahre gestiegen ist, so wurden nährstoffreichere Produkte verdrängt. Statt frisches Obst und Gemüse und Vollkorngetreide zu essen, verzehren wir Weißbrot, Chips, Cracker, zuckriges Frühstücksmüsli und alle möglichen gesüßten und raffinierten kohlenhydratreichen Speisen. Außer den Kalorien, die sie liefern, haben hochverarbeitete Lebensmittel kaum Nährwert. Sie sind eine Quelle leerer Kalorien.

Eine Ernährung, die reich an hochverarbeiteten Produkten ist, kann zu einer Mangelernährung führen, genauer gesagt: zu subklinischer Mangelernährung. Beim Begriff Mangel- oder Unterernährung denken wir normalerweise an abgemagerte Dürreopfer in Afrika oder hungernde Menschen in Indien. In wohlhabenderen Ländern stellt sich das Problem schleichend ein. Die Symptome einer Mangelernährung sind nicht so offensichtlich. Die Betroffenen sehen nicht unterernährt aus, und um Mangelerkrankungen diagnostizieren zu

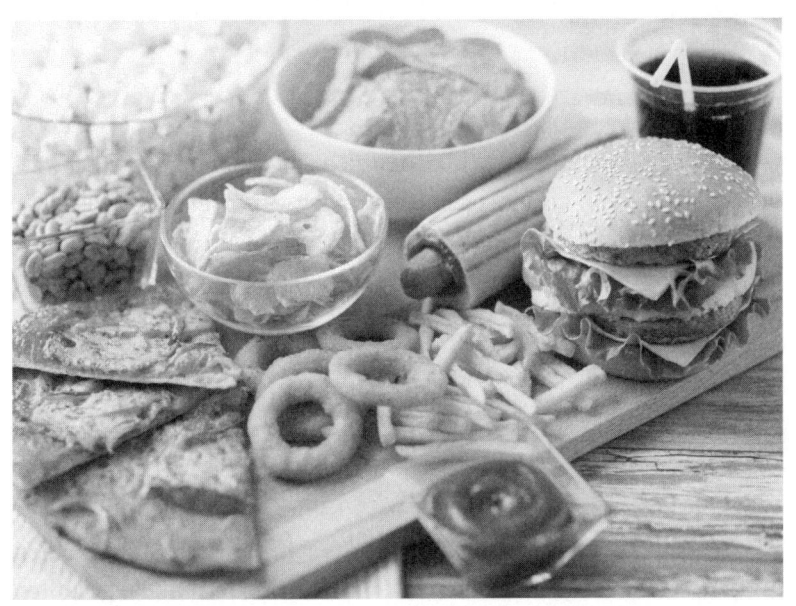

Außer den Kalorien, die sie liefern, haben hochverarbeitete
Lebensmittel kaum Nährwert

können, muss die Fehlernährung bereits in einem fortgeschrittenen
Stadium sein.

Wenn ein großes Angebot an Nahrungsmitteln zur Verfügung steht,
entwickeln nur wenige Menschen sichtbare Symptome einer Mangelernährung, selbst wenn sie sich aus ernährungsphysiologischer Sicht
schlecht ernähren. Stattdessen leiden sie an subklinischer Mangelernährung, die auf unbestimmte Zeit völlig unbemerkt bleiben kann. In
westlichen Ländern ist das Problem subklinischer Mangelernährung
weit verbreitet. Unsere Lebensmittel sind leider sehr nährstoffarm.
Wir essen und essen und überessen uns sogar bis zu dem Punkt, an
dem wir übergewichtig, aber immer noch mangelernährt sind. In der
Folge ist unser Immunsystem chronisch geschwächt, unser Körper
kann Infektionen nicht gut bekämpfen, Gewebe und Zellen, die nach
Nährstoffen hungern, degenerieren allmählich, und alle möglichen

chronischen Krankheiten schleichen sich ein. Einer der Gründe, warum Menschen mit chronischen Gesundheitsproblemen anfälliger für Infektionen sind und ein höheres Risiko für schwere Komplikationen haben, die häufig mit Atemwegserkrankungen einhergehen, liegt darin, dass sie im Allgemeinen subklinisch mangelernährt sind.

Zucker und Süßigkeiten

Wir konsumieren durchschnittlich 59 Kilogramm Zucker im Jahr – das ist doppelt so viel wie Anfang des 20. Jahrhunderts! –, und einen großen Teil davon in Form von zuckerhaltigen Getränken, gesüßten Frühstückscerealien und Backwaren. Das gesundheitliche Risiko durch einen zu hohen Zuckerkonsum ist real, und es ist nicht viel zugesetzter Zucker nötig, um signifikante Auswirkungen zu bemerken.

Viele Regierungen und internationale Gesundheitsorganisationen haben Berichte herausgegeben, in denen sie vor den Gefahren eines zu hohen Zuckerkonsums warnen. Diese Berichte, die auf der veröffentlichten Forschung basieren, kommen zu dem Schluss, dass der Verzehr von zu viel Zucker das Risiko für Adipositas, Diabetes Typ 2, Bluthochdruck, Schlaganfall, Herzinfarkt, Senilität, psychische Erkrankungen, Leber- und Nierenkrankheiten, Krebs, Gallensteine, Arthritis und Karies erhöht. Diese Liste ließe sich noch weiter fortsetzen.

Zudem sind Nahrungsmittel mit Zuckerzusatz im Allgemeinen arm an essenziellen Nähr- und Ballaststoffen. Solche Produkte verdrängen nährstoffreichere Lebensmittel und führen zu Gewichtszunahme und Mangelernährung. Zu allem Übel hat sich Zucker – ähnlich wie Tabak und Alkohol – als hochgradig süchtig machend erwiesen, und obwohl wir uns dessen bewusst sind und versuchen, uns selbst zu kontrollieren, konsumieren wir viel zu viel davon.

Die Einnahme eines Multivitaminpräparats oder die Zugabe von Vitaminen zur Anreicherung eines ansonsten nährstoffarmen Frühstücksmüslis macht es auch nicht gesünder. Ein hoher Zuckerkonsum trägt nicht nur dadurch, dass er nährstoffreichere Lebensmittel verdrängt, zu Nährstoffdefiziten bei. Zucker dezimiert oder reduziert auch die Aufnahme bestimmter Vitamine und Mineralstoffe. Deshalb kann ein zu hoher Zuckerkonsum zu Defiziten führen, selbst wenn die Nährstoffaufnahme insgesamt ausreichend erscheint. Zucker ist in Wirklichkeit ein Antinährstoff. Er entzieht dem Körper Nährstoffe, die für eine gute Gesundheit absolut erforderlich sind. Der Verzehr von Zucker führt dazu, dass der Körper bei dessen Verstoffwechslung seine Vorräte an Kalzium, Magnesium, Kalium, Thiamin und Chrom aufbraucht. Zucker raubt dem Körper Vitamin C, weil er mit ihm um den Transport in die Zellen konkurriert. Ein zu hoher Zuckerkonsum kann zu Vitamin-C-Mangel führen – und infolgedessen zu subklinischem Skorbut – und unsere Fähigkeit, Infektionen abzuwehren, lähmen.

Zucker hat außerdem einen direkten Einfluss aufs Immunsystem, weil er die Funktion unserer Immunzellen beeinträchtigt. Wir haben viele Immunzellen, aber an vorderster Front steht die Armee der weißen Blutkörperchen, die durch unseren Körper patrouilliert. Die weißen Blutkörperchen bekämpfen potenziell schädliche Substanzen auf unterschiedliche Art und Weise. Eine der wichtigsten Methoden ist ein Prozess namens Phagozytose, bei dem weiße Blutkörperchen fremde Eindringlinge wie Bakterien und Viren aufnehmen und verdauen.

Die Fähigkeit der weißen Blutkörperchen, dies zu tun, wird jedoch stark vom Zuckerkonsum beeinflusst. Zucker beeinträchtigt die Fähigkeit der weißen Blutkörperchen, diese schädlichen Mikroorganismen zu phagozytieren. Wie Studien gezeigt haben, nimmt nach einer einzigen Zuckerdosis die Phagozytose um fast 50 Prozent ab und bleibt bis zu 5 Stunden auf diesem niedrigen Niveau.[292] Wenn Sie eine zuckerhaltige Mahlzeit zu sich nehmen, wird Ihr Immunsystem stark geschwächt und bleibt wahrscheinlich bis zur nächsten Mahlzeit in diesem Zustand. Wenn Sie also morgens Pfannkuchen oder gezuckertes Müsli essen, zum Mittagessen zuckerhaltige Limonade trinken und Ihre Abendmahlzeit mit einem Eisbecher abschließen, ist Ihr Immunsystem den ganzen Tag über ernsthaft geschwächt. So können Sie eindringende Mikroorganismen nicht mehr richtig abwehren, und in der Folge werden Sie anfälliger für Atemwegsinfekte und können sich schlechter davon erholen.

Zucker gibt es in vielen Formen, etwa als Saccharose (Haushaltszucker), Fruktose, Ahornsirup und Honig. Alle Formen von Zucker, auch die sogenannten natürlichen wie Honig und Melasse, haben dieselbe immunschwächende Wirkung. Wenn Sie eine Infektion loswerden möchten, sollten Sie alle Zuckerformen vermeiden. Künstliche Süßstoffe sind nicht besser. Gewöhnen Sie sich an, in den Zutatenlisten auf den Etiketten nach Zucker zu suchen. Er kann unter verschiedenen Bezeichnungen auftauchen, hier sind nur ein paar:

→	Agavensirup	→	Glukose
→	Ahornsirup	→	Glukose-Fruktose-Sirup
→	Ahornzucker	→	Honig
→	brauner Reissirup	→	Maissirup
→	brauner Zucker	→	Malzzucker
→	Dextrin	→	Melasse
→	Dextrose	→	Palmzucker
→	Fruchtsaft	→	schwarzer Rübensirup
→	Fruktose	→	Sorghum
→	Gerstenmalz	→	Saccharose

Mehrfach ungesättigte Pflanzenöle

Gesättigte und einfach ungesättigte Fette sind aus chemischer Sicht sehr stabil; mehrfach ungesättigte Fette sind jedoch sehr instabil und sehr anfällig für Oxidation. Wenn mehrfach ungesättigte Fette oxidieren, werden sie toxisch. Oxidierte Fette sind ranzige Fette. Bei der Oxidation entstehen destruktive freie Radikalmoleküle, die gesunde Gewebe und Zellen beschädigen und sie degenerieren lassen.

Wenn mehrfach ungesättigte Öle Hitze, Licht oder Sauerstoff ausgesetzt werden, oxidieren sie spontan und produzieren freie Radikale. Sobald sie gebildet sind, können diese freien Radikale ungesättigte Fette und Proteine angreifen, wodurch diese oxidieren und noch mehr freie Radikale produzieren. Es ist ein sich selbst erhaltender Prozess.

Flüssige Pflanzenöle können trügerisch sein, da sie selbst dann noch harmlos aussehen und schmecken, wenn sie bereits ranzig sind. Das Öl riecht vielleicht nicht schlecht und sieht noch so frisch aus wie am Tag des Einkaufs, trotzdem kann es vor freien Radikalen nur so wimmeln. Sobald das Öl aus den Samen extrahiert wird, setzt der Oxidationsprozess ein. Je mehr das Öl Hitze, Licht und Sauerstoff ausgesetzt wird, umso mehr oxidiert es. Wenn das Öl verarbeitet und in Flaschen abgefüllt ist, ist es bereits zu einem gewissen Grad oxidiert. Und wenn es dann im Lagerhaus, auf der Ladefläche eines Lastwagens, auf dem Regal im Lebensmittelladen und in Ihrem Küchenschrank steht, oxidiert es weiter. Zu dem Zeitpunkt, an dem Sie das Pflanzenöl im Laden kaufen, ist es bereits zu einem bestimmten Grad ranzig geworden. In einer Studie wurden verschiedene Pflanzenöle aus lokalen Lebensmittelgeschäften auf Oxidation untersucht.[293] Die Forscher stellten fest, dass jede Probe bereits oxidiert war. Die Öle, denen chemische Konservierungsmittel zugesetzt waren, wiesen weniger Oxidation auf als diejenigen, die mit Vitamin E oder anderen natürlichen Konservierungsmitteln haltbar gemacht wurden. Wenn Sie diese Öle zum Kochen verwenden, wird die Oxidation stark beschleunigt.

Schon relativ niedrige Kochtemperaturen schaden der empfindlichen chemischen Struktur mehrfach ungesättigter Öle. Und hohe Temperaturen beschleunigen die Oxidation und schädliche chemische Reaktionen. In den letzten 20 Jahren haben immer mehr Studien Zusammenhänge zwischen freien Radikalen und einem erhöhten Risiko für Herzerkrankungen, Schlaganfall, Parkinson, Alzheimer, Leberprobleme, Arthrose, Krebs und andere Krankheiten gefunden. Jedes Mal, wenn Sie mehrfach ungesättigte Pflanzenöle zum Kochen oder Backen verwenden, sorgen Sie in Ihrem Körper für schädlichen oxidativen Stress.

Einfach ungesättigte Fette sind chemisch stabiler als mehrfach ungesättigte und halten höheren Temperaturen stand, aber auch sie können oxidieren und toxische Abfallprodukte bilden, wenn sie hoch erhitzt werden. Gesättigte Fette sind sehr hitzestabil und können relativ hohen Temperaturen standhalten, ohne zu oxidieren. Deshalb sind gesättigte Fette im Alltag zum Kochen und Backen am sichersten.

Alle Fette und Öle in unserer Nahrung sind eigentlich Kombinationen aus gesättigten, einfach ungesättigten und mehrfach ungesättigten Fettmolekülen (Fettsäuren). Natürliche Fette sind nie rein mehrfach ungesättigt oder gesättigt, sondern immer Mixturen aus allen drei Formen. Im Allgemeinen bezeichnen wir flüssige Pflanzenöle als mehrfach ungesättigte Öle, weil sie hauptsächlich aus dieser Form bestehen. Butter bezeichnen wir als gesättigtes Fett, weil in ihr gesättigte Fettsäuren dominieren.

Die gängigsten mehrfach ungesättigten Pflanzenöle sind Färberdistel-, Sonnenblumen-, Maiskeim-, Soja-, Baumwollsamen-, Erd-

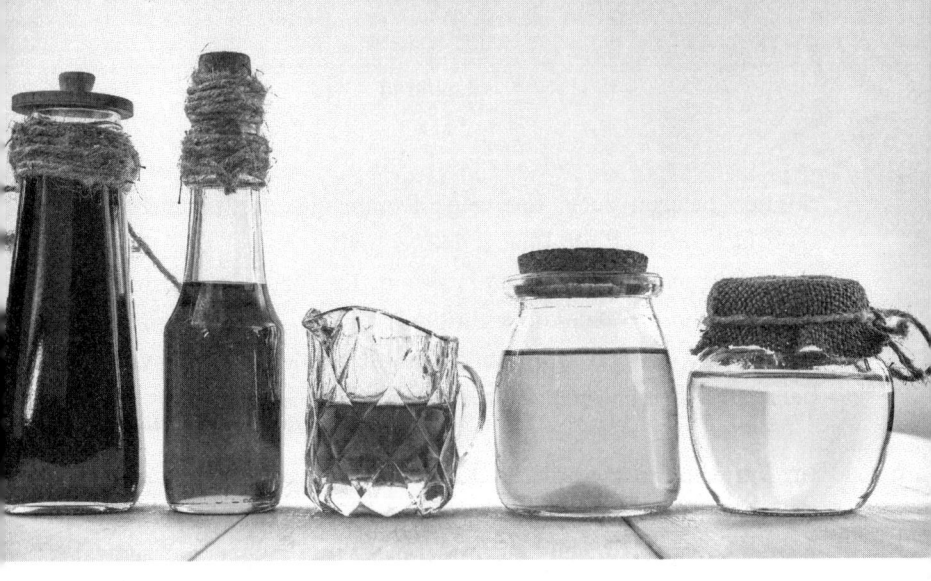

nuss- und Rapsöl. Zu den hauptsächlich einfach ungesättigten Ölen gehören Oliven-, Avocado- und Mandelöl. Hühnerfett und Schweineschmalz sind vorwiegend einfach ungesättigt, weisen aber einen hohen Anteil an gesättigten Fettsäuren auf. Rinder- und Hammeltalg, Butter und Sahne sind reich an gesättigten Fetten. Kokos-, Palm- und Palmkernöl sind gute pflanzliche Quellen für gesättigte Fettsäuren.

Zur Oxidation kommt es nicht nur in der Flasche, sondern auch in unserem Körper. Unsere einzige Verteidigung gegen freie Radikale sind Antioxidantien. Sie bringen die Kettenreaktion, die neue freie Radikale produziert, zum Erliegen. Wenn wir zu viel verarbeitetes Pflanzenöl konsumieren, entziehen uns die freien Radikale, die gebildet werden, antioxidative Nährstoffe wie die Vitamine A, C und E sowie Zink und Selen und können so Nährstoffdefizite fördern.

Ein mit erhitztem Pflanzenöl in Zusammenhang gebrachtes Gesundheitsproblem sind Herzerkrankungen. Das mag manch einen überraschen, weil mehrfach ungesättigte Pflanzenöle als herzfreundlich propagiert werden, aber Studien zeigen eine deutliche Verbindung zwischen oxidierten Pflanzenölen und Herzkrankheiten.[294, 295, 296]

Studien belegen auch, dass eine Ernährung, die hitzebehandelte, mehrfach ungesättigte Pflanzenöle enthält, häufiger zu Atherosklerose (Arterienverhärtung) führt als eine Ernährung mit nicht erhitztem Pflanzenöl.[297] Jedes ungesättigte Pflanzenöl kann toxisch werden, wenn man es erhitzt. Und schon eine kleine Menge davon, vor allem bei regelmäßigem Verzehr, beeinträchtigt die Gesundheit.

Im Vergleich zum Rest des Körpers ist das Zentralnervensystem anfälliger für akkumulative degenerative Veränderungen, die zu Demenz, Sehstörungen und anderen Erkrankungen des zentralen Nervensystems führen. Mehrere Studien haben einen Zusammenhang zwischen dem Konsum von Pflanzenöl und Schäden durch freie Radikale im zentralen Nervensystem festgestellt.

In einer Studie etwa wurde die Auswirkung von Speiseölen auf die geistigen Fähigkeiten von Ratten ermittelt, indem ihr Geschick, sich in einem Labyrinth zurechtzufinden, untersucht wurde. Kurz nach dem Abstillen wurde das Futter der Ratten mit verschiedenen Ölen angereichert. Die Studie begann, als die Ratten bereits deutlich gealtert waren, sodass genug Zeit vergangen war, um die Wirkung der Öle messbar zu machen. Dann wurden die Fehler der Ratten im Labyrinth gezählt. Die Tiere, die die beste Leistung erbrachten und ihre geistigen Fähigkeiten am längsten beibehielten, waren jene, die gesättigte Fette bekamen. Die Ratten, die mit mehrfach ungesättigten Ölen gefüttert wurden, verloren ihre geistigen Kapazitäten am schnellsten.[298]

Altersbedingte Makuladegeneration ist in den USA, Kanada, Australien und den meisten anderen wohlhabenden Ländern die häufigste Ursache für Erblindung. Die Inzidenz dieser Erkrankung ist in den letzten 30 Jahren sprunghaft angestiegen. Mehrere Studien haben gezeigt, dass der Hauptverursacher für den Anstieg der

Makuladegeneration der erhöhte Konsum mehrfach ungesättigter Pflanzenöle ist.[299, 300, 301]

Oxidierte Fette wirken sich deutlich auf das Immunsystem aus und mindern unsere Fähigkeit, Krebs zu bekämpfen und uns vor Infektionen zu schützen. In den 1970er-Jahren bewiesen Studien, dass Tiere, die fettreiches Futter bekamen, schneller Krebs entwickelten als Tiere mit fettarmem Futter. Epidemiologische Daten aus verschiedenen Ländern zeigten eine starke positive Korrelation zwischen der Krebsinzidenz und der Menge des verzehrten Fettes. Damals galten gesättigte Fette als Ursache von Herzerkrankungen und vielen anderen Gesundheitsproblemen. Die Forscher neigten zu der Annahme, dass das zunehmende Auftreten von degenerativen Krankheiten zu jener Zeit das Ergebnis von zu viel gesättigtem Fett und Cholesterin war. Mehrfach ungesättigte Fette hingegen galten als schützend, vor allem, weil sie den Gesamtcholesterinspiegel tendenziell eher senkten. Da ein hoher Fettkonsum das Krebsrisiko zu erhöhen schien, folgerten die Wissenschaftler, dass dies auf den Gehalt an gesättigten Fetten in der Nahrung zurückzuführen sein müsse, und machten sich daran, diese Theorie zu beweisen. Was sie herausfanden, schockierte sie. Gesättigte Fette hatten kaum oder gar keine Auswirkung auf die Krebsinzidenz, aber mehrfach ungesättigte Fette durchaus. Es waren die ungesättigten Öle, die das erhöhte Auftreten von Krebserkrankungen bei fettreicher Ernährung verursachten, nicht die gesättigten Fette.[302]

Wie die Forscher weiterhin herausfanden, förderten gesättigte Fette bei Labortieren, die krebserregenden Substanzen ausgesetzt waren, das Tumorwachstum nicht. Wenn aber kleine Mengen mehrfach ungesättigter Pflanzenöle hinzugefügt wurden, war das Tumorwachstum signifikant erhöht.[303] Mehrfach ungesättigtes Fett allein mag das Krebswachstum nicht auslösen, agiert aber als Tumorpromotor. Krebszellen entwickeln sich ständig in unserem Körper, aber unser

Immunsystem kann sie schnell in den Griff bekommen. Ist das Immunsystem jedoch geschwächt, können Krebszellen wachsen und Tumore entstehen. Mehrfach ungesättigte Fette sind starke Immunsuppressiva, die das Krebswachstum zulassen.[304]

Der Verzehr von Pflanzenölen mindert unsere Widerstandskraft gegen Infektionskrankheiten, indem sie das Immunsystem schwächen. Diese Tatsache ist so gut bekannt, dass Pflanzenöl-Emulsionen mit Wasser intravenös verabreicht wurden, um bei Patienten vor Organtransplantationen das Immunsystem herunterzufahren.

In den 1950er-Jahren gelang es Ärzten zum ersten Mal, Nierentransplantationen mit Erfolg durchzuführen. Die Operationen selbst waren erfolgreich, jedoch überlebten die transplantierten Organe nur ein paar Monate, ehe sie abgestoßen wurden. Selbst ein kompatibles Organ wurde vom Immunsystem des Empfängers angegriffen und versagte schließlich. Um die Abstoßreaktion gegen das Spenderorgan zu verhindern, mussten die Ärzte einen Weg finden, das Immunsystem des Empfängers herunterzufahren. Dr. Eric Newsholme von der Oxford-Universität schlug dafür mehrfach ungesättigte Pflanzenöle vor, weil sie sehr immunsuppressiv wirkten. Seines Erachtens gab es (damals) keine bessere Methode, um das Immunsystem eines Nierenpatienten zu unterdrücken, als Sonnenblumenöl. So fingen Ärzte an, vor Nierentransplantationen ihren Patienten Pflanzenöle zu geben.[305] Mehrfach ungesättigte Fette hemmen das Immunsystem, indem sie die weißen Blutkörperchen deaktivieren.[306] Dies ermöglichte es, die Abstoßung transplantierter Nieren zu verhindern, es erhöhte aber das Risiko für Krebs und Infektionen.

Bei einem 8 Jahre laufenden Experiment an einer Veteranenklinik in Los Angeles verzeichnete eine Gruppe aus Patienten, deren Nahrung viermal so viel mehrfach ungesättigte Fette enthielt wie die einer zweiten Gruppe, um 60 Prozent mehr Krebsfälle.[307] Studien zeigen immer wieder: Je höher der Anteil mehrfach ungesättigter Fette in der Nahrung von Labortieren ist, desto größer ist der Effekt hinsichtlich der Krebsförderung. Schon bei einem Anteil von 4 Prozent der Gesamtkalorien haben mehrfach ungesättigte Pflanzenöle eine starke krebsfördernde Wirkung.[308]

Wenn Sie Atemwegserkrankungen verhindern oder bekämpfen wollen, sollten Sie alle mehrfach ungesättigten Pflanzenöle meiden. Wie eine 2020 auf dem Höhepunkt der Covid-19-Pandemie durchgeführte Studie zeigte, erhöht der Verzehr mehrfach ungesättigter Fette das Risiko für Komplikationen bei einer Coronavirus-Infektion und geht mit einer höheren Mortalitätsrate einher. Der Konsum gesättigter Fette hingegen wirkte schützend.[309]

Mehrfach ungesättigte Öle unterdrücken nicht nur die Aktivität der weißen Blutkörperchen, sondern beeinträchtigen auch die Vitamin-D-Verwertung im Körper und mindern so dessen Fähigkeit, Infektionen zu bekämpfen.[310] Im Gegensatz dazu kurbeln gesättigte Fette und besonders die gesättigten Fettsäuren im Kokosöl die Produktion weißer Blutkörperchen an und unterstützen die Vitamin-D-Synthese durch Sonnenlicht.

Wenn Sie mehrfach ungesättigte Fette aus Ihrer Nahrung streichen und durch gesättigte und einfach ungesättigte Fette ersetzen, so kann dies helfen, die mit freien Radikalen verbundenen Risiken zu reduzieren. Und eine Ernährung, die reich an antioxidativen Nährstoffen wie Vitamin E und Beta-Carotin ist, trägt dazu bei, die mehrfach ungesättigten Fette im Körper vor dem Oxidieren zu bewahren.

Selbst wenn Sie keine mehrfach ungesättigten Pflanzenöle in Ihrer Küche verwenden, heißt das noch lange nicht, dass Sie keine zu sich nehmen. Viele abgepackte, verzehrfertige Produkte und auch viele Gerichte im Restaurant enthalten diese Art von Ölen. Lesen Sie die Zutatenliste auf den Etiketten der Lebensmittel, die Sie kaufen. Berücksichtigen Sie die Menge an Speiseölen, Backfett und Margarine, die Sie verwenden. Pflanzenöle sind heute in fast allen Nahrungsmitteln enthalten.

Drogen und Medikamente

Viele Arten von Drogen, zum Beispiel Tabak und Alkohol, wirken sich hemmend auf die Immunfunktion aus und können eine Infektion verschlimmern. Wenn Sie mit einer Atemwegsinfektion zu kämpfen haben, sollten Sie auch alle Medikamente vermeiden, die nicht absolut notwendig sind. Medikamente sind im Wesentlichen dem Körper fremde Chemikalien und werden als solche von unserem Immunsystem und unseren Ausscheidungsorganen entgiftet und beseitigt. Steht der Körper aufgrund des Kampfes gegen eine Virusinfektion unter Stress, sollte er nicht zusätzlich mit der Entgiftung unnötiger Medikamente und Chemikalien belastet werden.

Wie Sie in Kapitel 5 erfahren haben, sind viele Erkältungs- und Grippemittel, Schmerzmittel und nichtsteroidale Entzündungshemmer (Aspirin, Ibuprofen und Naproxen) von geringem Nutzen und können sogar schädlich sein. Entzündungshemmende Medikamente und Antibiotika können die Fähigkeit des Körpers, eine Virusinfektion zu bekämpfen, beeinträchtigen und so die Krankheit verlängern und verschlimmern. Einige Medikamente, wie zum Beispiel abschwellende Mittel, können den Blutdruck, die Herzfrequenz und die gesamte Herzfunktion beeinflussen und das Risiko, einen Herzinfarkt oder einen Schlaganfall zu erleiden, erhöhen.

Viele Arzneimittel unterdrücken die Immunfunktion. Dazu gehören Medikamente zur Behandlung von Autoimmunerkrankungen wie rheumatoider Arthritis, Colitis ulcerosa und Morbus Crohn; oral verabreichte Steroide gegen Entzündungen; Medikamente, die das Abstoßen von transplantierten Organen und transplantiertem Knochenmark verhindern sollen sowie bei der Chemo- und Bestrahlungstherapie eingesetzte Medikamente.

Sowohl verschreibungspflichtige als auch frei verkäufliche Medikamente haben das Potenzial, Komplikationen zu verursachen – egal, ob Sie an einer Infektion leiden oder nicht. Alle Medikamente, insbesondere rezeptpflichtige, können möglicherweise ernsthafte Schäden verursachen. Keine Arznei ist völlig frei von Nebenwirkungen. »So etwas wie risikofreie Medikamente gibt es nicht«, sagt Thomas

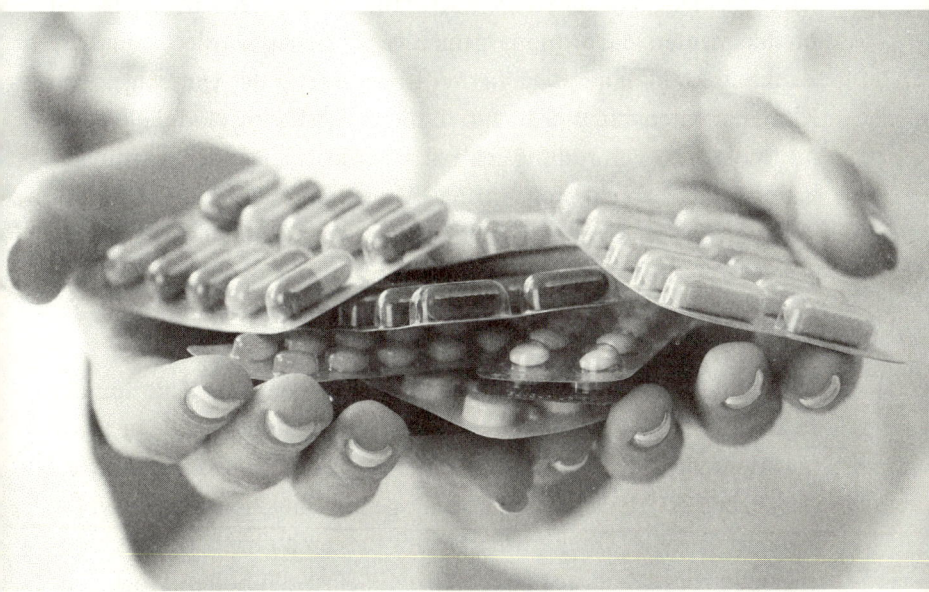

J. Moore, leitender Wissenschaftler für Arzneimittelsicherheit und -politik am Institute for Safe Medication Practices.[311] Das Risiko steigt, wenn Sie mehrere Medikamente einnehmen, weil diese häufig in Wechselwirkung zueinander stehen und die Nebenwirkungen gegenseitig verstärken können.

Die bestimmungsgemäße Einnahme von verordneten Medikamenten ist die vierthäufigste Todesursache in den USA und tötet jedes Jahr bis zu 128 000 Menschen – viermal mehr als Grippe und Lungenentzündung zusammen. »Die bei Weitem größte Anzahl an [medikamentenbedingten] Krankenhausaufenthalten und Todesfällen sind auf Arzneimittel zurückzuführen, die ordnungsgemäß von Ärzten verschrieben und nach Vorschrift eingenommen wurden«, sagt Donald Light, Professor für vergleichende Gesundheitspolitik an der Rowan University School of Osteopathic Medicine in Stratford, New Jersey.[312] »Jede Woche sterben schätzungsweise 2460 Menschen an Medikamenten, die ordnungsgemäß verschrieben wurden, und diese Zahl basiert auf einer detaillierten Überprüfung der Unterlagen von Klinikpatienten«, fügt er hinzu. In dieser Schätzung sind diejenigen, die infolge von Verordnungsfehlern, Überdosierung oder Selbstmedikation sterben, nicht eingerechnet. Verordnungsfehler und Überdosierung würden die medikamentenbedingten Todesfälle um weitere 321 000 im Jahr erhöhen, das ergibt also insgesamt 449 000 medikamentenbedingte Todesfälle pro Jahr.[313, 314]

In den USA führen Nebenwirkungen von Medikamenten Jahr für Jahr zu etwa 1,5 bis 2,7 Millionen Krankenhauseinweisungen. »Die meisten Menschen, die an Schäden durch verordnete Medikamente leiden, haben ihr Medikament ordnungsgemäß eingenommen«, sagt Dr. Michael Carome, Direktor der Health Research Group der Verbraucherschutzorganisation Public Citizen. Selbst die besten Hochrechnungen medikamentenbedingter Todes- und Schadensfälle schätzen laut Carome den angerichteten Schaden vermutlich zu niedrig ein, da diese unerwünschten Ereignisse fälschlicherweise anderen Ursachen zugeschrieben werden können, etwa einer vorliegenden Grunderkrankung oder einer akuten Krankheit wie der Grippe.

Einige Medikamente sind in der Lage, eine Infektion zu verschlimmern oder sogar lebensbedrohlich werden lassen. Wenn jemand stirbt, wird sein Tod fast immer der Infektion zugeschrieben statt dem Medikament – so wie es mit Aspirin während der Pandemie der Spanischen Grippe war.

Mehr als ein Drittel aller verschreibungspflichtigen Arzneimittel werden von älteren Personen eingenommen. Über 20 Prozent aller Menschen ab 65 Jahren nehmen im Durchschnitt fünf Medikamente ein, mit 85 Jahren sind es bereits acht. Daneben werden viele frei verkäufliche Mittel eingenommen. Mit dem Alter lässt die Immunfunktion nach und wir werden anfälliger für Infektionen. Deshalb bekommen vor allem Senioren häufiger Atemwegserkrankungen als andere Altersgruppen und haben ein viel höheres Risiko, schwere Komplikationen zu erleiden. Fortgeschrittenes Alter, chronische Krankheiten, Einnahme zahlreicher Medikamente, dazu die Belastung durch eine Atemwegsinfektion – all das bedeutet viel Stress für den Körper. Das ist der Grund, warum die überwiegende Mehrheit aller Todesfälle durch grippeähnliche Infektionen ältere Menschen betrifft.

Der K.-o.-Schlag

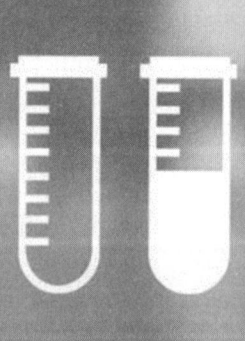

Das K.-o.-Protokoll

Dieses Kapitel fasst alle Schritte zusammen, die zur Vorbeugung und Behandlung von Atemwegsinfektionen erforderlich sind. Es bietet einen kurzen Überblick über die Informationen, die in diesem Buch präsentiert werden. Einzelheiten zu den Schritten können Sie im entsprechenden Kapitel nachlesen.

Der Behandlungsplan sollte erstellt werden, sobald sich die ersten Symptome einer Atemwegsinfektion bemerkbar machen. Je eher Sie mit der Therapie anfangen, umso leichter und schneller können Sie die Infektion ausknocken und Ihre Gesundheit wiedererlangen. Das ist besonders wichtig für Risikopatienten – sehr kleine Kinder, Senioren und Menschen mit chronischen Erkrankungen –, die am anfälligsten für Infektionen sind und am wahrscheinlichsten schwerwiegendere Sekundärinfektionen entwickeln. Bedenken Sie, dass der Behandlungsplan große therapeutische Mengen an Vitaminen und Mineralstoffen vorsieht, die bei einer akuten Infektion angemessen sind, aber nicht länger als ein paar Tage eingenommen werden sollten. Solche hohen Dosierungen sind nicht als Präventivmaßnahme über einen längeren Zeitraum gedacht.

Die wirksamsten und wichtigsten Maßnahmen, die Sie ergreifen können, beruhen auf den Empfehlungen zu Ernährung, Vitamin D, Zink und Vitamin C. Ergänzende Maßnahmen zur Stärkung der Immunfunktion umfassen die Verwendung von Kokosöl, Wärmetherapie und Flüssigkeiten.

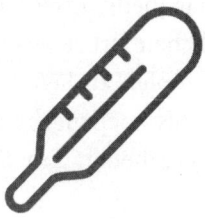

Behandlungsübersicht

Grundlegende Schritte

→ Ernährung/Multivitamin- und Mineralstoffpräparat

→ Vitamin D, Magnesium, Vitamin K_2

→ Zink, Kupfer, Resveratrol/Quercetin

→ Vitamin C

Ergänzende Schritte

→ Kokosöl

→ Sauna/heiße Bäder

→ Flüssigkeiten

Die alte Redewendung »Vorbeugen ist besser als heilen« ist ein guter Tipp. Es ist bei Weitem leichter, einer Krankheit vorzubeugen, als sie zu heilen. Aus diesem Grund sollten Sie gute Präventivstrategien einsetzen. Der folgende Abschnitt »Vorbeugung und Behandlung« fasst die jeweils wichtigsten Schritte zusammen.

Trotz aller Bemühungen kann Ihr Immunsystem durch einen jahrelangen schlechten Gesundheitszustand, Medikamentenmissbrauch oder andere Umstände so geschwächt sein, dass Sekundärinfektionen oder andere Komplikationen auftreten. Nach dem Abschnitt »Vorbeugung und Behandlung« folgt eine Liste der Anzeichen und Symptome, auf die Sie achten sollten, da sie darauf hinweisen, dass ärztliche Hilfe nötig sein könnte.

Da das medizinische Establishment und Gesundheitsbehörden beachtlichen Druck ausüben, um die Menschen davon zu überzeugen, sich impfen zu lassen, haben Sie möglicherweise gar keine andere Wahl als nachzugeben. Doch ob Sie geimpft sind oder nicht – die hier gegebenen Empfehlungen zur Vorbeugung und Behandlung werden für Sie von großem Nutzen sein, und ich möchte Sie dazu ermutigen, sie zu befolgen. Falls Sie sich impfen lassen, beschreibt der letzte Abschnitt in diesem Kapitel, was Sie tun können, um sich selbst und Ihre Kinder vor möglichen Nebenwirkungen zu schützen. Zum ersten Mal wird hier der Plan zum Schutz vor Impfstoffnebenwirkungen veröffentlicht. Schon das allein ist wohl den Kaufpreis dieses Buches wert.

Vorbeugung und Behandlung

Eine gesunde Ernährung

Atemwegsinfektionen können das ganze Jahr über auftreten; es muss nicht kalt sein, um eine Erkältung zu bekommen. Mangelernährung und Nährstoffdefizite schwächen die Immunfunktion erheblich. Eine gesundheitsfördernde Ernährung bildet das Fundament Ihrer Gesundheit und Widerstandskraft gegen Krankheiten.

Es mag zwar Uneinigkeit darüber herrschen, was genau eine »gesunde« Ernährung ausmacht (beispielsweise kohlenhydratarm oder vegan) –, wissenschaftlich erwiesen und bestätigt ist jedoch, dass hochverarbeitete Lebensmittel mit einem schlechten Gesundheitszustand und einem erhöhten Risiko für chronische und akute Krankheiten einhergehen. Hochverarbeitete Speisen sind in der Regel nährstoffarm und voller fragwürdiger Zusatzstoffe und sollten daher so weit wie möglich gemieden werden.

Lebensmittel und Zutaten, die die meisten Probleme verursachen, sind Zucker, künstliche Süßstoffe, Süßigkeiten, gesüßte Getränke, mehrfach ungesättigte Pflanzenöle und verzehrfertige Produkte aus zahlreichen Zutaten, insbesondere aus Zutaten mit langen, chemisch klingenden Namen, die man kaum aussprechen kann.

Die gesündeste Ernährung basiert auf vollwertigen, biologisch angebauten Produkten, die höchstens minimal verarbeitet sind. Wichtig sind auch gesunde Quellen gesättigter und einfach ungesättigter Fette, um die bestmögliche Nährstoffaufnahme sicherzustellen. Zu einer Mahlzeit am Tag sollten Sie ein Multivitamin- und Mineralstoffpräparat zu sich nehmen, das die empfohlenen Tagesdosen essenzieller Vitamine und Mineralstoffe liefert, die für eine gesunde Immunfunktion erforderlich sind. Dieser Schritt dient sowohl der Vorbeugung als auch der Behandlung von Atemwegserkrankungen.

Wenn Sie Antibiotika einnehmen mussten, ist es hilfreich, ein probiotisches Ergänzungsmittel einzunehmen, um ein gesundes Darmmikrobiom wiederherzustellen. Wenn Sie eine Atemwegsinfektion bekommen und unter einer entzündlichen Darmerkrankung oder anderen chronischen Verdauungsproblemen leiden, können Probiotika ebenfalls nützlich sein.

Vitamin D

Vorbeugung

Die folgende Tabelle gibt für verschiedene Altersgruppen die tägliche Vitamin-D-Menge an, die nötig ist, um einem Mangel, chronischen Krankheiten und leichten Infektionen vorzubeugen. Diese Werte sind für die Mehrheit der Bevölkerung geeignet, die sich bei relativ guter Gesundheit befindet. Sie bieten für die meisten Menschen, die sicherstellen wollen, eine ausreichende Menge an Vitamin D zu erhalten, einen guten Ausgangspunkt.

Empfehlungen zur Vitamin-D-Zufuhr

Patientenprofil	Alter (Jahre)	Dosis (IE/Tag)
Säuglinge und Kleinkinder	0–1	1000
Kinder	1–18	1000
Erwachsene	ab 19	1500–2000
Erwachsene mit besonderem Bedarf	ab 19	3000–6000

Es gibt zahlreiche Faktoren, die den Vitamin-D-Status beeinflussen, etwa Sonnenexposition, Hautfarbe und Alter. Unter bestimmten Umständen – zum Beispiel in der Schwangerschaft und Stillzeit, bei Adipositas oder der Einnahme von Medikamenten, die den Vitamin-D-Stoffwechsel beeinflussen, sowie bei Malabsorptionssyndromen oder chronischen Krankheiten – ist eine höhere Vitamin-D-Zufuhr nötig. Um festzustellen, ob Sie ausreichend Vitamin D zu sich nehmen, brauchen Sie einen Bluttest, der den Vitamin-D-Spiegel bestimmt. Diesen Routinetest können Sie bei Ihrem Arzt machen lassen. Die oben angegebenen Dosierungen sind im Allgemeinen ausreichend, um Vitaminspiegel von 30 ng/ml oder höher aufrechtzuerhalten. Zum Schutz vor Atemwegsinfektionen sollte der Vitamin-D-Spiegel idealerweise konstant über 40 ng/ml liegen.

Vitamin-D-Status anhand des Blutspiegels

Vitamin-D-Status	→	25(OH)D (ng/ml)
mangelhaft	→	unter 20
insuffizient	→	20–29
ausreichend	→	30–39
prophylaktisch	→	40–60
therapeutisch/pharmakologisch	→	60–80
potenziell schädlich	→	über 200

Um einen Vitamin-D-Spiegel zu erreichen, der am besten vor Virusinfektionen schützt, müssen Sie zunächst einen Bluttest machen lassen, um Ihren Ausgangswert zu bestimmen. Die meisten Menschen unterschreiten den Mindestwert von 40 ng/ml. Die folgende Tabelle gibt Dosierungsempfehlungen, um Ihren Vitamin-D-Status schnell zu erhöhen.

Vitamin-D-Dosierungsstrategie

Aktueller Spiegel (ng/ml)		Tagesdosis
< 20	→	10 000 IE/Tag, 12 Wochen lang, danach Erhaltungsdosis von 2000–5000 IE/Tag

Aktueller Spiegel (ng/ml)		Tagesdosis
20–30	→	10 000 IE/Tag, 6 Wochen lang, danach Erhaltungsdosis von 2000–5000 IE/Tag
31–39	→	10 000 IE/Tag, 4 Wochen lang, danach Erhaltungsdosis von 2000–5000 IE/Tag
40–60	→	2000–5000 IE/Tag

Wenn Sie Vitamin-D-Präparate einnehmen, empfiehlt sich die zusätzliche Einnahme von täglich 200 bis 500 Milligramm Magnesium – für Kinder weniger, für Jugendliche und Erwachsene mehr, je nach Darmverträglichkeit. Darüber hinaus sollten Sie Vitamin K_2 in der Dosierung 25 Mikrogramm pro 1000 IE Vitamin D zu sich nehmen – Kinder bis zu 100 Mikrogramm pro Tag, Jugendliche bis zu 150 Mikrogramm und Erwachsene bis zu 200 Mikrogramm pro Tag.

Behandlung

Therapeutische Vitamin-D-Werte, die stark genug sind, um Atemwegsviren auszuschalten, erfordern einen Blutspiegel von etwa 60 bis 80 ng/ml. Dieser ist mit der Einnahme pharmakologischer Vitamin-D-Dosierungen ab 100 000 IE zu erreichen.

Die individuelle Dosis wird nach dem Körpergewicht berechnet: 2000 IE Vitamin D pro Kilogramm Körpergewicht. Multiplizieren Sie Ihr Gewicht in Kilogramm mit 2000. Diese Dosis nehmen Sie an 3 aufeinanderfolgenden Tagen einmal täglich ein.

Um die besten Ergebnisse zu erreichen, sollten Sie mit dieser Therapie beginnen, sobald sich Symptome zeigen.

Eine Anmerkung für Eltern mit kleinen Kindern: Die empfohlenen Präventions- und Behandlungsdosierungen von Vitamin D und anderen Nahrungsergänzungsmitteln können Sie unter Milch, Muttermilchersatz oder Babynahrung mischen, damit sie einfacher zu verabreichen sind. Vitamin D ist in flüssiger Form erhältlich. Die anderen Nahrungsergänzungsmittel gibt es als Pulver oder Kapseln, die geöffnet werden können, um den Inhalt mit Nahrung zu mischen.

Zink

Vorbeugung

Sichere und ausreichend große Mengen an Zink für eine tägliche Erhaltungsdosis finden Sie in folgender Tabelle.

unter 1 Jahr	→	3–5 mg
1–10 Jahre	→	10 mg
ab 11 Jahre	→	15 mg
Schwangerschaft	→	20 mg
Stillzeit	→	25 mg

Wählen Sie dafür Zinksulfat, -gluconat oder -citrat und nehmen Sie die Dosis einmal täglich zu einer Mahlzeit ein. Um einem Kupfermangel entgegenzuwirken, fügen Sie pro 15 Milligramm Zink 2 Milligramm Kupfer hinzu. Viele Zinkpräparate enthalten bereits Kupfer, es ist aber auch separat erhältlich.

Behandlung

Um eine akute virale Atemwegsinfektion zu bekämpfen, werden nach folgendem Schema große Dosen Zink mit Resveratrol oder Quercetin kombiniert:

Tägliche Behandlungsdosis von Zink

Alter	Zink	Resveratrol/ Quercetin
unter 1 Jahr	10 mg	500 mg
1–10 Jahre	30 mg	1000 mg
ab 11 Jahre	75–100 mg	2000 mg

Beginnen Sie mit der Behandlungsdosis, sobald sich Symptome zeigen. Teilen Sie die empfohlene Tagesdosis auf drei Gaben auf, die Sie zum Frühstück, zum Mittag- und zum Abendessen einnehmen. Fahren Sie damit 3 bis 7 Tage fort beziehungsweise bis die Symptome verschwunden sind, danach nehmen Sie diese Dosis noch 1 weiteren Tag ein. Kupfer sollte wie oben beschrieben hinzugefügt werden.

Vitamin C

Vorbeugung

Um mit Vitamin C den besten Schutz vor Atemwegsinfektionen aufzubauen, wäre es ratsam, die Empfehlungen in der untenstehenden Tabelle zu befolgen. Menschen mit Diabetes (der bei einem Nüchternblutzucker von 26 mg/dl [7 mmol/l] beginnt) oder Prädiabetes (mit einem Nüchternblutzucker zwischen 100 und 125 mg/dl [5,6 bis 6,9 mmol/l]) sollten die Vitamin-Dosis um 500 bis 1000 Milligramm am Tag erhöhen. Die Dosis kann auf einmal eingenommen oder in zwei Gaben aufgeteilt und mit Nahrung zu sich genommen werden.

Angepasste empfohlene Tagesdosis von Vitamin C

Personengruppe		mg/Tag
Kinder 1–3 Jahre	→	200
Kinder 4–8 Jahre	→	300
Kinder 9–13 Jahre	→	500
Männliche Jugendliche 14–18 Jahre	→	800
Weibliche Jugendliche 14–18 Jahre	→	700
Männer ab 19 Jahren	→	1000
Frauen ab 19 Jahren	→	800
Schwangere	→	1000
Stillende	→	1400
Raucher	→	1400
Raucherinnen	→	1200

Behandlung

Zur Behandlung einer akuten Infektion sollten Sie diese angepasste empfohlene Tagesdosis etwa 2 bis 7 Tage – beziehungsweise bis die

Symptome verschwunden sind – alle 1 bis 2 Stunden einnehmen. Diabetiker (Typ 2) und Prädiabetiker nehmen 500 bis 1000 Milligramm mehr pro Dosis. Falls es zu Durchfällen kommt, passen Sie die Dosis Ihrer Darmverträglichkeit an oder nehmen liposomales Vitamin C – Letztgenanntes ist vorzuziehen.

Kokosöl

Vorbeugung

Nehmen Sie täglich 1 bis 2 Esslöffel (15 bis 30 Milliliter) Kokosöl zu sich, am besten zusammen mit Nahrung. Verwenden Sie es wie jedes Koch- oder Bratfett zur Speisenzubereitung. Kokosöl kann in jedes Essen und in jedes Getränk gegeben werden.

Behandlung

Erhöhen Sie die Kokosölzufuhr auf 2 bis 3 Esslöffel (30 bis 45 Milliliter) am Tag, und nehmen Sie es über den Tag verteilt zusammen mit den Mahlzeiten zu sich. Sie können auch mehr nehmen – bis zu 6 Esslöffel (90 Milliliter) können Sie täglich verzehren, ohne Schaden zu nehmen. Das kann aber zu Übelkeit und Diarrhö führen, sofern Sie nicht an so große Mengen Öl gewöhnt sind. Wenn Sie Kokosöl mit einer Flüssigkeit (Brühe, Milch, Tee, Saft etc.) und gemahlenen Flohsamenschalen kombinieren, werden solche Nebenwirkungen gemindert. Nehmen Sie ¼ Teelöffel Flohsamenschalen auf 1 Esslöffel (15 Milliliter) Kokosöl und etwa 180 Milliliter Flüssigkeit.

Wärmetherapie und Flüssigkeiten

Regelmäßige Wärmetherapie in Form von Saunagängen oder heißen Bädern kann eine einfache, aber wirksame Methode sein, um Ihr Immunsystem anzukurbeln und Atemwegsinfektionen vorzubeugen. Wenn Sie grippeähnliche Symptome haben, kann das künstliche Herbeiführen von Fieber die Genesung beschleunigen, vor allem in der Anfangsphase der Erkrankung. Denken Sie daran, vor und nach der Wärmetherapie ausreichend zu trinken, um das durch das Schwitzen verloren gegangene Wasser zu ersetzen.

Wenn Sie krank sind, sollten Sie sicherstellen, immer gut hydriert zu sein, indem Sie täglich mindestens 6 bis 8 Gläser (1,5 bis 2 Liter) Wasser trinken. Bei Erbrechen oder Durchfall müssen Sie noch mehr trinken. Am besten sind pures Wasser und Kräutertees; koffein-, zucker- und alkoholhaltige Getränke eignen sich nicht.

Dinge, die es zu vermeiden gilt

Genauso wichtig wie das, was Sie bei einer grippeähnlichen Erkrankung tun sollten, ist das, was Sie nicht tun sollten. Meiden Sie hochverarbeitete Lebensmittel, Zucker und Süßigkeiten, mehrfach ungesättigte Pflanzenöle und Produkte, die Zucker und Pflanzenöle enthalten, sowie Alkohol, Tabak und Medikamente, die nicht unbedingt erforderlich sind. Frei verkäufliche Arzneimittel sollten Sie nur sparsam oder am besten gar nicht einnehmen.

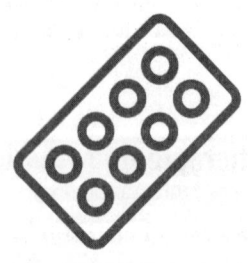

Wann ist ein Arzt aufzusuchen?

Manchmal kann trotz aller Anstrengungen Ihrerseits das Virus oder ein anderer Mikroorganismus in die Lunge wandern und eine Sekundärinfektion hervorrufen. In dem Fall müssen Sie möglicherweise ärztliche Hilfe in Anspruch nehmen, vor allem, wenn Sie zu einer Risikogruppe gehören. Wenn Sie während einer grippeähnlichen Erkrankung eines der folgenden Warnzeichen feststellen, insbesondere wenn Sie Vorerkrankungen haben, sollten Sie zum Arzt gehen.

Warnzeichen eines Notfalls

Wer diese Anzeichen feststellt, sollte umgehend einen Arzt aufsuchen.

Kinder

→ schnelle oder erschwerte Atmung
→ bläuliche Verfärbung von Lippen oder Gesicht
→ Rippen ziehen sich mit jedem Atemzug ein
→ Schmerzen im Brustkorb
→ starke Muskelschmerzen (das Kind weigert sich zu gehen)
→ Dehydrierung (8 Stunden kein Wasserlassen, trockener Mund, keine Tränen beim Weinen)
→ im Wachzustand nicht aufmerksam oder interagierend
→ Krampfanfälle
→ Fieber über 40 Grad Celsius
→ bei Kindern unter 12 Wochen jede erhöhte Temperatur
→ Fieber oder Husten wird besser, kehrt dann aber zurück oder verschlimmert sich
→ Verschlimmerung chronischer Gesundheitsprobleme

Erwachsene

→ Atemprobleme oder Kurzatmigkeit

→ anhaltende Schmerzen oder Druck in der Brust oder im Bauch

→ anhaltender Schwindel, Verwirrtheit, Unfähigkeit zu erwachen

→ Krampfanfälle

→ kein Wasserlassen

→ schlimme Muskelschmerzen

→ schwere Schwäche oder Unsicherheit

→ Fieber oder Husten wird besser, kehrt dann aber zurück
oder verschlimmert sich

→ Verschlimmerung chronischer Gesundheitsprobleme

Wenn Sie ärztliche Hilfe benötigen, um eine Infektion zu bekämpfen, sollte die Behandlung am besten Hydroxychloroquin, Ivermectin oder Vitamin-C-Infusionen beinhalten. Doch mit diesen Methoden sind nicht alle Ärzte vertraut. Recherchieren Sie am besten schon vorab – ehe Sie ärztliche Hilfe brauchen –, um Ärzte in Ihrer Umgebung zu finden, die mit diesen Methoden arbeiten.

Die Impfstoffentgiftung

Die Empfehlungen in diesem Buch schützen die meisten Kinder und Erwachsenen vor schwerwiegenden Konsequenzen einer grippeähnlichen Erkrankung, ohne dass Impfstoffe oder virenhemmende Medikamente eingesetzt werden. Wenn Sie aber das Bedürfnis haben, sich impfen zu lassen, oder von Angehörigen, Freunden, Ihrem Arzt oder staatlichen Anordnungen dazu gezwungen werden, können Sie dem nachkommen und die Risiken beträchtlich reduzieren.

Viele Menschen haben Angst vor Impfungen, und das aus gutem Grund, denn sie können durchaus Schäden anrichten, manchmal sogar bleibende Schäden, oder sogar zum Tod führen. Falls Sie zu diesen Menschen gehören und gezwungen werden, sich impfen zu lassen, können Sie das mit viel weniger Angst, Sorge und Risiko tun, wenn Sie sich im Vorfeld darauf vorbereiten. Das nachfolgende Impfstoffentgiftungsprogramm bietet Ihnen Nährstoffe, Antioxidantien und Gegengifte, die dazu beitragen, Sie vor einem Großteil der Nebenwirkungen, die häufig mit Vakzinen verbunden sind, zu schützen.

Das Impfstoffentgiftungsprogramm umfasst folgende Bestandteile:

→ Vitamin C
→ Vitamin D_3
→ Vitamin K_2
→ Magnesium
→ Kurkumin mit Piperin
→ N-Acetylcystein (NAC)
→ Ketonsalze

Die Vitamine C und D dienen dazu, die Immunfunktion zum Zeitpunkt der Impfung schnell anzukurbeln, um Nebenwirkungen zu reduzieren. Studien haben gezeigt, dass Nebenwirkungen deutlich seltener und weniger schwer sind, wenn Impfungen im Sommer verabreicht werden, wenn der Vitamin-D-Spiegel am höchsten und das Immunsystem am effizientesten ist.[315] Vitamin K_2 und Magnesium werden hinzugefügt, um die Wirkung von Vitamin D zu verstärken.

Kurkumin ist einer von mehreren Pflanzenfarbstoffen, die als Curcuminoide bekannt sind und in der Kurkumapflanze vorkommen – ein Gewürzkraut, das in der indischen und südostasiatischen Küche häufig verwendet wird. Kurkuma gibt Currys die typische gelbe Farbe. Kurkumin hat starke entzündungshemmende und antioxidative Eigenschaften und kann durch Impfstoffe hervorgerufene Entzündungen in Schach halten. Das Gehirn wird durch Vakzine häufig beeinträchtigt, Kurkumin jedoch kann es nachweislich vor exzessiven Entzündungen und Schäden durch freie Radikale schützen.

Das Kurkumapulver, das Sie für Currys verwenden, ist nicht stark genug, um eine signifikante Wirkung zu erzielen. Auch einige billige Nahrungsergänzungsmittel mit Kurkumin sind im Grunde genommen nichts anderes als das Würzpulver und haben kaum einen Nutzen. Halten Sie Ausschau nach einem Kurkuminpräparat, das auf einen Curcuminoidgehalt von 95 Prozent standardisiert ist. Zudem sollte es Piperin enthalten, das ist ein Extrakt aus schwarzem Pfeffer und unter dem Markennamen Bioperin erhältlich. Piperin verbessert die Aufnahme der Curcuminoide in den Blutkreislauf deutlich. Der Extrakt sollte auf einen Piperingehalt von 95 Prozent standardisiert sein. Diese Information steht auf dem Rückseitenetikett unter »Nährstoffangaben«.

N-Acetylcystein (NAC) wird eingesetzt, um das stärkste körpereigene Antioxidans – Glutathion – zu produzieren und aufzustocken. Glutathion ist für die Immunfunktion und die Bekämpfung zellulärer Schäden wichtig. Es spielt eine essenzielle Rolle beim Entgiftungsprozess des Körpers und ist eines der wichtigsten Mittel zur Entfernung von Quecksilber, Cadmium, Blei und anderen toxischen Metallen.[316] Es trägt zum Schutz vor den negativen Auswirkungen von Umweltgiften und Medikamenten bei.

Beta-Hydroxybutyrat (BHB) ist ein natürlich vorkommendes Keton, das im Körper produziert wird. Das BHB in Nahrungsergänzungsmitteln ist synthetisch hergestellt und an ein Salz – Kalzium,

Kalium, Magnesium oder Natrium – gebunden. Diese Ketonsalze sind normalerweise in Pulverform erhältlich und werden mit Flüssigkeit gemischt.

Wenn der normale Blutzuckerspiegel zu niedrig ist, produziert der Körper Ketone, hauptsächlich BHB, als alternativen Brennstoff zu Glukose. Im Körper werden Kohlenhydrate aus der Nahrung in Glukose umgewandelt, die den Hauptbrennstoff für unseren Körper bildet. Die Menge der zugeführten Kohlenhydrate bestimmt den Blutzuckerwert. Wenn der Kohlenhydratkonsum eingeschränkt wird und dadurch weniger Glukose vorhanden ist, verwandelt der Körper Fett in Ketone, um die Energielevel aufrechtzuerhalten. Dies ist die Grundlage einer sehr kohlenhydratarmen ketogenen Diät. Keton-Ergänzungsmittel erhöhen den BHB-Spiegel im Blut und ahmen nach, was bei einer ketogenen Diät im Körper passiert, ohne dass man tatsächlich eine Diät macht.

Ketone haben eine sehr ausgeprägte physiologische Wirkung. Beispielsweise wirken sie ähnlich wie Insulin, reduzieren so den Insulinbedarf und fördern die Insulinsensitivität. Zudem verbessern sie unter anderem die Sauerstoffverwertung, mindern Entzündungen, kontrollieren den Blutdruck, unterstützen die Herz-Kreislauf-Gesundheit, aktivieren Gene, die Krebs bekämpfen, und deaktivieren Gene, die ihn fördern, und sie kurbeln die Verbrennung von Körperfett an. Ketone verbessern die Antioxidantienspiegel im Körper, indem sie Gene aktivieren, die Superoxiddismutase, Katalase und Metallothionein produzieren, welche allesamt wichtig für die Neutralisierung und Ausscheidung schädlicher Toxine sind. Metallothionein etwa fungiert als Fänger giftiger Metalle und kann die Blut-Hirn-Schranke überwinden. Dadurch kann es das Gehirn vor Quecksilber und anderen giftigen Substanzen schützen, die häufig in Impfstoffen zu finden sind und ebenfalls die Blut-Hirn-Schranke passieren können.

Ketone schützen das Gehirn auch, indem sie die Produktion des Wachstumsfaktors BDNF *(brain-derived neurotrophic factor)* stimulieren. BDNF sind kleine Proteine, die sich auf Gehirnzellen schützend und nährend auswirken, sie vor Giftstoffen und freien Radikalen schützen und sogar das Wachstum neuer Gehirnzellen anregen, um geschädigte Zellen zu ersetzen.

Ketone aktivieren außerdem protektive Gene und Prozesse, die die Entgiftung von potenziell schädlichen Substanzen aus Umweltgiften und mikrobiellen Toxinen bis hin zu Medikamenten vorantreiben, einschließlich vieler Substanzen aus Impfstoffen.[317] Deshalb sind sie eine wesentliche Komponente der Impfstoffentgiftung.

Ketonsalze sind in Drogerien und im Internet erhältlich. Achten Sie darauf, dass das Produkt Beta-Hydroxybutyrat (BHB) enthält. Nicht alle Präparate, die als Ketone oder als ketogen beworben werden, enthalten BHB. In der Regel handelt es sich um ein Pulver, das pro Dosis mit etwa 240 Milliliter Wasser oder Saft gemischt werden muss. Es gibt aber auch flüssige Varianten. Manche Präparate sind nicht aromatisiert, andere enthalten Aroma- und Süßstoffe. Wählen Sie ein Produkt mit möglichst wenig Inhaltsstoffen. Je mehr Zutaten verwendet werden, umso weniger BHB ist enthalten.

Stehen Ihnen keine Ketonsalze zur Verfügung, bietet sich Kokos- oder MCT-Öl als Alternative an. Nach dem Verzehr werden die mittelkettigen Fettsäuren im Kokos- oder MCT-Öl von der Leber in Ketone umgewandelt. Kokos- oder MCT-Öl erhöht den Ketonspiegel jedoch nicht so sehr wie Ketonsalze. Für einen moderaten Anstieg des Ketonspiegels im Blut müssten Sie 3 Esslöffel (45 Milliliter) Kokosöl konsumieren. Eine bessere Alternative zu Ketonsalzen ist eine strenge ketogene Diät. Mithilfe eines Harnteststreifens müssen Sie vor der Impfung Ihren Ketonspiegel messen, um sicherzustellen, dass Sie sich in moderater oder in höherer Ketose befinden, damit die beste Wirkung erzielt werden kann. Mit der Diät dauert es mindestens 1 bis 2 Wochen, bis Sie diesen Zustand erreicht haben.

Für die Impfstoffentgiftung beginnen Sie 2 Wochen vor der Impfung mit der täglichen Einnahme von Vitamin D und NAC, um Ihr Immunsystem und Ihre Glutathionreserven aufzubauen. Mit den anderen Ergänzungsmitteln fangen Sie 1 bis 2 Stunden vor der Impfung an. Alle Ergänzungsmittel nehmen Sie nach der Impfung weiterhin für mindestens 2 Wochen ein. Falls Sie nach der ersten Woche irgendwelche Impfnebenwirkungen haben, fahren Sie mit der Supplementierung noch eine weitere Woche fort. Nach der Impfstoffentgiftung nehmen Sie die Vitamine C und D in der Erhaltungsdosis ein, wie in den vorhergehenden Kapiteln beschrieben.

Impfstoffentgiftungsplan

Kinder zwischen 1 und 5 Jahren

→ Vitamin C: 1 bis 2 Stunden vor der Impfung 500 Milligramm, danach bis zur Schlafenszeit alle 2 Stunden 500 Milligramm. Die nächsten 2 Wochen alle 2 bis 3 Stunden 250 Milligramm, insgesamt 1500 bis 2000 Milligramm am Tag. Wenn es gilt, Durchfälle zu vermeiden, geben Sie liposomales Vitamin C.

→ Vitamin D_3: Ab 2 Wochen vor der Impfung täglich 5000 IE, damit für 2 Wochen nach der Impfung fortfahren. Zusätzlich 100 Milligramm Magnesium und 100 Mikrogramm Vitamin K_2 am Tag.

→ Kurkumin mit Piperin (Bioperin): 1 bis 2 Stunden vor der Impfung 250 Milligramm, danach weitere 250 Milligramm und am Tagesende 500 Milligramm, insgesamt also 1000 Milligramm. Dann 2 Wochen lang täglich 1000 Milligramm in mehreren Dosen. Mit Milch oder einer kleinen Mahlzeit einnehmen.

→ NAC: 2 Wochen vor und 2 Wochen nach der Impfung
250 Milligramm täglich.

→ Ketonsalze: Geben Sie 1 bis 2 Stunden vor der Impfung ¼ von
einer Erwachsenenportion (gemäß Packungsaufschrift), also
etwa 500 Milligramm, und danach alle 1 bis 2 Stunden bis zur
Schlafenszeit. Die nächsten 2 Wochen alle 1 bis 2 Stunden
dieselbe Dosis.

Kinder zwischen 6 und 12 Jahren

→ Vitamin C: 1 bis 2 Stunden vor der Impfung 1000 Milligramm,
danach bis zur Schlafenszeit alle 2 Stunden 500 Milligramm.
Die nächsten 2 Wochen alle 2 bis 3 Stunden 500 Milligramm,
insgesamt 3000 bis 4000 Milligramm pro Tag. Wenn es gilt,
Durchfälle zu vermeiden, geben Sie liposomales Vitamin C.

→ Vitamin D_3: Ab 2 Wochen vor der Impfung täglich 10 000 IE,
damit für 2 Wochen nach der Impfung fortfahren. Zusätzlich 200
bis 300 Milligramm Magnesium und 150 Mikrogramm Vitamin
K_2 am Tag.

→ Kurkumin mit Piperin (Bioperin): 1 bis 2 Stunden vor der Impfung
500 Milligramm, danach weitere 500 Milligramm und am Tagesende 1000 Milligramm, insgesamt also 2000 Milligramm. Dann
2 Wochen lang täglich 2000 Milligramm in mehreren Dosen. Mit
Milch oder einer kleinen Mahlzeit einnehmen.

→ NAC: 2 Wochen vor und 2 Wochen nach der Impfung
500 Milligramm täglich.

→ Ketonsalze: Geben Sie 1 bis 2 Stunden vor der Impfung ½ von
einer Erwachsenenportion (gemäß Packungsaufschrift), also
etwa 1000 Milligramm, und danach alle 1 bis 2 Stunden bis zur
Schlafenszeit. Die nächsten 2 Wochen alle 1 bis 2 Stunden
dieselbe Dosis.

Jugendliche und Erwachsene

→ Vitamin C: 1 bis 2 Stunden vor der Impfung 2000 Milligramm, danach bis zur Schlafenszeit alle 2 Stunden 1000 Milligramm. Die nächsten 2 Wochen alle 2 bis 3 Stunden 1000 Milligramm, insgesamt 6000 bis 8000 Milligramm pro Tag. Wenn es gilt, Durchfälle zu vermeiden, nehmen Sie liposomales Vitamin C.

→ Vitamin D_3: Ab 2 Wochen vor der Impfung täglich 20 000 IE, damit für 2 Wochen nach der Impfung fortfahren. Zusätzlich 300 bis 500 Milligramm Magnesium und 200 Mikrogramm Vitamin K_2 am Tag. Menschen über 70 Jahre oder mit einer chronischen Krankheit sollten die Dosis auf 50 000 IE Vitamin D pro Tag erhöhen.

→ Kurkumin mit Piperin (Bioperin): 1 bis 2 Stunden vor der Impfung 1000 Milligramm, danach weitere 1000 Milligramm und am Tagesende 2000 Milligramm, insgesamt also 4000 Milligramm. Dann 2 Wochen lang täglich 4000 Milligramm in mehreren Dosen. Mit Milch oder einer kleinen Mahlzeit einnehmen.

→ NAC: 2 Wochen vor und 2 Wochen nach der Impfung 1000 Milligramm täglich.

→ Ketonsalze: Nehmen Sie 1 bis 2 Stunden vor der Impfung 1 Portion (gemäß Packungsaufschrift), also etwa 2000 Milligramm, und danach alle 1 bis 2 Stunden bis zur Schlafenszeit. Die nächsten 2 Wochen alle 1 bis 2 Stunden dieselbe Dosis.

Die oben genannten Dosierungen sind zwar nicht verbindlich, stellen aber die Mindestmengen für die Impfstoffentgiftung dar. Sie können sie nach Bedarf etwas anpassen, je nachdem, welche Nahrungsergänzungsmittel Ihnen zur Verfügung stehen. Kapseln, die größere Mengen des Wirkstoffes enthalten, können halbiert oder geviertelt werden, falls nötig. Diese Ergänzungsmittel werden im Allgemeinen besser vertragen, wenn Sie mit etwas Nahrung eingenommen werden.

Seelenfrieden

Saisonale Atemwegserkrankungen treten jedes Jahr pünktlich zur gleichen Zeit wieder auf. Ständig gibt es neue Viren, die zu Krankheitsausbrüchen und Epidemien führen. Es ist ein nie endender Kampf. Neue Viren erscheinen ohne Vorwarnung, und es gibt keine Virostatika oder Impfstoffe, die sie aufhalten könnten. Selbst wenn Medikamente verfügbar sind, sind sie von begrenztem Wert und häufig sogar gefährlich.

Unser einziger wirklicher Schutz dagegen besteht darin, die notwendigen Schritte zu unternehmen, die das Infektionsrisiko mindern, indem wir die natürlichen Abwehrkräfte des Körpers stärken. Wenn Sie sich anstecken, haben Sie nun das nötige Wissen, um Ihre Immunabwehr hochzufahren, die Symptome zu lindern und das Virus schnellstmöglich zu bekämpfen. Wenn die körpereigene Abwehr optimal arbeitet, können virale Infektionen, selbst aggressive Formen, ohne übermäßigen Stress oder größere Beschwerden ertragen werden. All jenen, die ein hohes Risiko tragen, können diese Schritte viel Leid ersparen und vielleicht sogar das Leben retten. Wenn Sie wegen möglicher Nebenwirkungen vor Impfungen zurückscheuen, können Sie mit dem Programm zur Impfstoffentgiftung Ihre Ängste lindern. Zu wissen, was Sie tun können, um die meisten viralen Atemwegsinfektionen zu verhindern und zu behandeln und die Risiken einer Impfung zu reduzieren, kann Ängste und Befürchtungen hinsichtlich dieser Krankheiten deutlich mindern.

Das nächste Mal, wenn es zu einem regionalen Krankheitsausbruch oder einer weltweiten Pandemie kommt – und das wird der Fall sein –, werden Sie im Gegensatz zu anderen, die sich im Vorfeld nicht informiert haben, nicht in hilflose Panik verfallen, da Sie vorbereitet sind.

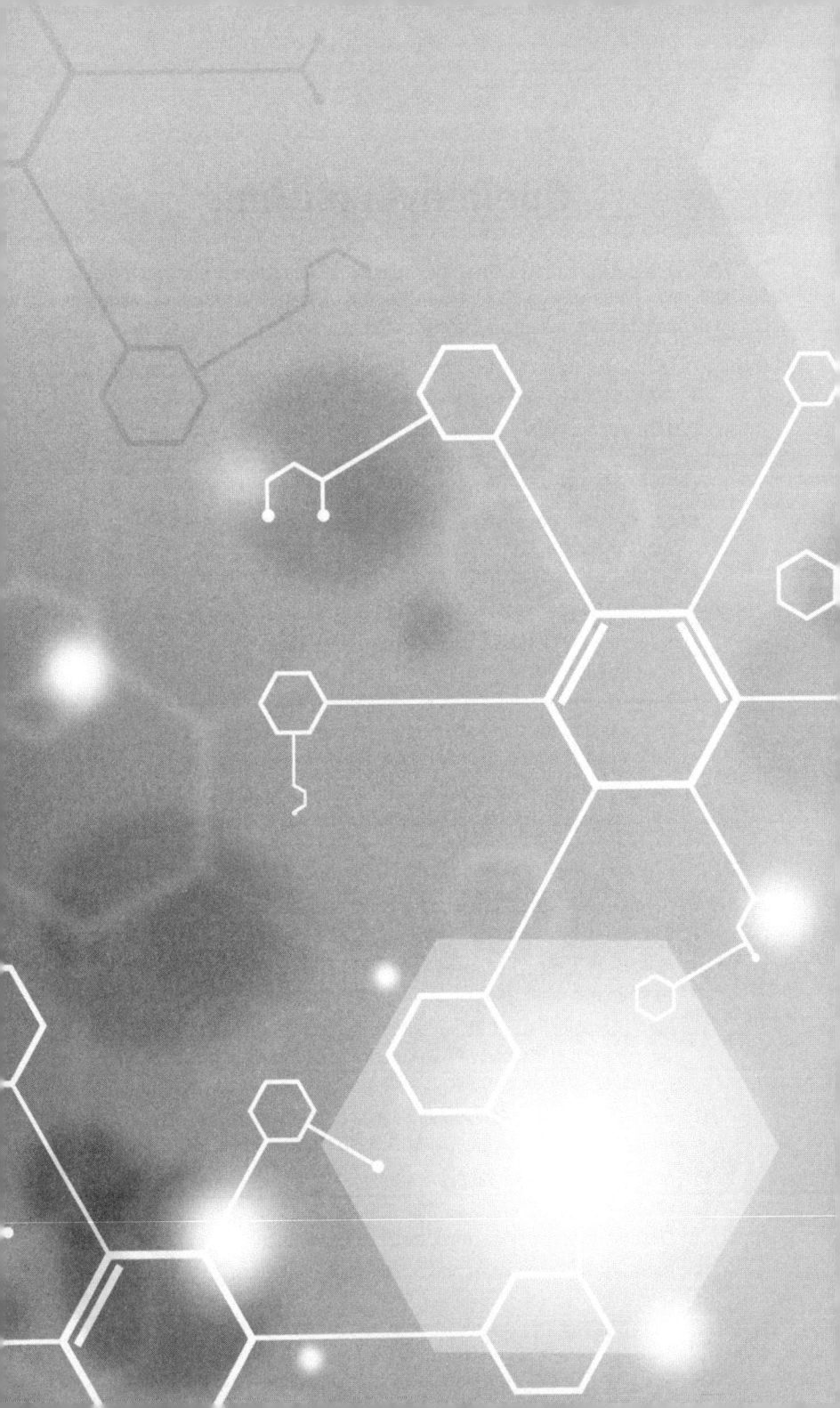

Quellenverzeichnis

Alle in diesem Buch aufgeführten Links waren bei Redaktionsschluss aufrufbar. Sollte dies bei Drucklegung nicht mehr der Fall sein, kann der entsprechende Link in der Regel im Internetarchiv *(http://archive.org/web/)* gefunden werden.

1 *https://ourworldindata.org/coronavirus.*

2 Davison, N.: »Why can't we cure the common cold?«, *The Guardian,* 5. Oktober 2017.

3 *https://www.cdc.gov/flu/about/burden-averted/2017-2018.htm.*

4 *https://articles.mercola.com/sites/articles/archive/2020/06/17/ nursing-home-deaths-from-covid-19.aspx.*

5 Bingen, Hildegard von: *Heilkunde – Causae et Curae.* Pattloch, Augsburg 1990, S. 168.

6 Qusṭā ibn Lūqā. *Abhandlung über die Ansteckung.* Steiner, Wiesbaden/Stuttgart 1987, S. 13.

7 Spies, O., Müller-Bütow, H.: *Anatomie und Chirurgie des Schädels, insbesondere der Hals-, Nasen- und Ohrenkrankheiten nach Ibn al-Quff.* De Gruyter, Berlin/New York 1971, S. 124.

8 Zedler, J. H. (Hg.): *Grosses vollständiges Universal-Lexicon aller Wissenschafften und Künste: welche bißhero durch menschlichen Verstand und Witz erfunden und verbessert worden.* Zedler, Leipzig/Halle 1732–1754, XXXV, S. 610–611.

9 Herloßsohn, C. (Hg.): *Damen Conversations Lexikon.* Adorf, Verlags-Bureau, 1834–1838, III, S. 480.

10 Mäkelä, M. J., et al.: »Viruses and bacteria in the etiology of the common cold«, *Journal of Clinical Microbiology,* 1998; 36:539–542.

11 Mesel-Lemoine, M., et al.: »A human coronavirus responsible for the common cold massively kills dendritic cells but not monocytes«, *Journal of Virology,* 2012; 86:7577–7587.

12 deGraaf, M., et al.: »Evolutionary dynamics of human and avian metapneumoviruses«, *Journal of General Virology,* 2008; 89:2933–2942.

13 *https://ourworldindata.org/pneumonia.*

14 Jacobs, S. E., et al.: »Human rhinoviruses«, *Clinical Microbiology Reviews,* 2013; 26:135–161.

15 Banerjee, A., et al.: »Bats and coronaviruses«, *Viruses,* 2019; 11:41.

Quellenverzeichnis

16 Lau, S. K., et al.: »Ecoepidemiology and complete genome comparison of different strains of severe acute respiratory syndrome-related Rhinolophus bat coronavirus in China reveal bats as a reservoir for acute, self-limiting infection that allows recombination events«, *Journal of Virology,* 2010; 84:2808–2819.

17 Zumla, A., et al.: »Middle East respiratory syndrome«, *The Lancet,* 2015; 386: S. 995–1007.

18 Corman, V. M., et al.: »Link of a ubiquitous human coronavirus to dromedary camels«, *PNAS,* 2016; 201604472 DOI: 10.1073/pnas.1604472113.

19 *https://www.sciencemag.org/news/2020/05/t-cells-found-covid-19-patients-bode-well-long-term-immunity.*

20 *https://www.biorxiv.org/content/10.1101/2020.05.26.115832v1.full.pdf.*

21 *https://www.cell.com/cell/fulltext/S0092-8674(20)30610-3#. XtUNRAVlzFA.twitter.*

22 D'Souza, D. H., et al.: »Persistence of caliciviruses on environmental surfaces and their transfer to food«, *International Journal of Food Microbiology,* 2006; 108:84–91.

23 Clemens, J., et al.: »Breast-feeding and the risk of life-threatening rotavirus diarrhea: prevention or postponement?«, *Pediatrics,* 1993; 92:680–685.

24 Grimwood, K., et al.: »Rotavirus vaccines: opportunities and challenges«, *Human Vaccines,* 2009; 5:57–69.

25 Parashar, U. D., et al.: »Global illness and deaths caused by rotavirus disease in children«, *Emerging Infectious Diseases,* 2003; 9:565–572.

26 Barr, J. J., et al.: »Bacteriophage adhering to mucus provide a nonhost-derived immunity«, *Proceedings of the National Acadedmy of Sciences of the USA,* 2013; 110:10771–10776.

27 Kernbauer, E., et al.: »An enteric virus can replace the beneficial function of commensal bacteria«, *Nature,* 2014; 516:94–98.

28 *https://www.nidcr.nih.gov/health-info/dry-mouth.*

29 Caufield, P. W., et al.: »Oral Lactobacilli and Dental Caries«, *Journal of Dental Research,* 2015; 94:110–118.

30 Okada, H., et al.: »The ›hygiene hypothesis‹ for autoimmune and allergic diseases; an update«, *Clinical and Experimental Immunology,* 2010; 160:1–9.

31 Tennant, P. W., et al.: »Childhood infectious disease and premature death from cancer: a prospective cohort study«, *European Journal of Epidemiology,* 2013; 28:257–265.

32 Holleb, A. I.: *The American Cancer Society Cancer Book.* Doubleday & Company, New York 1986.

33 Russell, S. J., et al.: »Remission of disseminated cancer after systemic oncolytic virotherapy«, *Mayo Clinic Proceedings,* 2014; 89:926–933.

34 West, R. O.: »Epidemiologic study of malignancies of the ovaries«, *Cancer,* 1966; 19:1001–1007.

35 Newhouse M. L., et al.: »A case control study of carcinoma of the ovary«, *British Journal of Preventive & Social Medicine,* 1977; 31(3):148–153.

36 Menczer, J., et al.: »Possible role of mumps virus in the etiology of ovarian cancer«, *Cancer,* 1979; 43:1375–1379.

37 Golan, A., et al.: »Mumps virus and ovarian cancer«, *South African Medical Journal,* 1979; 56(1):18–20.

38 Cramer, D. W., et al.: »Mumps, menarche, menopause, and ovarian cancer«, *American Journal of Obstetrics & Gynecology,* 1983; 147(1):1–6.

39 Schiffman, M. H., et al.: »Mumps and postmenopausal ovarian cancer«, *American Journal of Obstetrics & Gynecology,* 1985; 152(1):116–118.

40 Chen, Y., et al.: »Risk factors for epithelial ovarian cancer in Beijing, China«, *International Journal of Epidemiology,* 1992; 21(1):23–29.

41 Cramer, D. W., et al.: »Mumps, menarche, menopause, and ovarian cancer«, *American Journal of Obstetrics & Gynecology*, 1983; 147(1):1–6.

42 Albonico, H. U., et al.: »Febrile infectious childhood diseases in the history of cancer patients and matched controls«, *Medical hypotheses,* 1998; 51:315-320.

43 Parodi, S., et al.: »Infectious diseases and risk of leukemia and non-Hodgkin's lymphoma: a case-control study«, *Leukemia Research,* 2012; 36:1354-1358.

44 Bachmann, S., Kesselring, J.: »Multiple sclerosis and infectious childhood diseases«, *Neuroepidemiology,* 1998; 17:154-160.

45 Cramer, D. W., Finn, O. J.: »Epidemiologic perspective on immune-surveillance in cancer«, *Current Opinion in Immunology,* 2011; 23(2):265–271.

46 Urayama, K. Y., et al.: »Early life exposure to infections and risk of childhood acute lymphoblastic leukemia«, *International Journal of Cancer,* 2011; 128(7):1632–1643.

47 Vella, L. A., et al.: »Healthy individuals have T-cell and antibody responses to the tumor antigen cyclin B1 that when elicited in mice protect from cancer«, *Proceedings of the National Academy of Sciences of the USA,* 2009; 106:14010–14015.

48 Cramer, D. W., et al.: »Conditions associated with antibodies against the tumor-associated antigen MUC1 and their relationship to risk for ovarian cancer«, *Cancer Epidemiology, Biomarkers & Prevention,* 2005; 14(5):1125–1131.

49 Iheagwara, U. K., et al.: »Influenza virus infection elicits protective antibodies and T cells specific for host cell antigens also expressed as tumor-associated antigens: a new view of cancer immunosurveillance«, *Cancer Immunology Research,* 2014; 2:263–273.

50 Hoption Cann, S. A., et al.: »Acute infections as a means of cancer prevention: opposing effects to chronic infections?«, *Cancer Detection & Prevention,* 2006; 30(1):83–93.

51 Kölmel, K. F., et al.: »Infections and melanoma risk: results of a multicentre EORTC case-control study. European Organization for Research and Treatment of Cancer«, *Melanoma Research,* 1999; 9(5):511–519.

52 Gupta, Y. K., et al.: »The Tamiflu fiasco and lessons learnt«, *Indian Journal of Pharmacology,* 2015; 47:11–16.

53 Jefferson, T., et al.: »Neuraminidase inhibitors for preventing and treating influenza in healthy adults and children«, Cochrane Database of Systematic Reviews, 2014; doi: 10.1002/14651858.CD008965.pub4.

54 *https://www.reuters.com/article/us-roche-hldg-novartis-search/ stockpiles-of-roche-tamiflu-drug-are-waste-of-money-review- findsidUSBREA390EJ20140410.*

55 Cohen, D., Carter, P.: »WHO and the pandemic flu conspiracies«, BMJ, 2010; 340:c2912.

56 *https://www.rxlist.com/rapivab-drug.htm#side_effects.*

57 Wang, Y., et al.: »Remdesivir in adults with severe COVID-19: a randomised, double-blind, placebo-controlled, multicentre trial«, *The Lancet,* 2020; 395:1569–1578.

58 Grein, J., et al.: »Compassionate use of remdesivir for patients with severe COVID-19«, *The New England Journal of Medicine,* 2020; 382:2327–2336.

59 Beigel, J. H., et al.: »Remdesivir for the treatment of Covid-19 – preliminary report«, *The New England Journal of Medicine,* 2020; DOI: 10.1056/NEJMoa2007764.

60 *https://www.bmj.com/content/369/bmj.m2456.*

61 *https://theprint.in/health/govt-reviewing-remdesivir-use-for-covid- after-hospitals-report-liver-damage-in-patients/454169/?amp&__ twitter_impression=true.*

62 Dubert, M., et al.: »Case report study of the first five COVID-19 patients treated with remdesivir in France«, *International Journal of Infectious Diseases,* 2020; *https://doi.org/10.1016/j.ijid.2020.06.093.*

63 Goldman, R. D.: »Codeine for acute cough in children«, *Canadian Family Physician,* 2010; 56:1293–1294.

64 Smith, S. M., et al.: »Over-the-counter (OTC) medications for acute cough in children and adults in ambulatory settings«, Cochrane Database Systematic Reviews, 2008; (1):CD001831.

65 Bancos, S., et al.: »Ibuprofen and other widely used non-steroidal anti-inflammatory drugs inhibit antibody production in human cells«, *Cellular Immunology,* 2009; 258:18–28.

66 Graham, N. M. H., et al.: »Adverse effects of aspirin, acetaminophen, and ibuprofen on immune function, viral shedding, and clinical status in rhinovirus-infected volunteers«, *The Journal of Infectious Diseases,* 1990; 162:1277–1282.

67 Crocker, J. F. S., et al.: »Effects of antipyretics on mortality due to influenza B virus in a mouse model of Reye's syndrome«, *Clinical and Investigative Medicine,* 1998; 21:192–202.

68 Kaufman, D. W., et al.: »Exceeding the daily dosing limit of nonsteroidal anti-inflammatory drugs among ibuprofen users«, *Pharmacoepidemiology & Drug Safety,* 2018; 27:322–331.

69 Schulman, C., et al.: »The effect of antipyretic therapy upon outcomes in critically ill patients: a randomized, prospective study«, *Surgical Infections* (Larchmont), 2005; 6:369–375.

70 Starko, K. M., et al.: »Reye's syndrome and salicylate use«, *Pediatrics,* 1980; 66:859–864.

71 Starko, K. M.: »Salicylates and pandemic influenza mortality, 1918-1919 pharmacology, pathology, and historic evidence«, *Clinical Infectious Diseases,* 2009; 49:1405–1410.

72 Zost, S. J., et al.: »Contemporary H3N2 influenza viruses have a glycosylation site that alters binding of antibodies elicited by egg-adapted vaccine strains«, *Proceedings of the National Academy of Sciences of the USA,* 2017; 114:12578–12583.

73 Yokel, R. A.: »Blood-brain barrier flux of aluminum, manganese, iron and other metals suspected to contribute to metal-induced neurodegeneration«, *Journal of Alzheimer's Disease,* 2006; 10:223–253.

74 Cosnes, A., et al.: »Inflammatory nodular reactions after hepatitis B vaccination due to aluminum sensitization«, *Contact Dermatitis,* 1990; 23:65–67.

75 Flaten, T. P.: »Aluminum as a risk factor in Alzheimer's disease, with emphasis on drinking water«, *Brain Research Bulletin,* 2001; 55:187–196.

76 Crapper, D. R., et al.: »Intranuclear aluminum content in Alzheimer's disease, dialysis encephalopathy, and experimental aluminum encephalopathy«, *Acta Neuropathologica,* 1980; 50:19–24.

77 Michel, P. H., et al.: »Study of the relationship between Alzheimer's disease and aluminum in drinking water«, *Neurobiolical Aging,* 1990; 11:264.

78 Cowling, B. J., et al.: »Increased risk of noninfluenza respiratory virus infections associated with receipt of inactivated influenza vaccine«, *Clinical Infectious Diseases,* 2012; 54:1778–1783.

79 McLean, H. Q., et al.: »Impact of repeated vaccination on vaccine effectiveness against influenza A(H3N2) and B during 8 seasons«, *Clinical Infectious Diseases,* 2014; 59:1375–1385.

80 Belongia, E. A., et al.: »Repeated annual influenza vaccination and vaccine effectiveness: review of evidence«, *Expert Review of Vaccines,* 2017; 16(7):723–736.

81 *https://www.cochrane.org/CD001269/ARI_vaccines-preventinfluenza-healthy-adults.*

82 Rizzo, C., et al.: »Influenza-related mortality in the Italian elderly: no decline associated with increasing vaccination coverage«, *Vaccine,* 2006; 24:6468–6475.

83 Jackson, L. A., et al.: »Evidence of bias in estimates of influenza vaccine effectiveness in seniors«, *International Journal of Epidemiology,* 2006; 35:337–344.

84 *https://www.cochranelibrary.com/cdsr/doi/10.1002/14651858.CD001269.pub5/full.*

85 *https://www.cdc.gov/mmwr/preview/mmwrhtml/rr6207a1.htm #RecommendationsUseInfluenzaVaccines201314InfluenzaSeason.*

86 Castilla, J., et al.: »Decline in influenza vaccine effectiveness with time after vaccination, Navarre, Spain, season 2011/12«, *Eurosurveillance,* 2013; 18(5):20388.

87 Pebody, R., et al.: »Vaccine effectiveness of 2011/12 trivalent seasonal influenza vaccine in preventing laboratory-confirmed influenza in primary care in the United Kingdom: evidence of waning intraseasonal protection«, *Eurosurveillance,* 2013; 18(5):20389.

88 Simonsen, L., et al.: »Impact of influenza vaccination on seasonal mortality in the US elderly population«, *Archives of Internal Medicine,* 2005; 165:265.

89 Cohen, J.: »Influenza. Study questions the benefits of vaccinating the elderly«, *Science,* 2005; 307:1026.

90 »Trends in pneumonia and influenza mortality«, *American Lung Association,* November 2015. NVSS/CDC, Band 6, 27. November 2017, Tabelle I-21.

91 Infection Prevention and Control Canada 2/3/18.

92 *https://www.who.int/immunization_standards/vaccine_quality/ Pandemrix_Package_Insert.pdf.*

93 *https://health.usnews.com/health-news/patient-advice/ articles/2016-09-27/the-danger-in-taking-prescribed-medications.*

94 *http://www.whale.to/a/cannell.html.*

95 Hope-Simpson, R. E.: »The role of season in the epidemiology of influenza«, *Journal of Hygiene,* 1981; 86:35–47.

96 Thacker, S. B.: »The persistence of influenza A in human populations«, *Epidemiologic Reviews,* 1986; 8:129–142.

97 Thompson, W. W., et al.: »Influenza-associated hospitalizations in the United States«, JAMA, 2004; 292;1333–1340.

98 Crighton, E. J., et al.: »Influenza and pneumonia hospitalizations in Ontario: a time-series analysis«, *Epidemiology and Infection,* 2004; 132:1167–1174.

99 Miller, D. L., et al.: »Epidemiology of the Hong Kong-68 variant of influenza A2 in Britain«, *British Medical Journal,* 1971; 1:475–479.

100 Shek, L. P., Lee, B. W.: »Epidemiology and seasonality of respiratory tract virus infections in the tropics«, *Paediatric Respiratory Reviews,* 2003; 4:105–111.

101 Airey, F. S.: »Vitamin D as a remedy for lupus vulgaris«, *Medical World,* 1946; 64:807-810.

102 Nnoaham, K. E., Clarke, A.: »Low serum vitamin D levels and tuberculosis: a systematic review and meta-analysis«, *International Journal of Epidemiology,* 2008; 37:113–119.

103 Gigineïshvili, G. R., et al.: »The use of UV irradiation to correct the immune system and decrease morbidity in athletes«, *Voprosy Kurortologii, Fizioterapii, Lechebnoï Fizicheskoï Kultury,* 1990; 3:30–33.

104 Termorshuizen, F., et al.: »Exposure to solar ultraviolet radiation and respiratory tract symptoms in 1-year-old children«, *Photodermatology, Photoimmunology and Photomedicine,* 2004; 20:270–271.

105 Holmes, A. D., et al.: »Vitamins aid reduction of lost time in industry«, *Journal of Industrial and Engineering Chemistry,* 1932; 24:1058–1060.

106 Holmes, A. D., et al.: »Cod liver oil – a five-year study of its value for reducing industrial absenteeism caused by colds and respiratory diseases«, *Industrial Medicine*, 1936; 5:359–361.

107 Linday, L. A., et al.: »Effect of daily cod liver oil and a multivitamin-mineral supplement with selenium on upper respiratory tract pediatric visits by young, inner-city, Latino children: randomized pediatric sites«, *Annals of Otology, Rhinology, and Laryngology,* 2004; 113:891–901.

108 Martineau, A. R., et al.: »Vitamin D supplementation to prevent acute respiratory tract infections: systematic review and meta-analysis of individual participant data«, BMJ, 2017; 356:i6583.

109 *https://www.grassrootshealth.net/wp-content/uploads/2020/04/Alipio-Vit-D-COVID-Severity-Preprint-04-22-2020.pdf.*

110 Leow, L., et al.: »Vitamin D, innate immunity and outcomes in community acquired pneumonia«, *Respirology,* 2011; 16:611–616.

111 Urashima, M., et al.: »Randomized trial of vitamin D supplementation to prevent seasonal influenza A in schoolchildren«, *American Journal of Clinical Nutrition,* 2010; 91:1255–1260.

112 D'Avolio, A., et al.: »25-hydroxyvitamin D concentrations are lower in patients with positive PCR for SARS-CoV-2«, *Nutrients,* 2020; 12:1359.

113 Rhodes, J. M., et al.: »Editorial: low population mortality from COVID-19 in countries south of latitude 35 degrees north supports vitamin D as a factor determining severity«, AP&T, 2020; 51:1434–1437.

114 Ilie, P. C., et al.: »The role of vitamin D in the prevention of coronavirus disease 2019 infection and mortality«, *Aging Clinical and Experimental Research,* 2020, doi.org/10.1007/s40520-020-01570-8.

115 Merzon, E., et al.: »Low plasma 25(OH) vitamin D_3 level is associated with increased risk of COVID-19 infection: an Israeli population-based study«, *FEBS Journal,* 2020; 287:3693–3702.

116 Llie, P. C., et al.: »The role of vitamin D in the prevention of coronavirus disease 2019 infection and mortality«, *Aging Clinical and Experimental Research,* 2020; 32:1195–1198.

117 Demicheli, V., et al.: »Vaccines to prevent influenza in healthy adults«, Cochrane Database of Systematic Reviews, 2014; Ausgabe 3. Art.-Nr.: CD001269. DOI: 10.1002/14651858.CD001269.pub5.

118 Urashima, M., et al.: »Randomized trail of vitamin D supplementation to prevent seasonal influenza A in schoolchildren«, *American Journal of Clinical Nutrition,* 2010; 91:1255–1260.

119 Schwalfenberg, G.: »Vitamin D for influenza«,
     Canadian Family Physician, 2015; 61:507.

120 *https://www.vitamindsociety.org/about_us.php.*

121 Nair, R., und Maseeh, A.: »Vitamin D: the ›sunshine‹ vitamin«,
     Journal of Pharmacology & Pharmacotherapeutics, 2012; 3:118–126.

122 *https://www.ncbi.nlm.nih.gov/pmc/articles/PMC4288313/.*

123 Wagner, C. L., Greer, F. R.; American Academy of Pediatrics Section on
     Breastfeeding; American Academy of Pediatrics Committee on Nutrition:
     »Prevention of rickets and vitamin D deficiency in infants, children,
     and adolescents«, *Pediatrics,* 2008; 122:1142–1152.

124 Holick, M. F., et al.: »Evaluation, treatment, and prevention of vitamin D
     deficiency: an Endocrine Society Clinical Practice Guideline«,
     Journal of Clinical Endocrinology & Metabolism, 2011; 96:1911–1930.

125 Bodnar, L. M., et al.: »High prevalence of vitamin D insufficiency in black
     and white pregnant women residing in the northern United States and their
     neonates«, *Journal of Nutrition,* 2007; 137:447–452.

126 Merewood, A., et al.: »Association between vitamin D deficiency and
     primary cesarean section«, *Journal of Clinical Endocrinology & Metabolism,*
     2009; 94:940–945.

127 Norman, A. W., Henry, H. L.: »Vitamin D«, in:
     Bowman, B. A., Russell, R. M. (Hg.): *Present Knowledge in Nutrition,*
     9. Auflage. Washington, D. C.: ILSI Press, 2006.

128 Bailey, R. L., et al.: »Estimation of total usual calcium and vitamin D
     intakes in the United States«, *Journal of Nutrition,* 2010; 140:817–822.

129 Wharton, B., Bishop, N.: »Rickets«, *The Lancet,* 2003; 362:1389–1400.

130 Holick, M. F. »McCollum Award Lecture, 1994: vitamin D – new horizons for
     the 21st century«, *American Journal of Clinical Nutrition,* 1994; 60:619–630.

131 Holick, M. F.: »Photobiology of vitamin D«, in:
     Feldman, D., Pike, J. W., Glorieux, F. H., (Hg.): *Vitamin D,*
     2. Auflage, Band I. Burlington, MA: Elsevier, 2005.

132 Holick, M. F.: »Vitamin D: A millenium perspective«,
     Journal of Cellular Biochemistry, 2003; 88:296–307.

133 Levis S., et al.: »Vitamin D deficiency and seasonal variation in
     an adult South Florida population«, *Journal of Clinical Endocrinology
     and Metabolism,* 2005; 90:1557–1562.

134 Holick, M. F., et al.: »Vitamin D and skin physiology: a D-lightful story«,
     Journal of Bone and Mineral Research, 2007; 22:V28–V33.

135 Hathcock, J. N., et al.: »Risk assessment for vitamin D«,
American Journal of Clinical Nutrition, 2007; 85:6–18.

136 Kimball, S. M., et al.: »Evaluation of vitamin D₃ intakes up to 15,000
international units/day and serum 25-hydroxyvitamin D concentrations
up to 300 nmol/L on calcium metabolism in a community setting«,
Dermato-Endocrinology, 2017; 9:e1300213.

137 Barger-Lux M. J., et al.: »Vitamin D and its major metabolites:
serum levels after graded oral dosing in healthy men«,
Osteoporosis International, 1998; 8:222–230.

138 Jones, G.: »Pharmacokinetics of vitamin D toxicity«,
American Journal of Clinical Nutrition, 2008; 88:582S–6S.

139 Grant, W. B., et al.: »Evidence that vitamin D supplementation
could reduce risk of influenza and COVID-19 infections and deaths«,
Nutrients, 2020; 12:988.

140 Cannell, J. J., et al.: »Epidemic influenza and vitamin D«,
Epidemiology & Infection, 2006; 134:1129–1140.

141 Koul, P. A., et al.: »Vitamin D toxicity in adults: a case series from an area
with endemic hypovitaminosis D«, *Oman Medical Journal,* 2011; 26:201–204.

142 Burns, J., und Paterson, C. R.: »Single dose vitamin D treatment for
osteomalacia in the elderly«, *British Medical Journal,* 1985; 290:281–282.

143 Liu, X., et al.: »Vitamin D deficiency and insufficiency
among US adults: prevalence, predictors and clinical implications«,
British Journal of Nutrition, 2018; 119:928–936.

144 Malone, M.: »Recommended nutritional supplements for bariatric
surgery patients«, *Annals of Pharmacotherapy,* 2008; 42:1851–1858.

145 Gloth, III, F. M., et al.: »Vitamin D deficiency in homebound elderly
persons«, JAMA, 1995; 274:1683–1686.

146 Thomas, M. K., et al.: »Hypovitaminosis D in medical inpatients«,
New England Journal of Medicine, 1998; 338:777–783.

147 Wu, F., et al.: »Efficacy of an oral, 10-day course of
high-dose calciferol in correcting vitamin D deficiency«,
New Zealand Medical Journal, 2003; 116:U536.

148 Heaney, R. P., et al.: »Human serum 25-hydroxycholecalciferol
response to extended oral dosing with cholecalciferol«,
American Journal of Clinical Nutrition, 2003; 77:204–210.

149 Guerrera, M. P., et al.: »Therapeutic uses of magnesium«,
American Family Physician, 2009; 80:157–162.

150 *https://www.grassrootshealth.net/project/general-health/.*

151 *https://ods.od.nih.gov/factsheets/vitaminK-HealthProfessional/.*

152 Haase, H., et al.:»Correlation between zinc status and immune function in the elderly«, *Biogerontology,* 2006; 7:421–428. doi: 10.1007/s10522-006-9057-3.

153 Kozlowski, H., et al.:»Copper, zinc and iron in neurodegenerative diseases (Alzheimer's, Parkinson's and prion diseases)«, *Coordination Chemical Reviews,* 2012; 256:2129–2141. doi: 10.1016/j.ccr.2012.03.013.

154 Chabosseau, P., Rutter, G. A.:»Zinc and diabetes«, *Archives of Biochemistry & Biophysics,* 2016; 611:79–85. doi: 10.1016/j.abb.2016.05.022.

155 Bonaventura, P., et al.:»Zinc and its role in immunity and inflammation«, *Autoimmunity Reviews,* 2015; 14:277–285. doi: 10.1016/j.autrev.2014.11.008.

156 Shankar, A. H., Prasad, A. S.:»Zinc and immune function: the biological basis of altered resistance to infection«, *American Journal of Clinical Nutrition,* 1998; 68(suppl):447S–463S.

157 Eby, G. A., et al.:»Reduction in duration of common cold by zinc gluconate lozenges in a double-blind study«, *Antimicrobial Agents and Chemotherapy,* 1984; 25:20–24.

158 Singh, M., und Das, R. R.:»Zinc for the common cold«, Cochrane Database of Systematic Reviews, 2011; (2):CD001364.

159 Bryce, J., et al.:»WHO estimates of the causes of death in children«, *The Lancet,* 2005; 365:1147–1152.

160 Rudan, I., et al.:»Epidemiology and etiology of childhood pneumonia«, *Bulletin of the World Health Organization,* 2008; 86:408–416.

161 Lassi, Z. S., et al.:»Zinc supplementation for the prevention of pneumonia in children aged 2 months to 59 months«, Cochrane Database of Systematic Reviews, Dezember 2016; (12):CD005978.

162 *https://www.medrxiv.org/content/10.1101/2020.10.07.20208645v1.*

163 te Velthuis, A. J. W., et al.:»Zn2+ inhibits coronavirus and arterivirus RNA polymerase activity in vitro and zinc ionophores block the replication of these viruses in cell culture«, *PLoS Pathogens,* v.6(11); November 2010. PMC2973827.

164 Xue, J., et al.:»Chloroquine is a zinc ionophore«, *PLoS One,* 2014; 9:e109180. 10.1371/journal.pone.0109180.

165 Read, S. A., et al.:»The role of zinc in antiviral immunity«, *Advances in Nutrition,* 2019; 10:696–710.

166 Suara, R. O., Crowe, J. E.: »Effect of zinc salts on respiratory syncytial virus replication«, *Antimicrobial Agents and Chemotherapy*, 2004; 48:783–790.

167 Cai, H., et al.: »Zinc binding activity of human metapneumovirus M2-1 protein is indispensable for viral replication and pathogenesis in vivo«, *Journal of Virology*, 2015; 89:6391–6405.

168 Lazarczyk, M., Favre, M.: »Role of Zn^{2+} ions in host-virus interactions«, *Journal of Virology*, 2008; 82:11486–11494.

169 Rao, G., Rowland, K.: »Zinc for the common cold – not if, but when«, *Journal of Family Practice*, 2011; 60(11): 669–671.

170 Abba, Y., et al.: »Antiviral activity of resveratrol against human and animal viruses«, *Advances in Virology*, 2015; ID184241.

171 Lin, S. C., et al.: »Effective inhibition of MERS-CoV infection by resveratrol«, *BMC Infectious Diseases*, 17, 144 (2017); *https://doi.org/10.1186/s12879-017-2253-8*.

172 Wu, W., et al.: »Quercetin as an antiviral agent inhibits influenza A virus (IAV) entry«, *Viruses*, 2016; 8:6.

173 *https://www.ncbi.nlm.nih.gov/pmc/articles/PMC3722327/*.

174 *https://www.ncbi.nlm.nih.gov/pmc/articles/PMC3791327/*.

175 *https://www.ncbi.nlm.nih.gov/pmc/articles/PMC1232869/*.

176 *https://www.ncbi.nlm.nih.gov/pmc/articles/PMC4182877/ #:~:text=Zinc%20binding%20compounds%2C%20especially%20 zinc,been%20recently%20realized%20%5B18%5D*.

177 *https://www.henryford.com/news/2020/07/hydro-treatmentstudy*.

178 Million, M., et al.: »Early treatment of COVID-19 patients with hydroxychloroquine and azithromycin: A retrospective analysis of 1061 cases in Marseille, France«, *Travel Medicine and Infectious Disease*, 2020; *https://doi.org/10.1016/j.tmaid.2020.101738*.

179 *https://www.preprints.org/manuscript/202007.0025/v1*.

180 Heidary, F., et al.: »Ivermectin: a systematic review from antiviral effects to COVID-19 complementary regimen«, *Journal of Antibiotics* (Tokio), 12. Juni 2020: 1–10.

181 Tang, M., et al.: »Ivermectin, a potential anticancer drug derived from an antiparasitic drug«, *Pharmacological Research*, 163 (2021)105207.

182 Crump, A., und Omura, S.: »Ivermectin, ›wonder drug‹ from Japan: the human use perspective«, *Proceedings of the Japan Academy. Series V Physical and Biological Sciences*, 2011; 87:13–28.

183 Caly, L., et al.: »The FDA-approved drug ivermectin inhibits the replication of SARS-CoV-2 in vitro«, *Antiviral Research*, Juni 2020; 178:104789.

184 *https://www.youtube.com/watch?v=RslVCATUITA.*

185 *https://www.evms.edu/media/evms_public/departments/ internal_medicine/EVMS_Critical_Care_COVID-19_Protocol.pdf.*

186 Koyama A., et al.: »Antiviral effects of ascorbic and dehydroascorbic acids in vitro«, *International Journal of Molecuar Medicine*, 1998; 22(4):541–545.

187 Schwerdt, P., Schwerdt, C.: »Effect of ascorbic acid on rhinovirus replication in WI-38 cells«, *Experimental Biology & Medicine*, 1975; 148(4):1237–1243.

188 Jariwalla, R., et al.: »Suppression of influenza A virus nuclear antigen production and neuraminidase activity by a nutrient mixture containing ascorbic acid, green tea extract and amino acids«, *BioFactors*, 2007; 31(1):1–15.

189 Hunninghake, R.: »Effect of high dose vitamin C on Epstein-Barr viral infection«, *Medical Science Monitor*, 2014; 20:725–732.

190 Atherton, J., et al.: »The effect of ascorbic acid on infection of chick-embryo ciliated tracheal organ cultures by coronavirus«, *Advances in Virology*, 1978; 56(3):195–199.

191 Kim, Y., et al.: »Vitamin C is an essential factor on the anti-viral immune responses through the production of interferon-α/β at the initial stage of influenza A virus (H3N2) infection«, *Immune Network*, 2013; 13(2):70.

192 Moriyama, M., Oba, K.: »Comparative study on the vitamin C contents of the food legume seeds«, *Journal of Nutritional Sciences and Vitaminology* (Tokio), 2008; 54:1–6.

193 Aune, D., et al.: »Dietary intake and blood concentrations of antioxidants and the risk of cardiovascular disease, total cancer, and all-cause mortality: a systematic review and dose-response meta-analysis of prospective studies«, *American Journal of Clinical Nutrition*, 2018; 108:1069–1091.

194 Gan, R., et al.: »Vitamin C deficiency in a university teaching hospital«, *Journal of the American College of Nutrition*, 2008; 27: 428–433.

195 Chatterjee, I. B., et al.: »Synthesis and some major functions of Vitamin C in animals«, *Annals of the New York Academy of Sciences*, 258 Second Conference: 1975: 24–47.

196 Cheraskin, E., Ringsdorf, W. M.: »Effect of low-refined-carbohydrate diet upon vitamin C state«, *International Journal for Vitamin and Nutrition Research*, 1970; 40:77–80.

197 Johnston, C. S., Yen, M. F.: »Megadose of vitamin C delays insulin response to a glucose challenge in normoglycemic adults«, *American Journal of Clinical Nutrition*, 1994; 60:735–738.

Quellenverzeichnis

198 Hickey, S., Roberts, H. J.: *Ascorbate: The science of vitamin C.* Napa (Kalifornien): Lulu Press. 2004; 264.

199 Siri-Tarino, P. W., et al.: »Meta-analysis of prospective cohort studies evaluating the association of saturated fat with cardiovascular disease«, *American Journal of Clinical Nutrition,* 2010; 91:535–546.

200 Ramsden, C. E., et al.: »Re-evaluation of the traditional diet-heart hypothesis: analysis of recovered data from Minnesota Coronary Experiment (1968-73)«, BMJ, 2016; 353:i1246.

201 Chowdhury, R., et al.: »Association of dietary, circulating, and supplement fatty acids with coronary risk: a systematic review and meta-analysis«, *Annals of Internal Medicine,* 2014; 160:398–406.

202 Grasgruber, P., et al.: »Food consumption and the actual statistics of cardiovascular diseases: an epidemiological comparison of 42 European countries«, *Food & Nutrition Research,* 2016; 60:31694.

203 Ran, L., et al.: »Extra dose of vitamin C based on a daily supplementation shortens the common cold: A meta-analysis of 9 randomized controlled trials«, *BioMed Research International,* 2018: Article ID 1837634.

204 Myint, P. K., et al.: »Plasma vitamin C concentrations and risk of incident respiratory diseases and mortality in the European Prospective Investigation into Cancer-Norfolk population-based cohort study«, *European Journal of Clinical Nutrition,* 2019; 73:1492–1500.

205 Carr, A. C., et al.: »Patients with community acquired pneumonia exhibit depleted vitamin C status and elevated oxidative stress«, *Nutrients,* 2020; 12:1318.

206 Hemilä, H., Douglas, R. M.: »Vitamin C and acute respiratory infections«, *International Journal of Tuberculosis and Lung Disease,* 1999; 3:756–761.

207 Hunt, C., et al.: »The clinical effects of vitamin C supplementation in elderly hospitalised patients with acute respiratory infections«, *International Journal for Vitamin and Nutrition Research,* 1994; 64(3):212–219.

208 *https://www.cdc.gov/diabetes/statistics/slides/long_term_trends.pdf.*

209 Institute of Medicine, Food and Nutrition Board: *Dietary Reference Intakes for Vitamin C, Vitamin E, Selenium, and Carotenoids.* Washington, D. C.: National Academy Press, 2000.

210 Łukawski, M., et al.: »New oral liposomal vitamin C formulation: properties and bioavailability«, *Journal of Liposome Research,* 2020; 30:227–234.

211 Padayatty, S. J., et al.: »Vitamin C pharmacokinetics: implications for oral and intravenous use«, *Annals of Internal Medicine,* 2004; 140:533–537.

212   Fritz, H., et al.: »Intravenous vitamin C and cancer«,
      Integrative Cancer Therapies, 2014; 13:280–300.

213   Li, Y., Schellhorn, H. E.: »New developments and novel therapeutic
      perspectives for vitamin C«, *Journal of Nutrition,* 2007; 137:2171–2184.

214   Marik, P. E.: »Vitamin C for the treatment of sepsis: the scientific rationale«,
      Pharmacology & Therapeutics, 2018; 189:63–70.

215   Kim, Y., et al.: »Vitamin C is an essential factor on the anti-viral immune
      responses through the production of interferon-α/β at the initial stage of
      influenza A virus (H3N2) infection«, *Immune Network,* 2013; 13;70.

216   Fowler, A. A., et al.: »Effect of vitamin C infusion on organ failure and
      biomarkers of inflammation and vascular injury in patients with sepsis and
      severe acute respiratory failure«, JAMA, 2019; 322:1261.

217   Marik, P. E., et al.: »Hydrocortisone, vitamin C, and thiamine for the
      treatment of severe sepsis and septic shock«, *Chest,* 2017; 151:1229–1238.

218   Boretti, A., Banik, B. K.: »Intravenous vitamin C for reduction of
      cytokines storm in acute respiratory distress syndrome«,
      PharmaNutrition, 2020, doi: 10.1016/j.phanu.2020.100190.

219   Zhang, J., et al. »High-dose vitamin C infusion for the treatment of critically
      ill COVID-19«, *Pulmonology,* 2020; DOI: 10.21203/rs.3.rs-52778/v2.

220   *https://www.worldometers.info/coronavirus/#countries.*

221   Wang, Y., et al.: »Effects of different ascorbic acid doses
      on the mortality of critically ill patients: a meta-analysis«,
      Annals of Intensive Care, 2019; 9(1):58.

222   *http://coconutresearchcenter.org/wp-content/uploads/2015/11/article10341.pdf.*

223   Smith, H. W.: »The antimicrobial activity of the stomach contents of
      suckling rabbits«, *Journal of Pathology and Bacteriology,* 1966; 91:1–9.

224   Gillin, F. D., et al.: »Human milk kills parasitic intestinal protozoa«,
      Science, 1983; 221:1290–1292.

225   Kabara, J. J.: »Antimicrobial agents derived from fatty acids«,
      Journal of the American Oil Chemists' Society, 1984; 61:397–403.

226   Myers M. G., et al.: »Respiratory and gastrointestinal
      illnesses in breast- and formula-fed infants«,
      American Journal of Diseases of Children, 1984; 138:629–632.

227   Isaacs, C. E., et al.: »Antiviral and antibacterial lipids in human milk and
      infant formula feeds«, *Archives of Disease in Childhood,* 1990; 65:861–864.

228 Wang, X., et al.: »Enteral nutrition improves clinical outcome and shortens hospital stay after cancer surgery«, *Journal of Investigative Surgery,* 2010; 23:309–313.

229 Nomura, Y., et al.: »Importance of nutritional status in recovery from acute cholecystitis: benefit from enteral nutrition supplementation including medium chain triglycerides«, *Nihon Shokakibyo Gakkai Zasshi,* 2007; 104:1352–1358.

230 Devan, K., et al.: »Antimicrobial efficacy of medium-chain fatty acids, 2% chlorhexidine, and 5% sodium hypochlorite against Enterococcus faecalis: an in vitro study«, *Indian Journal of Oral Health Research,* 2018; 4:47–51.

231 Peedikayil, F. C., et al.: »Comparison of antibacterial efficacy of coconut oil and chlorhexidine on *Streptococcus mutans:* an in vivo study«, *Journal of International Society of Preventive and Community Dentistry,* 2016; 6:447–452.

232 Shilling, M., et al.: »Antimicrobial effects of virgin coconut oil and its medium-chain fatty acids on Clostridium difficile«, *Journal of Medicinal Food,* 2013; 16:1079–1086.

233 Dalmacion, G. V., et al.: »Preliminary study on the in-vitro susceptibility of mycobacterium tuberculosis isolates to virgin coconut oil«, *Functional Foods in Health and Disease,* 2012; 2:290–299.

234 Schlievert, P. M., Peterson, M. L.: »Glycerol monolaurate antibacterial activity in broth and biofilm cultures«, *PLoS One,* 2012; 7:e40350.

235 Sun, C. Q., et al.: »Antibacterial actions of fatty acids and monoglycerides against Helicobacter pylori«, *FEMS Immunology and Medical Microbiology,* 2003; 36:9–17.

236 Erguiza, G. S., et al.: »The effect of virgin coconut oil supplementation for community-acquired pneumonia in children aged 3 to 60 months admitted at the Philippine Children's Medical Center: a single blinded randomized controlled trial«, *Chest,* 2008; 134:139P.

237 Kitahara, T., et al.: »Antimicrobial activity of saturated fatty acids and fatty amines against methicillin-resistant *Staphylococcus aureus*«, *Biological and Pharmaceutical Bulletin,* 2004; 27:1321–1326.

238 Kitahara, T., et al.: »In vitro activity of lauric acid or myristylamine in combination with six antimicrobial agents against methicillin-resistant *Staphylococcus aureus* (MRSA)«, *International Journal of Antimicrobial Agents,* 2006; 27:51–57.

239 Fife, B.: *Kokostherapie für Haustiere.* Kopp Verlag, Rottenburg 2020.

240 Thormar, H., et al.: »Inactivation of enveloped viruses and killing
     of cells by fatty acids and monoglycerides«,
     Antimicrobial Agents & Chemotherapy, 1987; 31:27–31.

241 Gunsalus, K. T., et al.: »Manipulation of host diet to reduce gastro-
     intestinal colonization by the opportunistic pathogen Candida albincans«,
     mSphere, 18. November 2015; 1(1). pii: e00020-15.

242 Winarsi, H., et al.: »Virgin coconut oil (VCO) enriched
     with Zn as immunostimulator for vaginal candidiasis patient«,
     HAYATI Journal of Biosciences, 2008; 15:Dec.

243 Kabara, J. J.: »Fatty acids and derivatives as antimicrobial agents:
     A review«, *The Pharmacological Effect of Lipids* (Kabara J. J., Hg.),
     The American Oil Chemists' Society, Champaign, Illinois; 1978.

244 Kristmundsdóttir, T., et al.: »Development and evaluation of micro-
     bicidal hydrogels containing monoglyceride as the active ingredient«,
     Journal of Pharmaceutical Sciences, 1999; 88(10):1011–1015.

245 Li, Q., et al.: »Glycerol monolaurate prevents mucosal SIV transmission«,
     Nature, 2009; 458:1034–1038.

246 Kirtane, A. R., et al.: »Evaluation of vaginal drug levels and safety
     of a locally administered glycerol monolaurate cream in rhesus macaques«,
     Journal of Pharmaceutical Sciences, 2017; 106:1821–1827.

247 Schlievert, P. M., et al.: »Glycerol monolaurate does not alter rhesus
     macaque *(Macaca mulatta)* vaginal lactobacilli and is safe for chronic use«,
     Antimicrobial Agents in Chemotherapy, 2008; 52:4448–4454.

248 Thorgeirsdottir, T. O., et al.: »Development of a virucidal cream containing
     the monoglyceride moncaprin«, *Pharmazie,* 2005; 60:8970899.

249 Wanke, C. A., et al.: »A medium chain triglyceride-based diet in
     patients with HIV and chronic diarrhea reduces diarrhea and malabsorption:
     a prospective, controlled trial«, *Nutrition,* 1996; 12:766–771.

250 Craig, G. B., et al.: »Decreased fat and nitrogen losses in patients
     with AIDS receiving medium-chain-triglyceride-enriched formula vs
     those receiving long-chain-triglyceride-containing formula«,
     Journal of the American Diet Association, 1997; 97:605–611.

251 Widhiarta, K. D.: »Virgin Coconut Oil for HIV – Positive People«,
     Cord, 2016; 32(1):50–57.

252 *http://coconutresearchcenter.org/wp-content/uploads/2015/11/article10526.pdf.*

253 *http://www.coconutresearchcenter.org/?page_id=4928.*

254 Ogedengbe, O. O., et al.: »Adjuvant potential of virgin coconut oil extract on antiretroviral therapy-induced testicular toxicity: an ultrastructural study«, *Andrologia*, 2018; doi: 10.1111/and.12930.

255 Hilmarsson, H., et al.: »Virucidal activities of medium- and long-chain fatty alcohols and lipids against respiratory syncytial virus and parainfluenza virus«, *Archives of Virology*, 2007; 152:2225–2236.

256 Strandberg, K. L., et al.: »Glycerol monolaurate inhibits Candida and Gardnerella vaginalis in vitro and in vivo but not Lactobacillus«, *Antimicrobial Agents and Chemotherapy*, 2010; 54:597–601.

257 Wanten, G. J., et al.: »Saturated triglycerides and fatty acids activate neutrophils depending on carbon chain-length«, *European Journal of Clinical Investigation*, 2002; 32:285–289.

258 Versleijen, M. W., et al.: »Parenteral medium-chain triglyceride-induced neutrophil activation is not mediated by a Pertussis toxin sensitive receptor«, *Clinical Nutrition*, 2009; 28:59–64.

259 Senin, M. M., et al.: »Protective effect of virgin coconut oil on cyclophosphamide-induced histological changes in lymphoid tissues«, IMJM, 2018; 17:65–74.

260 Khaw, K. T., et al.: »Randomised trial of coconut oil, olive oil or butter on blood lipids and other cardiovascular risk factors in healthy men and women«, *BMJ Open*, 2018; 8:e0290167.

261 *http://www.bbc.com/news/health-42608071.*

262 Micha, R., Mozaffarian, D.: »Saturated fat and cardiometabolic risk factors, coronary heart disease, stroke, and diabetes: a fresh look at the evidence«, *Lipids*, 2010; 45:893–905.

263 Zhang, X., et al.: »Medium-chain triglycerides promote macrophage reverse cholesterol transport and improve atherosclerosis in ApoE-deficient mice fed a high-fat diet«, *Nutrition Research*, 2016; 36:964–973.

264 Famurewa, A. C., et al.: »Dietary supplementation with virgin coconut oil improves lipid profile and hepatic antioxidant status and has potential benefits on cardiovascular risk indices in normal rats«, *Journal of Dietary Supplements*, 2018; 15:330–342.

265 Vijayakumar, M., et al.: »A randomized study of coconut oil versus sunflower oil on cardiovascular risk factors in patients with stable coronary heart disease«, *Indian Heart Journal*, 2016; 68:498–506.

266 Cardoso, D. A., et al.: »A coconut extra virgin oil-rich diet increases HDL cholesterol and decreases waist circumference and body mass in coronary artery disease patients«, *Nutrición Hospitalaria*, 2015; 32:2144–2152.

267 Kamisah, Y., et al.: »Cardioprotective effect of virgin coconut oil in heated palm oil diet-induced hypertensive rats«, *Pharmaceutical Biology,* 2015; 53:1243–1249.

268 Ekanayaka, R. A., et al.: »Impact of a traditional dietary supplement with coconut milk and soya milk on the lipid profile in normal free living subjects«, *Journal of Nutrition and Metabolism,* 2013; 2013:481068.

269 Zakaria, Z. A., et al.: »In vivo antinociceptive and anti-inflammatory activities of dried and fermented processed virgin coconut oil«, *Medical Principles and Practice,* 2011; 20:231–236.

270 Feranil, A. B., et al.: »Coconut oil is associated with a beneficial lipid profile in pre-menopausal women in the Philippines«, *Asia Pacific Journal of Clinical Nutrition,* 2011; 20:190–195.

271 Nagao, K., et al.: »Medium-chain fatty acids: functional lipids for the prevention and treatment of the metabolic syndrome«, *Pharmacological Research,* 2010; 61:208–212.

272 Calder, P. C., et al.: »Optimal nutritional status for a well-functioning immune system is an important factor to protect against viral infections«, *Nutrients,* 2020; 12:1181.

273 Im, J. H., et al.: »Nutritional status of patients with COVID-19«, *International Journal of Infectious Disease,* 2020; 21:743.

274 Moghaddam, A., et al.: »Selenium deficiency is associated with mortality risk from COVID-19«, *Nutrients,* 2020; 12:2098.

275 Zhang, J., et al.: »Association between regional selenium status and reported outcome of COVID-19 cases in China«, *American Journal of Clinical Nutrition,* 2020; 111.

276 Beck, M., et al.: »Selenium deficiency increases the pathology of an influenza virus infection«, *FASEB Journal,* 2001; 15:1481–1483.

277 Sommer, A., et al.: »Increased risk of respiratory disease and diarrhea in children with preexisting mild vitamin A deficiency«, *American Journal of Clinical Nutrition,* 1984; 40:1090–1095.

278 *http://coconutresearchcenter.org/hwnl_12-3.htm.*

279 McManus, K., et al.: »A randomized controlled trial of a moderate-fat, low-energy diet compared with a low-fat, low-energy diet for weight loss in overweight adults«, *International Journal of Obesity and Related Metabolic Disorders,* 2001; 25(10):1503–1511.

280 Prior, I. A.: »Cholesterol, coconuts, and diet on Polynesian atolls: a natural experiment: the Pukapuka and Tokelau island studies«, *American Journal of Clinical Nutrition,* 1981; 34:1552–1561.

281 Lindeberg, S., et al.: »Cardiovascular risk factors in a Melanesian population apparently free from stroke and ischaemic heart disease: the Kitava study«, *Journal of Internal Medicine,* 1994; 236:331–340.

282 Mendis, S.: »Coronary heart disease and coronary risk profile in a primitive population«, *Tropical and Geographical Medicine,* 1991; 43:199–202.

283 *https://www.sciencedirect.com/topics/pharmacology-toxicology-and-pharmaceutical-science/bacteroides-fragilis.*

284 Ichinohe, T., et al.: »Microbiota regulates immune defense against respiratory tract influenza A virus infection«, *Proceedings of the National Academy of Sciences of the USA,* 2011; 108:5354–5359.

285 Wang, Y., et al.: »Probiotics for prevention and treatment of respiratory tract infections in children: A systematic review and meta-analysis of randomized controlled trials«, *Medicine (Baltimore),* 2016; 95:e4509.

286 de Vrese, M., et al.: »Probiotic bacteria reduced duration and severity but not the incidence of common cold episodes in a double blind, randomized, controlled trial«, *Vaccine,* 2006; 24:6670–6674.

287 Vouloumanou, E. K., et al.: »Probiotics for the prevention of respiratory tract infections: a systematic review«, *International Journal of Antimicrobial Agents,* 2009; 34:197.

288 Greisman, L. A., et al.: »Fever: beneficial and detrimental effects of antipyretics«, *Current Opinion in Infectious Diseases,* 2002; 15:241–245.

289 Chishaki, T., et al.: »Effects of dehydration on immune functions after a judo practice session«, *Luminescence,* 2013; 28(2):114–120.

290 Weltgesundheitsorganisation: »Noncommunicable Diseases«, Datenblatt, Website der WHO, 1. Juni 2018; *http://www.who.int/news-room/fact-sheets/detail/noncommunicable-diseases.*

291 Martínez Steele, E., et al.: »Ultra-processed foods and added sugars in the US diet: evidence from a nationally representative cross-sectional study«, *BMJ Open,* 9. März 2016; 6(3):e009892. doi: 10.1136/bmjopen-2015-009892.

292 Sanchez, A., et al.: »Role of sugars in human neutrophilic phagocytosis«, *American Journal of Clinical Nutrition,* 1973; 26:1180–1184.

293 Aruoma, O. I., Halliwell, B. (Hg.): *Free Radicals and Food Additives.* Taylor and Francis: London 1991.

294 Tewfik, I. H., et al.: »The effect of intermittent heating on some chemical parameters of refined oils used in Egypt. A public health nutrition concern«, *International Journal of Food Sciences and Nutrition,* 1998; 49:339–342.

295 Jürgens, G., et al.: »Immunostaining of human autopsy aortas with antibodies to modified apolipoprotein B and apoprotein(a)«, *Arteriosclerosis, Thrombosis, and Vascular Biology,* 1993; 13:1689–1699.

296 Srivastava, S., et al.: »Identification of cardiac oxidoreductase(s) involved in the metabolism of the lipid peroxidation-derived aldehyde-4-hydroxynonenal«, *Biochemical Journal,* 1998; 329:469–475.

297 Markesbery, W. R., Carney, J. M.: »Oxidative alterations in Alzheimer's disease«, *Brain Pathology,* 1999; 9;133-146.

298 Hurtado de Catalfo, G. E., et al.: »Dietary lipids modify redox homeostasis and steroidogenic status in rat testis«, *Nutrition,* 2008; 24:717–726.

299 Harman, D., et al.: »Free radical theory of aging: effect of dietary fat on central nervous system function«, *Journal of the American Geriatrics Society,* 1976; 24(7): 301–307.

300 Seddon, J. M., et al.: »Dietary fat and risk for advanced age-related macular degeneration«, *Archives of Ophthalmology,* 2001; 119:1191–1199.

301 Ouchi, M., et al.: »A novel relation of fatty acid with age-related macular degeneration«, *Ophthalmologica,* 2002; 216:363–367.

302 Carroll, K. K., Khor, H. T.: »Effects of level and type of dietary fat on incidence of mammary tumors induced in female Sprague-Dawley rats by 7,12-dimethylbenz(α)anthracene«, *Lipids,* 1971; 6:415–420.

303 Carroll, K. K.: »Dietary fats and cancer«, *American Journal of Clinical Nutrition,* 1991; 53:1064S–1067S.

304 Mascioli, E. A., et al.: »Medium chain triglycerides and structured lipids as unique nonglucose energy sources in hyperalimentation«, *Lipids,* 1987; 22:421–423.

305 Uldall, P. R., et al.: »Letter: unsaturated fatty acids and renal transplantation«, *The Lancet,* 1974; 2:514.

306 Meade, C. J., Mertin, J.: »Fatty acids and immunity«, *Advances in Lipid Research,* 1978; 16:127–165.

307 Davis, G. P., Park, E.: *The Heart: The Living Pump.* Torstar Books: New York 1983; 81.

308 Ip, C., et al.: »Requirement of essential fatty acid for mammary tumorigenesis in the rat«, *Cancer Research,* 1985; 45:1997–2001.

309 El-Kurdi, B., et al.: »Mortality from coronavirus disease 2019 increases with unsaturated fat and may be reduced by early calcium and albumin supplementation«, *Gastroenterology,* 2020; 159:1015–1018.

310 Bouillon, R., et al.: »Polyunsaturated fatty acids decrease the apparent affinity of vitamin D metabolites for human vitamin D-binding protein«, *Journal of Steroid Biochemistry and Molecular Biology,* 1992; 42:855–861.

311 Schroeder, M. O.: »Death by prescription«, *US News & World Report,* 27. September 1016.

312 Light, D. W., et al.: »Institutional corruption of pharmaceuticals and the myth of safe and effective drugs«, *Journal of Law, Medicine & Ethics,* 2013; 41:590–600.

313 *https://www.cdc.gov/nchs/nvss/vsrr/drug-overdose-data.htm.*

314 Anderson, J. G., Abrahamson, K.: »Your health care may kill you: medical errors«, *Studies in Health Technology and Informatics,* 2017; 234:13–17.

315 Zykov, M. P., Sosunov, A. V.: »Vaccination activity of live influenza vaccine in different seasons of the year«, *Journal of Hygiene, Epidemiology, Microbiology, and Immunology,* 1987; 31:453–459.

316 Quig, D.: »Cysteine metabolism and metal toxicity«, *Alternative Medicine Review,* 1998; 3:262–270.

317 Fife, B.: *Ketontherapie – Die ketogene Diät mit gesunden Fetten.* Kopp Verlag; Rottenburg 2017.

Index

Index

Bildnachweis

@ National Anthropological Archives

S. 25 Schamane

@ National Museum of Health and Medicine

S. 123 Spanish flu

@ Bruce Fife

S. 73 Virus